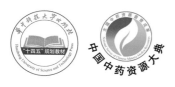

高等职业学校"十四五"规划药学类及中医药类专业

新形态一体化特色教材

供中药学、中药制药、中药材生产与加工等专业使用

中药鉴定技术

主　编　赵　华　赵立彦　程贵兰

副主编　蒋　桃　厉　妲　李洪淼　李新莉　汪志英

编　委　（按姓氏笔画排序）

尹素娟（永州职业技术学院）

厉　妲（北京城市学院）

李洪淼（辽宁农业职业技术学院）

李新莉（渭南职业技术学院）

汪志英（河南鼎信实业有限公司）

赵　华（渭南职业技术学院）

赵立彦（铁岭卫生职业学院）

蒋　桃（湖南食品药品职业学院）

程贵兰（辽宁农业职业技术学院）

U0278684

华中科技大学出版社

中国·武汉

内 容 简 介

本书是高等职业学校"十四五"规划药学类及中医药类专业新形态一体化特色教材。

本书共 14 个项目 30 个典型工作任务,内容包括中药鉴定技术基本知识与技能、常用中药鉴定技术和中药鉴定实验实训技术,其中常用中药包括根及根茎类,茎木类,皮类,叶类,花类,果实和种子类,全草类,藻、菌、地衣类,树脂类,动物类,矿物类和其他类中药。

本书主要用于高职中药学、中药制药、中药材生产与加工、药品质量与安全等专业教学,也可供中药流通领域的中药质量管理从业人员参考。

图书在版编目(CIP)数据

中药鉴定技术/赵华,赵立彦,程贵兰主编. —武汉:华中科技大学出版社,2022.8
ISBN 978-7-5680-8583-0

Ⅰ.①中… Ⅱ.①赵… ②赵… ③程… Ⅲ.①中药鉴定学-高等职业教育-教材 Ⅳ.①R282.5

中国版本图书馆 CIP 数据核字(2022)第 133400 号

中药鉴定技术
Zhongyao Jianding Jishu

赵 华 赵立彦 程贵兰 主编

策划编辑:史燕丽
责任编辑:曾奇峰 郭逸贤 张 琴
封面设计:原色设计
责任校对:刘 竣
责任监印:周治超
出版发行:华中科技大学出版社(中国·武汉)   电话:(027)81321913
    武汉市东湖新技术开发区华工科技园   邮编:430223
录 排:华中科技大学惠友文印中心
印 刷:湖北金港彩印有限公司
开 本:889mm×1194mm 1/16
印 张:20.5
字 数:633 千字
版 次:2022 年 8 月第 1 版第 1 次印刷
定 价:89.90 元

高等职业学校"十四五"规划药学类及中医药类专业新形态一体化特色教材编委会

主 任 委 员 胡 野 葛淑兰

副主任委员（按姓氏笔画排序）

刘 涛 铁岭卫生职业学院

陈地龙 重庆三峡医药高等专科学校

宣永华 滨州职业学院

姚腊初 益阳医学高等专科学校

秦立国 铁岭卫生职业学院

委 员（按姓氏笔画排序）

王 峰 辽宁医药职业学院

王文渊 永州职业技术学院

王志亮 枣庄科技职业学院

王德华 苏州卫生职业技术学院

兰小群 广东创新科技职业学院

刘修树 合肥职业技术学院

刘歆韵 铁岭卫生职业学院

李新莉 渭南职业技术学院

杨凤琼 广东岭南职业技术学院

杨家林 鄂州职业大学

张 勇 皖北卫生职业学院

陆艳琦 郑州铁路职业技术学院

孟彦波 邢台医学高等专科学校

封家福 乐山职业技术学院

赵立彦 铁岭卫生职业学院

钱士匀 海南医学院

徐 宁 安庆医药高等专科学校

赖菁华 陕西能源职业技术学院

谭 工 重庆三峡医药高等专科学校

网络增值服务

使 用 说 明

欢迎使用华中科技大学出版社医学资源网 yixue.hustp.com

 教师使用流程

（1）登录网址：http://yixue.hustp.com （注册时请选择教师用户）

注册 ＞ 登录 ＞ 完善个人信息 ＞ 等待审核

（2）审核通过后，您可以在网站使用以下功能：

下载教学资源　　建立课程　　　管理学生　　布置作业　查询学生学习记录等

教师

 学员使用流程

（建议学员在PC端完成注册、登录、完善个人信息的操作）

（1）PC 端操作步骤

① 登录网址：http://yixue.hustp.com（注册时请选择普通用户）

注册 ＞ 登录 ＞ 完善个人信息

② 查看课程资源：（如有学习码，请在个人中心－学习码验证中先验证，再进行操作）

选择课程

首页课程 ＞ 课程详情页 ＞ 查看课程资源

（2）手机端扫码操作步骤

手机扫码 → 登录 → 查看数字资源

注册

前言

为了更好地贯彻《国家职业教育改革实施方案》《国务院关于加快发展现代职业教育的决定》《关于加强高职高专教育教材建设的若干意见》等有关文件精神,确保高职药学专业教学标准在各院校落地实施,深化职业教育"三教"(教师、教材、教法)改革,培养适应行业企业需求的复合型、创新型高素质技术技能人才。在华中科技大学出版社的精心组织规划下,依据高等职业学校"十四五"规划药学类及中医药类专业新形态一体化特色教材的要求,按照高职药学专业的人才培养方案及课程标准,确立了本课程的教学内容,并编写了本教材。

本教材采取"项目导向、任务驱动"模式编写,包含了常用中药材及饮片来源鉴定、性状鉴定、显微鉴定、理化鉴定、真伪鉴定。全书共 14 个项目 30 个典型工作任务,理论与实践融为一体,突出实用性。每种中药材(饮片)按基础知识、性味功效、相关链接栏目编写,体例新颖,生动实用。本教材结合2020 年版《中华人民共和国药典》、国家执业药师(士)职业资格考试大纲、全国职业院校技能大赛"中药传统技能赛项"规则,在内容编写上,适当降低理论难度,强化实践操作技能,体现"基础知识必需、够用,强调基本操作技能培养"的教育特色,融传授知识、培养能力、提高素质于一体。

本教材主要用于高职中药学、中药制药、中药材生产与加工、药品质量与安全等专业教学,也可供中药流通领域的中药质量管理从业人员参考。

参加本教材编写的教师如下:赵华负责项目 1 中药鉴定技术基本知识与技能、项目 14 中药鉴定实验实训技术的编写,同时负责全书统稿、定稿;程贵兰负责项目 2 根及根茎类中药鉴定技术(川芎以前的中药)的编写;蒋桃负责项目 2 根及根茎类中药鉴定技术(川芎及其以后的中药)的编写;赵立彦负责项目 3 茎木类中药鉴定技术、项目 4 皮类中药鉴定技术的编写;汪志英负责项目 5 叶类中药鉴定技术、项目 13 其他类中药鉴定技术的编写;厉姐负责项目 6 花类中药鉴定技术、项目 7 果实和种子类中药鉴定技术(青皮以前的中药)的编写;李洪淼负责项目 7 果实和种子类中药鉴定技术(青皮及其以后的中药),项目 9 藻、菌、地衣类中药鉴定技术的编写;李新莉负责项目 8 全草类中药鉴定技术、项目10 树脂类中药鉴定技术的编写;尹素娟负责项目 11 动物类中药鉴定技术、项目 12 矿物类中药鉴定技术的编写。

本教材在编写中应用了第四次全国中药资源普查陕西省第二批中药资源普查潼关县项目成果,得到 2018 年中医药公共卫生服务补助专项"全国中药资源普查项目"(财社〔2018〕43 号)的资助。在编写过程中,我们借鉴了相关著作、教材的研究成果,得到了华中科技大学出版社及编者所在单位的鼎力支持和帮助,河南鼎信实业有限公司提供了部分药材照片。在此,一并致以崇高的敬意和衷心的感谢。

在全体编者共同努力下,虽经几番修改终已成书,但鉴于编者学识及专业水平有限,书中不妥之处在所难免,敬请广大读者批评指正,以便进一步修订完善。

编 者

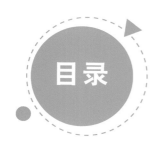

目录

中药鉴定技术基本知识与技能

任务 1　中药鉴定技术的定义与任务

扫码看 PPT

一、中药鉴定技术的定义

中药鉴定技术主要用于鉴定和研究中药的品种和质量,制定中药质量标准,寻找和扩大新药源。它在继承祖国医药学遗产和劳动人民长期积累的传统鉴定经验的基础上,运用现代自然科学的知识和方法,研究和探讨中药的来源、性状、显微特征、理化鉴定,以及寻找新药、扩大新药源等理论和实践方面的问题。它是一门对中药进行"保质寻新,整理提高"的学科。

中药鉴定技术的研究对象是中药。中药是指在中医药理论指导下,用于临床防病治病和医疗保健的天然药物及其制品,包括中药材、中药饮片和制剂(中成药)。中药材是指只经过简单的产地加工而未经炮制和制剂的中药原料,包括植物、动物和矿物三大类,如生川乌、自然铜等。其中未经切制的完整药材称为"个子货"。中药饮片是指药材经过切制或炮制后可直接用于中医临床或制剂生产使用的处方药品,如制川乌、煅自然铜等。中成药是指以饮片为配方原料,根据临床处方的要求,采用适宜的制剂工艺,制备成具有一定的规格和剂型,可直接用于防治疾病的药品,如六味地黄丸、藿香正气水等。

二、中药鉴定技术的任务

中药品种的真伪和质量的优劣直接关系到人民的身体健康与生命安危,将传统经验与现代科学技术相结合,全面检验和控制中药的品种和质量,保证人们的用药安全、合理和有效,是中药鉴定技术的基本任务。

(一)鉴定中药品种的真伪

"真"即正品,凡是国家药品标准所收载的品种均为正品。"伪"即伪品,凡是不符合国家药品标准规定的品种以及以非中药冒充中药或以他种中药冒充正品的均为伪品。

1. 伪品(假药)的界定

《中华人民共和国药品管理法》规定禁止生产(包括配制)、销售、使用假药,并规定有下列情形之一的,即为假药或按假药论处:①药品所含成分与国家药品标准规定的成分不符。②以非药品冒充药品或者以他种药品冒充此种药品。③国务院药品监督管理部门规定禁止使用。④依照本法必须批准而未经批准生产、进口,或者依照本法必须检验而未经检验即销售。⑤变质。⑥被污染。⑦使用依照本法必须取得批准文号而未取得批准文号的原料药生产。⑧所标明的适应证或者功能主治超出规定范围。

2. 中药品种混乱的原因

中药的真伪问题十分突出,特别是名贵中药,伪品、混淆品不断出现。主要表现形式如下:①误种、误收、误售。②有意做假,如有人用唇形科地蚕的根茎雕刻成虫形,一端插一草样伪充冬虫夏草。还有人用商陆的根伪充人参、生晒参伪充西洋参,人造假天麻,人造假三七等。③掺假,如血竭中常掺有松香、黄泥等。麝香的掺假现象则更为严重,有人在麝香包子的囊皮里装假麝香仁,有的麝香仁中掺有沙子、酒精、泥土、香油等。有些伪品很难用肉眼鉴别出来。④一药多源,品种混乱。我国幅员辽阔,物种繁多,各地用药习惯不尽相同,同物异名、同名异物现象严重,导致中药品种混乱。如白头翁的原植物有20多种,贯众有35种,石斛达48种等。

(二)鉴定中药质量的优劣

"优"即质量优良,是指符合国家药品标准各项指标要求的中药;"劣"即劣药,是指虽然品种正确,但质量不符合国家药品标准规定的中药。

1.劣药的界定

《中华人民共和国药品管理法》中规定,有下列情形之一的药品,按劣药论处:①药品成分的含量不符合国家药品标准。②被污染的药品。③未标明或者更改有效期的药品。④未注明或者更改产品批号的药品。⑤超过有效期的药品。⑥擅自添加防腐剂、辅料的药品。劣药和假药一样,均属不合格药品。

2.中药质量优劣的因素

①中药的采收季节、产地加工、栽培、引种或储存运输等不当都会影响中药质量。②产地不同也影响中药的质量,如广藿香产在广州石牌者,气香纯正,挥发油含量较少,但广藿香酮的含量较高;产在海南岛者,气较辛浊,挥发油含量虽高,但广藿香酮的含量甚微。③中药因存放时间过长或储存、运输不当而引起霉变、虫蛀、变色、走油、潮解等影响药材的成分和疗效。

(三)考证和整理中药品种

我国幅员辽阔,物种繁多,各地用药习惯不尽相同,同物异名、异名同物现象严重,影响了中药的疗效。因此,应加强本草与地方史志考证,深入实地考察,纠正历史错误,发掘中药新品种;同时应严格规范名称,力求一药一名,纠正同名异物现象。如经调查,虎掌为天南星科半夏属植物虎掌 *Pinellia pedatisecta* Schott 的块茎,纠正了传统将虎掌和天南星混为一物的错误。再如将成分差异较大的多来源中药品种分列为两味或多味药材,如五味子(北五味子)与南五味子、葛根(野葛)与粉葛、黄柏(川黄柏)与关黄柏、金银花(忍冬)与山银花、淫羊藿与巫山淫羊藿等。

中药品种的整理和考证,应遵循中药品种的延续性与变异性、优良品种的地域性与遗传性、近缘品种的性效相似性等规律,综合运用现代科学知识,对中药进行考证、分析,澄清复杂品种,发掘优势品种,逐步做到一药一名。

任务 2　中药鉴定技术的起源与发展

中药鉴定知识也是在长期的实践中产生和发展起来的。我国劳动人民在同疾病做斗争的过程中,通过不断尝试,逐渐积累了医药知识和经验,并学会运用眼、耳、鼻、舌、手等感官来识别自然界的植物、动物和矿物的形、色、气、味,从而鉴别出哪些可供药用,哪些不可供药用及有毒、无毒等,逐渐形成了"药"的感性知识。我国从秦代、汉代到清代,本草著作有400余种,记载了近3000种药物。这些知识多在古代本草书籍中遗留下来,是祖国医药学的宝贵财富。

1.《神农本草经》

我国已知最早的药物学专著,成书年代大约为东汉末年。它总结了汉代以前的药物知识,载药365种,分上、中、下三品,重在药物的药性和使用方面。它对中药的鉴定知识,仅在序录中有些记载,如药"有毒无毒,阴干暴干,采造时月、生熟、土地所出,真伪陈新,并各有法"。本书对药物产地、采集时间、方法以及辨别药物形态真伪的重要性,做了原则性的概括。

2.《本草经集注》

梁代陶弘景对《神农本草经》做了整理补充,并加以注解,称为《本草经集注》,载药730种,全书以药物的自然属性分类,分为玉石、草木、虫兽、果、菜、米食、有名未用七类,是后世依药物性质分类的导源。本书对药物的产地、采制加工、真伪鉴别都有较详细的论述。如苍术、白术的鉴别："术乃有两种，白术叶大有毛而作桠，根甜而少膏……赤术叶细无桠，根小，苦而多膏。"又如"强烧之，紫青烟起，仍成灰，不停沸如朴硝，云是真硝石也"，"向日视之，色青白多黑者名云母"。原文已遗失，现存敦煌残卷。其主要内容散见于后世本草中。

3.《新修本草》

唐代李勣、苏敬等人编写的《新修本草》，由唐政府敕编并颁行，故又称《唐本草》，可以说是我国最早的一部国家药典，也是世界上最早的一部由国家颁布的药典。共载药 850 种，并附有药物图谱，开创了我国本草著作图文对照的先例，为后世图文兼备的本草著作打下了基础。原书已散失不全，仅有残卷，现有尚志钧的辑本《唐·新修本草》。

4.《证类本草》

宋代唐慎微编著的《经史证类备急本草》，简称《证类本草》，此书曾由政府派人修订三次，加上了"大观""政和""绍兴"的年号，作为官书来刊行，是古代本草的代表作。体例更趋完善，图文并茂，大大充实了古代本草书籍的内容，质量远远超过以前各书，成为我国现存最早的完整本草，为研究古代药物重要的药学典籍之一。

5.《本草纲目》

明代的本草著作更有名，我国伟大的医药学家李时珍总结了前人经验，书考八百余家，历经 30 余年的采访、药物采制、栽培和临床实践，编写了闻名世界的《本草纲目》。全书共载药物 1892 种，附图 1000 余幅，全书共五十二卷，约 200 万字。可以说这部著作是我国 16 世纪以前医药成就的大总结。该书按药物自然属性，共分 16 部 60 类，是自然分类的先驱。全书有图有论，远远超过历代本草。《本草纲目》的出版，对中外医药学和生物学科都有巨大的影响，其刊印版本有二十多种，并有俄、日、英、德、拉丁等外文译本，畅销世界各地，成为我国及世界性的重要药学文献之一。

6.《本草纲目拾遗》

清代赵学敏编著的《本草纲目拾遗》搜集了《本草纲目》所遗载的药物，全书十卷，载药 921 种，其中新增药物 716 种，如冬虫夏草、西洋参、浙贝母、鸦胆子、银柴胡等均系初次记载，大大丰富了药学内容。

7.《植物名实图考》和《植物名实图考长编》

清代吴其濬编撰的《植物名实图考》载植物 1714 种，其中绝大多数为药用植物。此书对每种植物的形态、产地、性味、用途做了更详细的考察，绘图也更精确。《植物名实图考长编》载有 838 种植物，它搜集了古代有关药物的形态资料，并加以整理编撰而成。吴氏的这两本专著，是植物学方面科学价值较高的名著，对植物学和中药的基源考证都有宝贵的价值。

除上述有代表性的著作外，还有一些侧重介绍其他方面的中小型著作。如五代李珣的《海药本草》，专记外来药物；宋代寇宗奭的《本草衍义》，着重于药物的鉴别；明代李中立的《本草原始》，研究药物的植物形态和性状；明代兰茂的《滇南本草》，研究云南地区特产药物等。这些都是劳动人民智慧的结晶，为我们研究中医药学提供了宝贵的史料。

任务 3　影响中药质量的因素

一、中药的品种

品种是影响中药质量的重要因素之一。由于历史原因，许多中药存在"一药多源"现象，使中药质量产生较大差异。《中华人民共和国药典》（以下简称《中国药典》）收载的中药中，一药多源情况也普遍存在。同一药材，即便是同属植（动）物，品种不同，其质量也有差异，甚至有很大差异，如厚朴与凹叶厚朴，其中厚朴酚与和厚朴酚的含量可相差 5 倍以上。

二、中药的产地

1. 产地与中药质量的关系

产地是影响中药质量的重要因素之一。中药有效成分的形成和积累与其生长的自然条件有着密切关系。我国地域辽阔,同种药材会因产地不同,其土壤、气候、光照、降雨、水质、生态环境不同,使中药质量存在差异。

2. 道地药材(又称"地道药材")

道地药材是指那些历史悠久,品种优良,产量大,疗效显著,具有明显地域特色的中药材。道地药材具有明显的地域性和品种、质量的优良性。我国现在比较公认的道地药材有200多种。

3. 常用的道地药材

(1)川药:主产于四川、重庆的道地药材。如:川贝母、川芎、黄连、附子、川乌、川牛膝、麦冬、丹参、干姜、姜黄、郁金、白芷、半夏、天麻、黄柏、厚朴、川楝皮、川楝子、花椒、乌梅、金钱草、青蒿、五倍子、冬虫夏草、银耳、麝香等。

(2)广药:又称"南药",指广东、广西和海南所产的道地药材。如著名的"十大广药"——广藿香、广陈皮、广地龙、广佛手、阳春砂、化橘红、沉香、益智仁、高良姜、金钱白花蛇;广金钱草、穿心莲、粉防己、肉桂、苏木、巴戟天、槟榔、八角茴香、胡椒、荜茇、胖大海、马钱子、罗汉果、钩藤、蛤蚧、海龙、海马等。

(3)云药:主产于云南的道地药材。如:三七、木香、重楼、茯苓、萝芙木、诃子、草果、儿茶等。

(4)贵药:主产于贵州的道地药材。如:天冬、天麻、黄精、白及、杜仲、吴茱萸、五倍子、朱砂等。

(5)怀药:主产于河南的道地药材。如著名的"四大怀药"——怀地黄、怀牛膝、怀山药、怀菊花;天花粉、瓜蒌、白芷、辛夷、红花、金银花、山茱萸等。

(6)浙药:主产于浙江的道地药材。如著名的"浙八味"——浙贝母、白术、延胡索、山茱萸、玄参、杭白芍、杭菊花、杭麦冬;温郁金、莪术、栀子、乌梅、乌梢蛇、蜈蚣等。

(7)关药:主产于山海关以北、东北三省以及内蒙古自治区东北部地区的道地药材。如著名的"东北三宝"——人参、鹿茸、五味子;细辛、防风、龙胆、平贝母、升麻、灵芝、哈蟆油等。

(8)北药:主产于河北、山东、山西以及陕西北部的道地药材。如:党参、柴胡、白芷、黄芩、香附、知母、香加皮、北沙参、板蓝根、大青叶、青黛、山楂、连翘、酸枣仁、桃仁、薏苡仁、小茴香、大枣、阿胶、全蝎、土鳖虫、滑石、代赭石等。

(9)秦药:取义源自古秦国,现指陕西及其周围地区所产的道地药材。地理范围为秦岭以北、西安以西至"丝绸之路"中段毗邻地区,以及黄河上游的部分地区。如:大黄、当归、党参、秦艽、羌活、银柴胡、枸杞、南五味子、槐米、槐角、茵陈、秦皮、猪苓等。

(10)蒙药:主产于内蒙古自治区中西部地区的道地药材,也包括蒙古族聚居地区蒙医使用的药物。如:黄芪、甘草、锁阳、麻黄、赤芍、肉苁蓉、淫羊藿、金莲花、郁李仁、苦杏仁、刺蒺藜等。

(11)藏药:主产于青藏高原地区的药材,也包括藏族聚居区藏医使用的药材。如:甘松、胡黄连、藏木香、藏菖蒲、藏茴香、雪莲花、余甘子、广枣、毛诃子、木棉花、冬虫夏草、麝香、熊胆、硼砂等。

三、中药的采收

1. 采收与中药质量的关系

中药质量的好坏,取决于有效成分含量的高低,而有效成分含量的高低与中药的产地,采收季节、时间、方法等有着密切的关系。药农亦有"当季是药,过季是草"的认识。如草麻黄在春天生物碱含量很低,但到夏天含量突然增高,并在八月和九月达到最高点,此后生物碱含量又显著下降。天麻茎未出土时采之称"冬麻",质坚体重,质量好,茎已出土时采之为"春麻",质轻泡,质量次。所以中药的采收应该在有效成分含量最高的时候进行,才能得到优质的药材。

2. 中药采收的一般规律

(1)植物类:药用部位不同,采收时间也不同。

①根及根茎类:一般多在秋、冬季节,植物地上部分将枯萎时及春初发芽前或刚露苗时采收。因

为初春时植物准备萌发,根部储藏的大量营养物质刚开始分解;而在秋冬时植物满储养料,代谢率低,分解少,所以有效成分含量高,营养物质丰富。如白芍、黄连、大黄、党参、防风、北沙参等。有些中药植株枯萎时间较早,则在夏秋采收,如延胡索、半夏、太子参、浙贝母等。但也有例外,如明党参等在春天采收较好。

②茎木类:茎木类中药一般多在秋、冬季节采收,如大血藤、忍冬藤、首乌藤等。有些茎木类中药可全年采收,也可结合林木砍伐采收,如松节、苏木、沉香等。

③皮类:多在春夏之交采收,此时植物生长旺盛,皮部养分和树液增多,形成层细胞分裂快,皮部与木质部易于分离,利于剥取树皮,同时伤口也较易愈合,如黄柏、杜仲、合欢皮等。少数皮类中药在秋、冬两季采收,如川楝皮、肉桂等,此时有效成分含量高。根皮多在秋季采收,先挖掘根部,然后剥取根皮或趁鲜抽去木心,如牡丹皮、五加皮、地骨皮等。

④叶类:叶类宜在植株生长最旺盛,花未开放或花朵盛开时采收,此时植株已经完全长成,光合作用旺盛,有效成分含量高,若一旦开花、结实,叶肉储藏物质便转移到花或果实中,影响质量和产量,如大青叶、紫苏叶等。但有些叶类宜在秋冬时采收,如桑叶须经霜后采。

⑤花类:多在含苞待放时采收,如金银花、辛夷、丁香、槐米等;在花初开时采收的如红花、洋金花等;在花盛开时采收的如菊花、番红花等。对花期较长、花朵陆续开放的植物,应分批采摘,以保证质量。一般不宜在花完全盛开后采收,开放过久几近衰败的花朵,不仅影响药材的颜色、气味,而且有效成分的含量也会显著降低。

⑥果实和种子类:多在自然成熟或将近成熟时采收。少数采收幼果,如枳实、青皮等。种子类药材需在果实成熟时采收。

⑦全草类:多在植株充分生长、茎叶茂盛时采割,如穿心莲、淡竹叶等;有的在花盛开时采收,如青蒿、荆芥、香薷等。而茵陈有两个采收期,春季采收的药材习称"绵茵陈",秋季采收的药材习称"花茵陈"。

⑧藻、菌、地衣类:药用部位不同,采收时间不一。

(2)动物类:动物类中药的采收季节因药材种类不同而异。昆虫类药材,必须掌握其孵化发育活动季节,以卵鞘入药的,如桑螵蛸,则在3月中旬收集,过时就已孵化。一般动物和虫类均应在活动期捕捉,因此时数量多,如蚯蚓在6—8月捕捉;也有在其刚开始活动时捕捉,如蜈蚣在清明前后捕捉较好;一般有翅的虫类大多在早晨露水未干时捕捉,以防逃飞,如斑蝥、红娘子等;鹿茸须在清明后适时锯取,过时则骨化为角;对于动物的病理、生理产物,注意在捕捉后(如麝香、蟾酥)或在屠宰场(如牛黄、鸡内金、马宝)采收。

(3)矿物类:矿物类中药全年随时可以采收,也可以结合开矿进行。有的为动物化石,如龙骨、龙齿等;有的系经人工冶炼或升华方法制得,如轻粉、红粉等。

四、中药的产地加工

1. 产地加工的目的

采收的中药除少数供鲜用外,如石斛、生地黄、芦根等,绝大部分须在产地经过拣、洗、切、蒸、煮、烫、干燥等简单的产地加工。中药产地加工的目的如下:①除去杂质及非药用部位,保证药材的纯净度。②按《中国药典》的规定进行加工或修制,使药材尽快灭活,干燥,保证药材质量。对需要鲜用的药材进行保鲜处理,防止霉烂、变质。③降低或消除药材的毒性或刺激性,保证用药安全。有的药材毒性很大,通过浸、漂、蒸、煮等加工方法可以降低毒性,如附子等。有的药材表面有大量的毛状物,如不清除,服用时可能刺激口腔和咽喉黏膜,引起发炎或咳嗽,如狗脊、枇杷叶等。④有利于药材商品规格标准化。通过加工分等,对药材制定等级规格标准,药材商品规格标准化,有利于药材的国内外交流与贸易。⑤有利于包装、运输与储藏。

2. 产地加工的方法

(1)拣、洗:将采收的药材中的杂质及非药用部位拣去,如牛膝去芦头,牡丹皮去木心,赤芍去地上部分,花类去茎叶等。可用筛子、簸箕除去细小杂质,同时还可洗净泥土,但有些药材不能水洗,如荸芳子、车前子等下水即结成团,不易散开。具有芳香气味的药材一般不用水淘洗,如薄荷、细辛、木香等。

(2)切片:较大的根及根茎类、坚硬的藤木类和肉质的果实类药材需趁鲜切成块或片,以利于干燥。如土茯苓、大黄、白蔹、苦参、木瓜、山楂等,但对具挥发性成分和有效成分易氧化的则不宜切成薄片干燥,如当归、川芎、常山、槟榔等。

(3)蒸、煮、烫:含浆汁、淀粉或糖分多的药材,用一般方法不易干燥,先经蒸、煮或烫的处理后,则易干燥,同时使一些药材中的酶失去活力,不会分解药材的有效成分。加热时间的长短视药材的性质而定,如白芍、明党参煮至透心,天麻、红参蒸至透心,太子参、红大戟置沸水中略烫,桑螵蛸、五倍子蒸至杀死虫卵或蚜虫。有的经蒸煮后能起到滋润作用,如黄精、玉竹等。

(4)发汗:在加工过程中为了促使有些药材变色、增强气味或减小刺激性,有利于干燥,常将药材堆积放置,使其发热"回潮",内部水分向外挥散,这种方法称为"发汗",如玄参、续断、厚朴、杜仲等。

(5)揉搓:有些药材在干燥过程中皮、肉易分离而使药材质地松泡,在干燥过程中要时时揉搓,使皮、肉紧贴,达到油润、饱满、柔软或半透明等质量要求。如党参、玉竹等。

(6)干燥:干燥的目的是除去新鲜药材中大量水分,避免发霉、变色、虫蛀以及有效成分的分解和破坏,保证药材质量,利于储藏。传统的干燥方法有晒干、阴干或晾干、烘干等。①晒干:最常用、最简便和经济的一种干燥方法。多数药材可用此法,但下列药材不宜使用:含挥发油的药材,如当归、薄荷、金银花等;日光直晒后易变色、变质的药材,如某些花类、叶类及全草类药材等;在烈日下晒后易爆裂的药材,如郁金、白芍、厚朴等。②阴干或晾干:本法适用于上述几类不宜久晒或暴晒的药材。③烘干:用加温的方法使药材及时干燥。由于温度可控,加工的药材洁净,加工效率高,适用于大多数药材的干燥。一般温度控制在 50～60 ℃为好。

五、中药的储藏

药材储藏保管中常发生的变质现象如下。

1. 虫蛀

药材经虫蛀后,有的形成蛀洞,有的甚至将药材毁坏变成蛀粉。害虫喜吃药材内的淀粉、糖、脂肪、蛋白质等营养物质,严重影响了中药的疗效,同时还破坏了中药的外形。其破坏性甚强,要注意防治。特别是螨类,对人类的危害很大。药品监督管理部门非常重视口服中药中活螨和螨卵的检查。

2. 生霉

霉菌在药材上滋生的现象叫"生霉"。大气中存在着大量的霉菌孢子,如果散落在药材表面,在适当的温度(25 ℃左右)、湿度(空气中相对湿度在 85%以上或药材含水量超过 15%)以及适宜的环境(阴暗不通风的场所)和足够的营养条件下,即可萌发为菌丝,溶蚀药材内部组织,使其成分分解变质,导致药材失效,更严重的是霉菌的代谢产物可对人体产生毒害作用,如黄曲霉菌的代谢产物为黄曲霉毒素,对肝脏有强烈毒性。因此,在中药储存过程中应注意预防。

3. 变色

药材固有颜色改变的现象称"变色"。每种药材都有固定的颜色,如储藏不当,则导致色泽变化而变质。其原因很多,如药材本身所含成分的结构中有酚羟基,在酶的作用下,经过氧化、聚合作用形成了大分子有色化合物,如含黄酮类、羟基蒽醌类、鞣质等的药材;或因药材中所含糖及糖酸分解产生糖醛及其类似化合物,与一些含氮化合物缩合成棕色色素;或因药材中所含有的蛋白质中的氨基酸与还原糖作用,生成大分子的棕色物质;或因储藏日久、虫蛀发霉、经常日晒、火烘时温度过高以及某些杀虫剂的应用等。

4. 走油

走油又称"泛油"。某些含油药材在储藏不当(温度过高、储存年久等)时,油质泛于药材表面;以及某些含糖质药材在受潮、变色、变质后,表面呈现油样物质的变化,统称为走油。如含脂肪油或挥发油的柏子仁、苦杏仁、肉桂等;含糖质的天冬、枸杞子、麦冬、黄精等。

5. 风化

有些矿物类药因空气干燥而容易风化失水,使药物外形发生改变,功效减弱,如明矾、胆矾、芒硝等。

6. 其他

药材储存日久,有效成分自然分解或发生化学变化而变质,如火麻仁、贯众等。有些药材因含挥发油类,储存过程中由于氧化、分解或自然挥发而药效降低,如冰片、麝香等。有些因吸湿过多而使固体液化或成分分解,如硇砂。近年还发现因储藏保管不善而导致药材自动燃烧的现象,应该引起重视。

任务 4 中药鉴定的基本技术

一、中药鉴定的依据和程序

(一)中药鉴定的依据

《中华人民共和国药品管理法》第四十四条规定:"中药饮片应当按照国家药品标准炮制;国家药品标准没有规定的,应当按照省、自治区、直辖市人民政府药品监督管理部门制定的炮制规范炮制。"第二十八条规定:"国务院药品监督管理部门颁布的《中华人民共和国药典》和药品标准为国家药品标准。"国务院药品监督管理部门负责国家药品标准的制定和修订。因此中药鉴定工作者的依据是国家药品标准。中药标准是对中药的品质和检验方法所做的技术规定,是中药生产、经营、使用、检验和监督管理部门必须共同遵循的法定依据。

1. 国家药品标准

《中国药典》是国家药品的法典,它规定了药品的来源、质量要求和检验方法。中华人民共和国成立至今,先后于 1953 年、1963 年、1977 年、1985 年、1990 年、1995 年、2000 年、2005 年、2010 年、2015 年、2020 年共出版了 11 版药典。在《中国药典》2020 年版一部中,药材及饮片质量标准规定的项目有品名、来源、性状、鉴别、检查、浸出物、含量测定、炮制、性味与归经、功能与主治、用法与用量、注意及贮藏等。《中国药典》对于保证药品的真实性、质量和正确使用,具有法定依据。

《中华人民共和国卫生部药品标准》(简称部颁标准)即原卫生部颁发的国家药品标准,对在同时期《中国药典》中尚未收载的常用的且有一定疗效的药品品种和内容有所补充,包括中药材部颁标准、中成药部颁标准和进口药材部颁标准等。部颁标准也具有法律效力,作为全国药品生产、供应、使用和检验部门检查和监督药品质量的依据。

2. 地方药品标准

各省、自治区、直辖市制定的中药材标准,收载的药材多为国家药品标准未收载的品种,只对本地区有约束力,其他地区可参考使用。其所载品种和内容若与《中国药典》或部颁药品标准有重复和矛盾,应首先按国家药品标准执行。

(二)中药鉴定的一般程序

中药鉴定的基本程序一般包括取样、鉴定和结果三部分。

1. 取样

药材的取样是指从整批药材中选取供鉴定用供试品的过程。为保证鉴定结果的准确性,必须重视取样的整个环节。

(1)取样原则:①取样前,应注意中药的品名、产地、规格、等级及包件式样是否一致,检查包装的完整性、清洁程度以及有无水迹、霉变或其他物质污染等情况,做详细记录。凡有异常情况的包件,应单独检验。②同批药材取样原则如下:药材总包件数在 100 件以下的,取样 5 件;100～1000 件,按 5% 取样;超过 1000 件的,超过部分按 1% 取样;不足 5 件的,逐件取样;贵重药材,不论包件多少均逐件取样。③每一包件的取样量:一般药材 100～500 g;粉末状药材 25～50 g;贵重药材 5～10 g;个体大的药材,根据实际情况抽取代表性的供试品。④平均供试品的数量一般不得少于实验所需用量的 3

倍,即 1/3 供实验室分析鉴定用,另 1/3 供复核用,其余 1/3 则为留样保存,保存期至少 1 年。

(2)取样方法:将所取供试品混合拌匀,即为总供试品。①对个体较小的药材,应摊成正方形,依对角线划"×"字,使其 4 等分,取用对角 2 份;再如此操作,反复数次,直至最后剩余的量足够完成所有必要的实验以及留样数为止,此为平均供试品。②对破碎的、粉末状的或大小在 1 cm 以下的药材和饮片,可用采样器(探子)抽取样品。③对包件较大或个体较大的药材,可根据实际情况抽取有代表性的样品。④药材的每一包件至少应在 2 个不同部位各取 1 份样品。⑤包件大的应在不同部位从 10 cm 以下的深处分别抽取。

2. 鉴定

中药的鉴定一般依据《中国药典》的规定按以下项目进行:①来源:认真考察其原植物、原动物、原矿物及其药用部位是否与标准规定相符,有无非药用部位,是否符合产地加工的要求等。②性状:与药品标准中描述的特征或标准药材相对照,看其有无差异。③鉴别:包括显微鉴别和理化鉴别。④检查:包括杂质、有害物质、水分、灰分、浸出物等项目。⑤含量测定:主要用于有效成分或指标性成分已明确药材的品质鉴定。

一般先按药品标准"来源""性状""鉴别"项下的规定,进行真伪鉴定;经鉴定无误后,再按"检查"及"含量测定"项下的规定,进行纯度和品质优劣的鉴定。

3. 结果

检验人员应及时、准确地记录实验过程中的数据、现象及结果,并综合各鉴定项目的结果做出检验结论,详细、真实地填写药品检验报告书。凡在实验过程中的一切数据、现象及结果均应详细记录,不得任意涂改。检验结论必须明确"符合规定"或"不符合规定"。药品检验报告书是对药品质量做出的技术鉴定,是具有法律效力的技术文件,应长期保存。

二、中药鉴定的基本方法

中药鉴定的样品非常复杂,有完整药材、饮片、碎块或粉末。鉴定方法也多种多样。目前,中药鉴定的常用方法主要有来源鉴定、性状鉴定、显微鉴定和理化鉴定等,各方法均有其特点和适用对象,实际工作中常常相互配合使用,灵活掌握,以达到鉴别中药真伪优劣的目的。

(一)来源鉴定

来源鉴定又称基源鉴定,是应用植物、动物的分类学知识和矿物学的基本知识,对中药的来源进行鉴定,确定其正确的学名,以保证中药品种的准确性。来源鉴定是中药鉴定的基础。以植物类药为例,一般采用如下步骤:观察植物形态,核对文献,核对标本。

(二)性状鉴定

性状鉴定又称经验鉴别,就是用眼看、手摸、鼻闻、口尝、水试及火试等十分简便的方法,来鉴别药材的外观性状。此法是劳动人民几千年来鉴定药材的经验总结,具有简单、快速、易行的特点。直观性状鉴定是很重要的,它是中药鉴定工作者必备的基本功之一。性状鉴定有以下内容。

1. 形状

药材的形状一般比较固定,这与药用部位有关,如根类中药多呈圆锥形、圆柱形或纺锤形等;皮类中药常呈卷筒状、板片状等。中药的性状特征常用生动形象的经验术语进行描述,如海马的外形为"马头蛇尾瓦楞身";党参、板蓝根的根上端称"狮子盘头"。叶类、花类及全草类中药多皱缩,鉴定时可用热水浸泡,展平后观察。

2. 大小

药材的大小包括长短、粗细、厚薄等。药材的大小,一般有一定的范围,若检品的大小与规定有差异时,应观察较多的供试品,可允许有少量稍高于或低于规定的数值。亦可在放大镜或实体解剖镜下测量。测量时可用毫米刻度尺。

3. 颜色

因品种而异,颜色是衡量中药质量优劣的重要因素,如紫草以色紫者为佳,黄连、黄柏以色黄者为佳。某些药材会因加工、储藏或应用杀虫剂等,引起色泽变化,如黄芩受潮断面由黄变绿,金银花储久表面变黄棕色,均预示其质量的改变。观察颜色时,一般应在日光或日光灯下进行。中药的颜色若为复合色调,描述或鉴定时应以后一种色调为主,如麻黄表面呈黄绿色,即以绿色为主,略带黄色。

4. 表面特征

中药表面常表现为光滑或粗糙,各种皱纹、花纹,皮孔、环节、茸毛、鳞叶等不同特征,如龙胆根上部具横皱纹,辛夷密被茸毛,防风的根头部具明显的密集环纹(习称"蚯蚓头"),砂仁表面有刺状突起等,均是中药的重要鉴别特征。

5. 质地

药材的软硬、韧脆、疏密、轻重、黏性等特征,如三七体重质坚硬、桑白皮体轻质韧等。在实际工作中,常用一些经验术语描述药材的质地,如体轻质松、断面多裂隙,称"松泡",如南沙参;富含淀粉,折断时有粉尘散落,称"粉性",如天花粉;质地柔软,含油而润泽,称"油润",如当归;质地坚硬,断面半透明状或有光泽,称"角质",如郁金等。

6. 断面

断面包括自然折断面和横切(或纵切)面。

(1)自然折断面主要观察折断时的现象和折断面的特征,即折断时的难易程度、响声、有无粉尘飞扬及折断面是否平坦,是否呈纤维性、颗粒性或裂片状,断面有无胶丝,是否可层层剥离等。如甘草折断时有粉尘散落,折断面呈纤维性;杜仲折断时有胶丝相连;秦皮折断面可层层剥离等。

(2)横切面主要观察皮部与木质部的比例、色泽,维管束的排列方式,射线的分布,有无油点等特征。描述横切面特征的经验术语很多,如黄芪有"菊花心",白芷具"朱砂点",大黄根茎髓部分布"星点"等。

7. 气

有些中药的气十分特殊,可作为该药材的主要鉴定依据。如肉桂具浓郁的香气,芦荟有特异的臭气,白鲜皮有羊膻气等。鉴别时,气浓者可直接嗅闻,气微者可将其砸碎、折断、揉搓、火烧或放在热水中浸泡后再闻。

8. 味

口尝中药得到的实际味感,如乌梅、木瓜味酸;黄连、黄柏味苦;甘草、党参味甜等。口尝时应取少量药材入口咀嚼,使药材分布到整个舌面,仔细体会药材的味感。同时须品尝药材的不同部位。但应特别注意对有强烈刺激性和有毒的药材,口尝时要谨慎,取样要少,尝后应立即吐出并漱口,如草乌、半夏等,有些药材不宜口尝,如斑蝥。

9. 水试

水试法是利用某些药材在水中或遇水能产生沉浮、溶解、颜色变化、膨胀、旋转、黏性等现象来鉴定中药。如丁香入水,萼筒下沉,直立水中;苏木投入热水中,水液显桃红色;胖大海加水浸泡,体积膨胀;秦皮的水浸出液在日光下显碧蓝色荧光等。

10. 火试

火试法是利用中药火烧时产生的气味、颜色、烟雾、响声、膨胀、熔融等现象来鉴别中药。如血竭用火烤即熔化,呈红色,且透明无残渣;海金沙点燃可发出爆鸣声及闪光;青黛用微火灼烧即产生紫红色烟雾等。

以上 10 项是中药性状鉴定的基本顺序和内容,在对具体中药进行鉴别时,既要全面仔细地观察,又要抓住重点,找出主要鉴别特征。

(三)显微鉴定

利用显微技术对中药进行显微分析,以确定其品种和质量的一种鉴定方法。通过显微镜观察药材的组织构造、细胞形状及内含物的特征、矿物的光学特性和用显微化学方法,确定细胞壁及细胞后含物的性质或某些品种有效成分在组织中的分布等,用以鉴别药材的真伪与纯度甚至品质,以及对中成药是否按处方规定投料进行鉴定。

显微鉴定主要包括组织鉴定和粉末鉴定。组织鉴定是通过观察药材的切片或磨片鉴定其组织构造特征,适合完整的药材或粉末特征相似的同属药材的鉴别;粉末鉴定是通过观察药材的粉末制片或解离片鉴定其组织、细胞分子及内含物的特征,适合破碎、粉末状药材或中成药的鉴别。

1. 显微制片的方法

显微制片的方法包括横切面或纵切面制片、表面制片、粉末制片、解离组织制片、花粉粒与孢子制片、磨片制片、含饮片粉末的中成药显微制片。

2. 显微临时制片常用封藏试液

(1)蒸馏水或稀甘油:常用于标本片的暂时封藏,为物理性的透明剂,可以较快透入组织,形成良好的透光条件。适合观察细胞壁颜色,细胞内含有的淀粉粒、糊粉粒、油滴、树脂等。

(2)甘油醋酸试液(斯氏液):多用于观察淀粉粒的形态,可使淀粉粒不膨胀变形,便于测量其大小。

(3)乙醇:不同浓度的乙醇用于观察不同的物质。70%的乙醇用于固定和观察菊糖;95%的乙醇用于观察黏液细胞。

(4)水合氯醛试液:常用的优良的透化剂。切片或粉末加水合氯醛试液并加热处理(透化),因可溶解淀粉粒、蛋白质、叶绿素、树脂、挥发油等,并能使已收缩的细胞膨胀,故有良好的清净、透明作用。适合观察组织构造、细胞形状、草酸钙结晶等。不加热装片(冷装)可观察菊糖、橙皮苷结晶等。水合氯醛试液透化装片时,易析出水合氯醛结晶,影响观察,可于透化后加稀甘油1滴,以防止结晶析出。

3. 植物细胞壁和细胞后含物性质的鉴别

(1)细胞壁性质的鉴别。

①木质化细胞壁:加间苯三酚试液及盐酸,显红色或紫红色。

②木栓化或角质化细胞壁:加苏丹Ⅲ试液,呈橘红色至红色。

③纤维素细胞壁:加氯化锌碘试液或先加碘试液湿润后,再加硫酸溶液,显蓝色或紫色。

④硅质化细胞壁:加入硫酸无变化。

(2)细胞后含物性质的鉴别。

①淀粉粒:加碘试液,显蓝色或紫色。加甘油醋酸试液,置偏光显微镜下观察,未糊化的淀粉粒有偏光现象,已糊化的无偏光现象。

②糊粉粒:加碘试液,显棕色或黄棕色。加硝酸汞试液,显砖红色。

③脂肪油、挥发油或树脂:加苏丹Ⅲ试液,显橘红色、红色或紫红色。加90%乙醇,脂肪油不溶解(蓖麻油及巴豆油例外),挥发油则溶解。

④菊糖:先加10%α-萘酚乙醇溶液,再加硫酸,显紫红色并很快溶解。

⑤黏液:加钌红试液,显红色。

⑥草酸钙结晶:加稀醋酸不溶解,加稀盐酸溶解而无气泡产生。加硫酸溶液(1→2),逐渐溶解,片刻后析出针状硫酸钙结晶。

⑦碳酸钙(钟乳体):加稀盐酸溶解,同时有气泡发生。

⑧硅质:加硫酸不溶解。

4. 显微测量

显微测量是应用显微量尺在显微镜下测量细胞及细胞后含物的大小、长度、厚度等的一种显微鉴定方法。测量常用的工具为目镜测微尺与镜台测微尺。测量前,先将目镜测微尺用镜台测微尺标化,计算出目镜测微尺每小格在该物镜条件下所相当的微米数;测量时,以目镜测微尺测量待测物的小格数,乘以每一小格的微米数,即得待测物的大小。

5. 中成药的显微鉴定

中成药的显微鉴定,一般根据处方,对各组成中药粉末特征做分析比较,排除类似的细胞组织或后含物等的干扰和影响,选取各药在该中成药中较具专属性的显微特征作为鉴别依据。中成药显微鉴定的制片方法,一般同单个粉末中药。制片时,如为散剂,可挑取少量粉末;如为蜜丸,可将药丸切开,从切面挑取少量装片;如为水泛丸或片、锭,可刮取全切面取样,或用乳钵将整个丸、片研碎取样;如为以朱砂包衣的丸、丹,可将丸衣及丸心分别制片观察。

(四)理化鉴定

利用物理或化学的方法,对中药中所含某些化学成分进行定性和定量分析,以鉴定中药真伪优劣的一种方法。理化鉴定分为定性分析和定量分析两类,定性分析确定中药的真实性;定量分析确定中药的品质优良度。随着中药有效成分研究的深入和现代仪器分析技术的提高,理化鉴定的方法和手段也正在不断地更新和发展。现将常用的理化鉴定方法介绍如下。

1. 物理常数的测定

物理常数的测定包括相对密度、旋光度、折光率、硬度、黏稠度、沸点、凝固点、熔点等的测定。物理常数的测定,对鉴定含挥发油、油脂类、树脂类成分的中药,某些液体中药和加工品类中药的真伪和纯度,具有特别重要的意义。如蜂蜜中掺水就会使密度降低,同时影响黏稠度;哈蟆油膨胀度不得低于 55 等。

2. 一般理化鉴定

(1)呈色反应:利用药材中的化学成分能与某些试剂产生特殊的颜色变化来检识中药真伪的方法。如白芍横切片,加 1% 三氯化铁试液显蓝色;苦参横切片加氢氧化钠试液数滴,栓皮部呈橙红色,渐变为血红色,而木质部不呈颜色反应。

(2)沉淀反应:利用药材中的化学成分能与某些试剂产生特殊的沉淀反应等现象来检识中药真伪的方法。如苦参粗粉 0.5 g,加水 4 mL,煮沸,过滤,取滤液 2 mL,加碘化汞钾试液 2~3 滴,产生黄白色沉淀。

(3)中药的膨胀度:膨胀度是药材膨胀性质的指标,系指按干燥品计算,每 1 g 药材在水或者其他规定的溶剂中,在一定时间与温度条件下膨胀所占有的体积。主要用于含黏液质、胶质和半纤维素类中药的真伪和质量控制。南葶苈子和北葶苈子外形不易区分,北葶苈子膨胀度不低于 12,南葶苈子膨胀度不低于 3,两者的膨胀度差别较大,通过测定比较可以区别。又如哈蟆油膨胀度不得低于 55,伪品的膨胀度远低于此,可资区别。膨胀度同时也是中药质量优良度的一种评判指标,如哈蟆油和车前子正品一般膨胀度越大,其质量越好。

(4)泡沫反应和溶血指数的测定:利用皂苷的水溶液振摇后能产生持久性的泡沫和溶解红细胞的性质,可将含皂苷类成分药材的泡沫指数或溶血指数作为质量指标。如《中国药典》用泡沫反应鉴别猪牙皂。

(5)微量升华:利用药材中所含的某些化学成分在一定温度下能升华的性质,获得升华物,在显微镜下观察升华物的结晶形状、颜色及化学反应;或在紫外光灯下观察升华物的荧光或滴加化学试剂后观察荧光的变化等。如大黄粉末升华物有黄色针状或羽状结晶,加碱液溶解并显红色;牡丹皮、徐长卿的升华物为长柱状或针状、羽状结晶。

进行微量升华时,可取金属片,置具有直径 2 cm 的圆孔的石棉板上,金属片上放一高约 0.8 cm、直径 1.5 cm 的金属圈,对准石棉板的圆孔,圈内放药材粉末少许,圈上放一载玻片,在石棉板圆孔下用酒精灯缓缓加热,至粉末开始变焦,载玻片上有升华物凝集时,去火待冷,将载玻片取下反转进行观察。

(6)荧光分析:利用药材中所含的某些化学成分,在紫外光或自然光下能产生一定颜色的荧光,或经试剂处理后能产生荧光的性质进行鉴别的方法。通常可直接取中药碎块、粉末或浸出物在紫外光灯下进行荧光分析。如黄连折断面在紫外光灯(365 nm)下观察,显金黄色荧光,木质部尤为显著;芦荟水浸液与硼砂共热后显绿色荧光,置紫外光灯(365 nm)下观察,显亮黄色荧光;秦皮的水浸出液在自然光下显碧蓝色荧光。有些中药表面附有地衣或真菌,也可能有荧光出现。因此荧光分析还可用于检查某些中药的变质情况。

(7)显微化学分析:利用显微镜观察药材中某些化学成分滴加各种试剂后产生的结晶、沉淀或颜色变化的鉴定方法。

3.常规检查

（1）水分测定：中药中水分过量，不仅易霉烂变质，使有效成分分解，而且会相对减少实际用药量而达不到治疗效果。因此，控制中药的水分含量，有利于保证中药质量和临床疗效。许多中药的水分含量限度在《中国药典》中都有明确规定，如丁香不得过 12.0％、番泻叶不得过 10.0％。水分测定的方法包括烘干法、甲苯法、减压干燥法及气相色谱法等。烘干法适用于不含或少含挥发性成分的中药；甲苯法适用于含挥发性成分的中药；减压干燥法适用于含有挥发性成分的贵重中药。

（2）灰分测定：将中药粉碎、加热，高温灼烧至灰化，则组织细胞及其内含物灰烬成为灰分而残留，此灰分称生理灰分或总灰分（不挥发性无机盐类）。各种中药的生理灰分常在一定范围内，如果总灰分数值高于正常范围，表示有无机杂质存在。中药中常见的无机物质为泥土、砂石等，测定灰分的目的是限制药材中的泥沙等杂质。《中国药典》中规定了许多中药总灰分的最高限量，如阿胶不得过 1％、安息香不得过 0.5％等，对保证中药的纯度具有重要意义。

（3）浸出物测定：对有效成分尚未清楚或有效成分尚无精确定量方法的中药，一般可依据已知成分的溶解性质，选择适当的溶剂，测定中药中可溶性物质（浸出物）的含量。通常选用水，一定浓度的乙醇（或甲醇）、乙醚作为浸出物测定。如《中国药典》规定沉香的乙醇浸出物不得少于 15.0％，川牛膝的水溶性浸出物不得少于 65.0％。

（4）挥发油测定：利用中药中所含挥发性成分能与水蒸气同时蒸馏出来的性质，在挥发油测定器中测定其含量。适用于含较多量挥发油的中药。测定时，供试品一般须粉碎并通过二号至三号筛，并混合均匀。挥发油测定法分甲法和乙法，其中甲法适用于测定相对密度在 1.0 以下的挥发油；乙法适用于测定相对密度在 1.0 以上的挥发油。如《中国药典》规定草豆蔻含挥发油不得少于 1.0％(mL/g)。

（5）有害物质的检查：近年来，对中药中有害、有毒成分的分析已越来越引起重视。中药中如果存在有害物质如农药、重金属等污染，就会影响人类健康。常见的有害物质的检测有有机氯农药残留量的测定、有机磷农药残留量的测定、黄曲霉毒素的检查、重金属的检查、砷盐的检查等。

（6）色谱鉴定法：色谱法又称层析法，是一种物理或物理化学分离分析方法，也是中药化学成分分离和鉴定的重要方法之一。根据色谱分离原理不同，可分为吸附色谱、分配色谱、离子交换色谱、空间排阻色谱等。根据分离方法不同，色谱法可分为纸色谱法、薄层色谱法、柱色谱法、气相色谱法、高效液相色谱法等。色谱鉴定法用于中药的定性或定量分析，具有分离能力强、分析速度快、定量准确等特点。

根及根茎类中药鉴定技术

任务 1　根及根茎类中药概述

扫码看 PPT

根及根茎类中药是以植物的根和地下茎为药用部位的药材。根及根茎是植物的两种不同的器官,具有不同的外形和内部构造。由于很多中药同时具有根和根茎两部分,两者又互有联系,因此为了便于比较,将根及根茎类中药并入一章叙述。

一、根类中药

根类中药包括药用为根或以根为主的带有部分根茎的药材。根部没有节、节间,一般无芽和叶。

(一)性状鉴定

根类中药一般以身干、个大、质坚实,固有色泽及气味明显者为佳,个别以个小为佳,如川贝母。根类中药性状鉴定均按下列顺序进行:形状—表面—质地—断面—气味。其中,横断面纹理和气味特征一般比较稳定,往往是鉴别真伪的重要依据。

1. 观察形状

根类中药通常为圆柱形、长圆锥形、圆锥形或纺锤形等。双子叶植物的根一般为直根系,主根发达,侧根较细,主根常为圆柱形,如甘草、黄芪、牛膝等,或呈圆锥形,如白芷、桔梗等,有的呈纺锤形,如地黄、何首乌等;少数为须根系,多数细长的须根集生于根茎上,如细辛、威灵仙、龙胆等。单子叶植物的根一般为须根系,有的须根先端膨大成纺锤形块根,如百部、郁金、麦冬等。

2. 观察表面

根类中药表面特征因品种而异,有的具横环纹(如党参等),有的可见皮孔(如防风等),有的根顶端带有根茎(根茎俗称"芦头")、上有茎痕(俗称"芦碗",如人参等),有的被光亮的金黄色茸毛(如狗脊等),有的密被排列整齐的叶柄残基及条状披针形鳞片(如绵马贯众等)等。观察表面时还应注意色泽情况,每种中药常有自己特定的颜色,如丹参色红、黄连色黄、紫草色紫、熟地黄色黑等。

3. 观察质地

根类中药的质地常因品种而异。有的质重坚实(如白芍),有的体轻松泡(如南沙参);折断面有的显粉性(如山药),有的显纤维性(如石菖蒲),有的显角质状(如郁金)等。

4. 观察断面特征

断面特征观察是根类中药性状鉴定的重要方法。根类中药横断面大多可见一个环圈(形成层或内皮层部位),圈外部分称"皮部",圈内部分称"木质部"。根据木质部纹理的特点,可大致分为以下两种类型。①双子叶植物:形成层环大多明显,木质部面积大于皮部,可见或密或疏的放射状纹理(由维管束和射线组成);多数根的放射状纹理则直达中心,无髓部,有自中心向外的放射状结构,木质部尤为明显。②单子叶植物:木质部面积近似或小于皮部,可见多数筋脉点(维管束)散在分布,一般无明显的髓部。

根类中药应注意断面组织中有无分泌组织散布,如伞形科植物当归、白芷等有黄棕色油点。还应注意少数双子叶植物根的异常构造,如何首乌的云锦花纹,牛膝的维管束点状排列成数轮同心环,商陆的罗盘纹等。此外,观察根类中药断面特征时还应注意断面颜色情况,如黄芩断面呈黄色、玄参断面呈黑色等。

5. 嗅气尝味

某些特殊气味是根类中药的重要鉴别特征之一,如:白鲜皮具羊膻气;当归具浓郁的香气,味甘、辛、微苦;山豆根具豆腥气,味极苦等。因此,嗅气尝味是根类中药性状鉴定的重要手段和方法。

(二)显微鉴定

显微鉴定主要从横切面和粉末两个方面来鉴定。

双子叶植物根除正常构造外,还可形成异常构造,即在中央正常维管束形成后,在不正常的位置上产生新的形成层,进行异常次生生长。如:具多环性同心环维管束的怀牛膝、商陆;在木栓层的内方和韧皮部外侧的薄壁组织中,形成异常外韧型维管束的何首乌;具内含韧皮部(次生木质部中包埋有次生韧皮部)的茄科植物华山参。

根类中药的横切面显微鉴定,首先应根据维管束的类型、有无形成层等,区分双子叶或单子叶植物根(表2-1);其次观察分泌组织(如乳管、树脂道、油室),细胞中的后含物(如草酸钙结晶、淀粉粒、菊糖),厚壁组织(如纤维、石细胞)的有无和形态。

表 2-1　双子叶植物根与单子叶植物根的显微构造

项目	双子叶植物根	单子叶植物根
外表	木栓层(粗糙)	表皮(较平滑)
环纹	形成层环纹	内皮层环纹
断面纹理	放射状纹理	无放射状纹理
维管束	无限外韧型维管束	辐射维管束
髓	多无髓	髓明显

根类中药的粉末鉴定主要观察淀粉粒的形态、草酸钙结晶类型、导管类型、木栓细胞、石细胞、纤维、菊糖等特征。

二、根茎类中药

根茎类中药是指以地下茎或带有少许根部的地下茎入药的药材,根茎类中药包括根状茎、块茎、球茎及鳞茎等,是一类地下茎的变态。

(一)性状鉴定

根茎类中药为地下茎的变态,因而保留了茎的特点,在性状鉴定时注意观察以下几点。

1. 观察形状

根茎类中药多呈结节状圆柱形,常具分枝,还有的呈纺锤形或不规则团块状或拳形团块状。

2. 观察表面

表面有节和节间(如芦根、玉竹),节上有膜质鳞叶(如黄连);先端有顶芽(如天麻)或侧芽,顶端或上面常残留有茎基或茎痕(如重楼),侧面或下面有不定根或根痕(如射干)。蕨类植物的根茎表面常有鳞片或者密生棕黄色鳞毛(如狗脊)。

3. 观察横断面

应注意区别单子叶植物和双子叶植物根茎的区别。一般而言双子叶植物根茎横断面有形成层环纹,木质部有明显的放射状纹理,中央有髓;单子叶植物根茎横断面没有形成层环纹,通常可见内皮层环纹,皮层及中柱均有维管束小点散布,髓部不明显。此外,注意观察根茎横断面组织中有无分泌物散布,如油点等。注意少数根茎类中药横断面有异常构造,如大黄的星点。

(二)显微鉴定

主要从横切面和粉末两个方面来鉴定。显微观察横切面的组织构造,可根据维管束的类型和排列方式区分双子叶植物、单子叶植物与蕨类植物的根茎(表2-2)。

表 2-2　双子叶植物与单子叶植物根茎横断面的显微构造

项目	双子叶植物根茎	单子叶植物根茎
类型	一般均具有次生构造	一般均具有初生构造
外表	木栓层(粗糙)	表皮(较平滑)
断面纹理	环状纹理	筋脉点散布
维管束	维管束大多为无限外韧型,少数为双韧型,多呈环状排列,束间被髓射线分隔	维管束为有限外韧型或周木型,散在
髓	中央有明显髓部	无明显髓部

1. 双子叶植物根茎的构造

双子叶植物的根茎一般具有次生构造,观察横切面从外至内可见如下结构。

(1)木栓层:由数列扁平的木栓细胞组成,细胞排列整齐紧密。

(2)皮层:细胞呈类圆形或椭圆形,排列较疏松,常有根迹维管束或叶迹维管束斜向通过。

(3)维管束:多数为无限外韧型维管束,呈环状排列,维管束之间有射线,射线宽窄不一。

(4)髓部:位于中央。

双子叶植物根茎的维管束除正常类型外,有的会形成异常构造,如大黄的星点。

2. 单子叶植物根茎的构造

单子叶植物的根茎一般为初生构造,观察横切面由外至内可见如下结构。

(1)表皮:通常为一列表皮细胞,少数根茎皮层外部细胞木栓化形成后生皮层,代替表皮发挥保护作用。一般具有初生构造,无次生构造,通常不生周皮。

(2)皮层:较宽广,常有叶迹维管束散在。

(3)内皮层:内皮层大多明显,具凯氏带,可将皮层与维管组织区域明显分开,较粗大的根茎则不明显。

(4)维管柱(中柱):中柱中有多数维管束散在,维管束多为有限外韧型,也有周木型维管束。

(5)髓部:不明显。

3. 蕨类植物根茎

蕨类植物根茎均为初生构造,观察横切面由外向内依次如下。

(1)表皮:通常为一列表皮。

(2)下皮层:数列厚壁细胞,内部为薄壁细胞组成的基本组织。

(3)中柱:一般为网状中柱,网状中柱的一个维管束又称"分体中柱"。分体中柱的形状、数目和排列方式是鉴定品种的重要依据。

根茎类中药的粉末鉴定应注意观察细胞中的分泌组织如油细胞、黏液细胞、乳汁管等,细胞后含物如菊糖、淀粉粒、草酸钙结晶等,以及厚壁组织如纤维、石细胞的形态及有无。这些是重要的鉴别特征。

任务 2　常用根及根茎类中药材(饮片)的鉴定

狗脊

狗脊别名金毛狗脊、金狗脊。蚌壳蕨科植物金毛狗脊 *Cibotium barometz*(L.)J. Sm. 的干燥根茎。主产于福建、四川等地。秋、冬二季采挖,除去泥沙,干燥;或削去硬根、叶柄及金黄色茸毛,趁鲜切厚片,干燥,为"生狗脊片";蒸后晒至六、七成干,切厚片,干燥,为"熟狗脊片"。

【基础知识】

1. 药材

形状大小:呈不规则的长块状。长 10～30 cm,直径 2～10 cm。

表面特征:表面深棕色,残留金黄色茸毛;上面有数个红棕色的木质叶柄,下面残存黑色细根。

质地:质坚硬,不易折断。

气味:无臭,味淡、微涩。(图 2-1(a))

以肥大,质坚实无空心,外表面有金黄色茸毛者为佳。

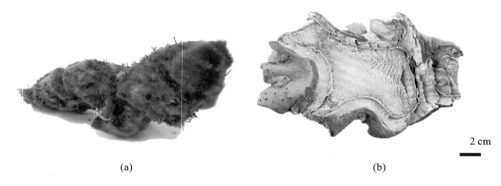

2 cm

(a)   (b)

图 2-1 狗脊

(a)药材;(b)饮片

2. 饮片

生狗脊片:呈不规则长条形或圆形,长 5~20 cm,直径 2~10 cm,厚 1.5~5 mm。周边不整齐,偶有金黄色茸毛残留,外表深棕色;质脆,易折断,有粉性。切面浅棕色,较平滑,近边缘 1~4 mm 处有 1 条棕黄色隆起的木质部环纹或条纹。(图 2-1(b))

熟狗脊片:呈黑棕色,质坚硬,木质部环纹明显。

烫狗脊:形如狗脊片,表面略鼓起。棕褐色。气微,味淡、微涩。

【拓展知识】

荧光反应:取生狗脊片折断,在紫外光灯(254 nm)下观察,断面显淡紫色荧光,突起的木质部环显黄色荧光。

【性味功效】苦、甘,温。祛风湿,补肝肾,强腰膝。

【相关链接】

常见伪品:部分地区用乌毛蕨科植物狗脊蕨 *Woodwardia japonica*(L. f.)Sm.、鳞毛蕨科植物半岛鳞毛蕨 *Dryopteris peninsulae* Kitag. 等根茎作为狗脊药用,药材较金毛狗脊瘦小,断面无隆起的木质部环纹,易与狗脊区分。

绵马贯众

绵马贯众为鳞毛蕨科植物粗茎鳞毛蕨 *Dryopteris crassirhizoma* Nakai 的干燥根茎和叶柄残基。主产于黑龙江、吉林、辽宁等地。秋季将全株挖起,削去叶柄、须根,除去泥沙,晒干。

【基础知识】

1. 药材

形状大小:根茎呈长倒卵形,略弯曲,上端钝圆或截形,下端较尖,有的纵剖为两半,长 7~20 cm,直径 4~8 cm。叶柄残基呈扁圆形,长 3~5 cm,直径 0.5~1.0 cm。

表面特征:根茎表面黄棕色至黑褐色,密被排列整齐的叶柄残基及鳞片,并有弯曲的须根。叶柄表面有纵棱线。每个叶柄残基的外侧常有 3 条须根,鳞片条状披针形,全缘,常脱落。

质地:根茎质坚硬,叶柄质硬而脆。

断面:根茎断面略平坦,呈深绿色至棕色,有黄白色维管束 5~13 个,环列,其外散有较多的叶迹维管束。叶柄断面略平坦,棕色,有黄白色维管束 5~13 个,环列。

气味:气特异,味初淡而微涩,后渐苦、辛。(图 2-2(a))

以个大、质坚实、叶柄残基断面棕绿色者为佳。

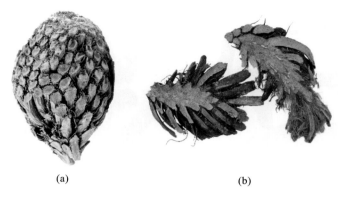

图 2-2 绵马贯众

(a)药材;(b)饮片

2. 饮片

不规则的厚片或碎块。根茎外表皮黄棕色至黑褐色,多被有叶柄残基,有的可见棕色鳞片,切面淡棕色至红棕色,有黄白色维管束小点,环状排列。气特异,味初淡而微涩,后渐苦、辛。(图 2-2(b))

【拓展知识】

(1)检查间苯三酚衍生物:取本品乙醚提取液,加对二甲氨基苯甲醛试液呈红棕色,放置后逐渐沉淀。

(2)检查间隙腺毛:取叶柄基部或根茎横切面切片,滴加 1‰香草醛溶液及盐酸,镜检,间隙腺毛呈红色。

【性味功效】苦,微寒;有小毒。清热解毒,驱虫。

【相关链接】

常见伪品:以贯众为名的药材据调查有 6 科 31 种,除绵马贯众外,尚有紫萁贯众(大贯众)、狗脊贯众、荚果蕨贯众、峨眉蕨贯众等,在部分地区作为绵马贯众使用,应视为绵马贯众的混用品或伪品。

骨碎补

骨碎补别名毛姜、申姜。水龙骨科植物槲蕨 *Drynaria fortunei*(Kunze)J. Sm. 的干燥根茎。主产于湖北、浙江,西南地区亦产。全年均可采挖,除去泥沙,干燥,或再燎去茸毛(鳞片)。

【基础知识】

1. 药材

形状大小:呈扁平长条状,多弯曲,有分枝。长 5～15 cm,宽 1～1.5 cm,厚 0.2～0.5 cm。

表面特征:表面密被深棕色至暗棕色的小鳞片,柔软如毛,经火燎者呈棕褐色或暗褐色,两侧及上表面均具突起或凹下的圆形叶痕,少数有叶柄残基和须根残留。

质地:体轻,质脆,易折断。

断面:红棕色,有 17～25 个维管束,呈黄色点状(分体中柱),排列成环。

气味:气微,味淡、微涩。(图 2-3(a))

以条粗大、体轻、质脆、易折断、棕色者为佳。

2. 饮片

不规则厚片。表面深棕色至棕褐色,常残留细小棕色的鳞片,有的可见圆形的叶痕。切面红棕色,黄色的维管束点状排列成环。气微,味淡、微涩。

烫骨碎补:形如骨碎补或片,表面黄棕色至深棕色。体膨大鼓起,质轻、酥松。(图 2-3(b))

【性味功效】苦,温。疗伤止痛,补肾强骨;外用消风祛斑。

细辛

细辛为马兜铃科植物北细辛 *Asarum heterotropoides* Fr. Schmidt var. *mandshuricum*(Maxim.)Kitag.、汉城细辛 *Asarum sieboldii* Miq. var. *seoulense* Nakai 或华细辛 *Asarum sieboldii* Miq. 的干燥根和根茎。前二种习称"辽细辛"。北细辛与汉城细辛主产于东北地区。华细辛主产于陕西、河南、山

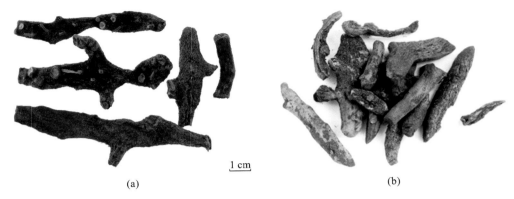

(a)

(b)

图 2-3　骨碎补

(a)药材;(b)烫骨碎补

东、浙江等地。夏季果熟期或初秋采挖,除净地上部分和泥沙,阴干。

【基础知识】

1. 药材

(1)北细辛。

形状大小:常卷曲成团。根茎横生呈不规则圆柱状,具短分枝,长 1~10 cm,直径 0.2~0.4 cm。根细长,密生节上,长 10~20 cm,直径 0.1 cm。

表面特征:根茎灰棕色,粗糙,有环形的节,节间长 0.2~0.3 cm,分枝顶端有碗状的茎痕。根表面灰黄色,平滑或具纵皱纹;有须根和须根痕。

质地:质脆,易折断。

断面:平坦,黄白色或白色。

气味:气辛香,味辛辣、麻舌。(图 2-4(a))

(2)汉城细辛:根茎直径 0.1~0.5 cm,节间长 0.1~1 cm。气味同北细辛。

(3)华细辛:根茎长 5~20 cm,直径 0.1~0.2 cm,节间长 0.2~1 cm。气味较弱。

均以根灰黄色、干燥、味辛辣而麻舌者为佳。

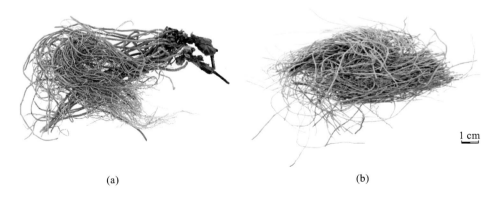

(a)

(b)

图 2-4　细辛

(a)药材;(b)饮片

2. 饮片

不规则的段。根茎呈不规则圆形,外表皮灰棕色,有时可见环形的节。根细,表面灰黄色,平滑或具纵皱纹。切面黄白色或白色。气辛香,味辛辣、麻舌。(图 2-4(b))

【性味功效】辛,温。解表散寒,祛风止痛,通窍,温肺化饮。

【相关链接】

据考证,《雷公炮炙论》中对细辛有"凡使,——拣去双叶,服之害人"的记载。现代研究证明,细辛地上部分含有具肾毒性的马兜铃酸,而根及根茎则不含此类成分。因此,现行版《中国药典》将其药用部分修订为根及根茎。

大黄

大黄别名将军、川军、锦纹。蓼科植物掌叶大黄 *Rheum palmatum* L.、唐古特大黄 *Rheum tanguticum* Maxim. ex Balf. 或药用大黄 *Rheum officinale* Baill. 的干燥根及根茎。生于高寒山区,掌叶大黄主产于甘肃、青海、西藏、四川等地,多栽培,产量占大黄的大部分。唐古特大黄主产于青海、甘肃、西藏及四川地区,野生或栽培。药用大黄主产于四川、贵州、云南、湖北、陕西等地,栽培或野生,产量较小。秋末茎叶枯萎或次春发芽前采挖,除去细根,刮去外皮(忌用铁器),切瓣或段,绳穿成串干燥或直接干燥。

【基础知识】

1. 药材

形状大小:呈类圆柱形、圆锥形、卵圆形或不规则块状,长 3~17 cm,直径 3~10 cm。

表面特征:除尽外皮者表面黄棕色至红棕色,有的可见类白色网状纹理(习称"锦纹")及星点散在,残留的外皮棕褐色,多具绳孔及粗皱纹。

质地:质坚实,有的中心稍松软。

断面:淡红棕色或黄棕色,显颗粒性;根茎髓部宽广,有星点(异型维管束)环列或散在;根木质部发达,具放射状纹理,形成层环明显,无星点。

气味:气清香,味苦而微涩,嚼之黏牙,有沙粒感。(图 2-5(a))

以体重、质坚实、断面淡红棕色或黄棕色,显颗粒性,气清香、味苦微涩,嚼之黏牙者为佳。

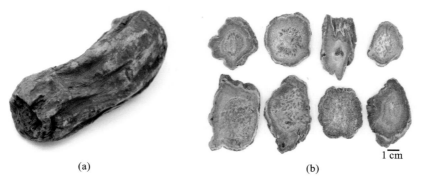

1 cm

(a)　　　　　　　　(b)

图 2-5　大黄

(a)药材;(b)饮片

2. 饮片

不规则类圆形厚片或块,大小不等。外表皮黄棕色或棕褐色,有纵皱纹及疙瘩状隆起。切面黄棕色至淡红棕色,较平坦,有明显散在或排列成环的星点,有空隙。(图 2-5(b))

酒大黄:形如大黄片,表面深棕黄色,有的可见焦斑。微有酒香气。

熟大黄:呈不规则的块片,表面黑色,断面中间隐约可见放射状纹理,质坚硬,气微香。

大黄炭:形如大黄片,表面焦黑色,内部深棕色或焦褐色,具焦香气。

【拓展知识】

(1)微量升华:取本品粉末少量,进行微量升华,可见菱状针晶或羽状结晶,遇碱液显红色。

(2)蒽醌衍生物检查:取本品粉末的稀乙醇浸出液,滴于滤纸上,再滴加稀乙醇扩散后呈黄色至淡棕色环,置紫外光灯下观察,呈棕色至棕红色荧光。

(3)大黄含蒽醌衍生物和鞣质两类成分。蒽醌衍生物有游离型和结合型两种,游离型有大黄酸、大黄素、芦荟大黄素、大黄素甲醚等,为大黄的抗菌成分。结合型为游离型蒽醌的葡萄糖苷、双蒽酮苷,为大黄的主要泻下成分。鞣质类物质为大黄的收敛成分。

【性味功效】苦,寒。泻下攻积,清热泻火,凉血解毒,逐瘀通经,利湿退黄。

【相关链接】

常见伪品:同属植物藏边大黄 *Rheum australe* D. Don、河套大黄(波叶大黄)*Rheum hotaoense* C. Y. Cheng et C. T. Kao、华北大黄 *Rheum franzenbachii* Munt.、天山大黄 *Rheum wittrockii* Lundstr. 等的根及根茎。以上几种大黄在民间称"山大黄"或"土大黄"(图 2-6)。其根茎的横断面除藏边大黄外均无星点。一般均含土大黄苷,断面在紫外光灯下显亮蓝紫色荧光。以上均非正品。

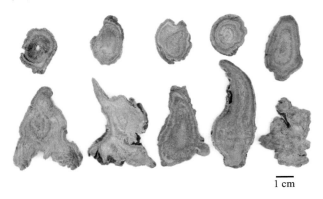

1 cm

图 2-6 土大黄

何首乌(附:首乌藤)

何首乌别名首乌、赤首乌。蓼科植物何首乌 *Polygonum multiflorum* Thunb. 的干燥块根。主产于河南、湖北、广西、广东等地。秋、冬二季叶枯萎时采挖,削去两端,洗净,个大的切成块,干燥。

【基础知识】

1.药材

形状大小:呈团块状或不规则纺锤形。长 6～15 cm,直径 4～12 cm。

表面特征:表面红棕色或红褐色,皱缩不平,有浅沟,并有横长皮孔样突起和细根痕。

质地:体重,质坚实,不易折断。

断面:浅黄棕色或浅红棕色,显粉性,皮部有 4～11 个类圆形异型维管束环列,形成云锦状花纹,中央木质部较大,有的呈木心。

气味:气微,味微苦而甘涩。(图 2-7(a))

以个大质坚实而重、红褐色、断面显云锦状花纹、粉性足者为佳。

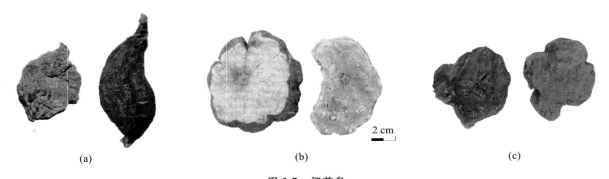

2 cm

(a)   (b)   (c)

图 2-7 何首乌

(a)药材;(b)生何首乌片;(c)制何首乌

2.饮片

不规则的厚片或块。外表皮红棕色或红褐色,皱缩不平,有浅沟,并有横长皮孔样突起及细根痕。切面浅黄棕色或浅红棕色,显粉性;横切面有的皮部可见云锦状花纹,中央木质部较大,有的呈木心。气微,味微苦而甘涩。(图 2-7(b))

制何首乌:呈不规则皱缩状的块片,厚约 1 cm。表面黑褐色或棕褐色,凹凸不平。质坚硬,断面角质样,棕褐色或黑色。气微,味微甘而苦涩。(图 2-7(c))

【性味功效】

生何首乌:苦、甘、涩,微温。解毒,消痈,截疟,润肠通便。

制何首乌:苦、甘、涩,微温。补肝肾,益精血,乌须发,强筋骨,化浊降脂。

【相关链接】

常见伪品:①白首乌为萝藦科植物牛皮消 *Cynanchum auriculatum* Royle ex Wight 的块根,根呈长圆柱形或纺锤形,表面土黄色,断面白色,粉性,无云锦状花纹,味先甜后苦。②蓼科植物翼蓼 *Pteroxygonum giraldii* Damm. et Diels 和毛脉蓼 *Fallopia multiflora*(Thunb.)Harald. var. *ciliinerve*(Nakai)A. J. Li 的块根,前者习称"红药子",后者习称"朱砂七"或"黄药子",两者断面及皮部均无云锦状花纹,髓部有异常维管束。

 附

首乌藤(夜交藤)

蓼科植物何首乌 *Polygonum multiflorum* Thunb. 的干燥藤茎。秋、冬二季采割,除去残叶,捆成把或趁鲜切段,干燥。药材呈长圆柱形,稍扭曲,具分枝,长短不一,直径 4～7 mm。表面紫红色或紫褐色,粗糙,具扭曲的纵皱纹,节部略膨大,有侧枝痕,外皮菲薄,可剥离。质脆,易折断,断面皮部紫红色,木质部黄白色或淡棕色,导管孔明显,髓部疏松,类白色。切段者呈圆柱形的段。外表面紫红色或紫褐色,切面皮部紫红色,木质部黄白色或淡棕色,导管孔明显,髓部疏松,类白色。气微,味微苦、涩。性平,味甘。养血安神,祛风通络。(图 2-8)

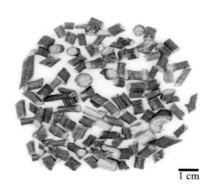

图 2-8 首乌藤饮片

拳参

拳参别名紫参、虾参。蓼科植物拳参 *Polygonum bistorta* L. 的干燥根茎。产于东北、华北等地区。春初发芽时或秋季茎叶将枯萎时采挖,除去泥沙,晒干,去须根。

【基础知识】

1. 药材

形状大小:呈扁长条形或扁圆柱形,弯曲,有的对卷弯曲成虾状,两端略尖,或一端渐细,长 6～13 cm,直径 1～2.5 cm。

表面特征:表面紫褐色或紫黑色,粗糙,一面隆起,另一面稍平坦或略具凹槽,全体密具粗环纹,有残留须根或根痕。

质地:质硬。

断面:浅棕红色或棕红色,维管束呈黄白色点状,排列成环。

气味:气微,味苦、涩。(图 2-9(a))

以个大、质硬、断面浅棕红色者为佳。

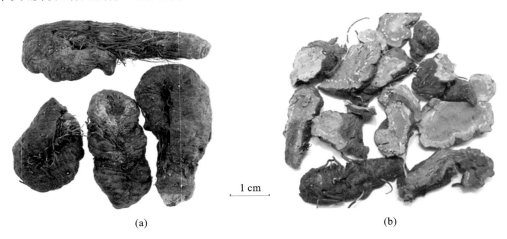

(a)　　　　　　　　　　　　　　(b)

图 2-9　拳参

(a)药材;(b)饮片

2. 饮片

类圆形或近肾形的薄片。外表皮紫褐色或紫黑色。切面棕红色或浅棕红色,平坦,近边缘有一圈黄白色小点(维管束)。气微,味苦、涩。(图 2-9(b))

【性味功效】苦、涩,微寒。清热解毒,消肿,止血。

虎杖

虎杖为蓼科植物虎杖 *Polygonum cuspidatum* Sieb. et Zucc. 的干燥根茎和根。主产于江苏、浙江、安徽、广西等地。春、秋二季采挖,除去须根,洗净,趁鲜切短段或厚片,晒干。

【基础知识】

1. 药材

形状大小:多为圆柱形短段或不规则厚片。长 1～7 cm,直径 0.5～2.5 cm。

表面特征:外皮棕褐色,有纵皱纹和须根痕。

质地:质坚硬。

断面:皮部较薄,木质部宽广,棕黄色,射线放射状,皮部与木质部较易分离。根茎髓中有隔或呈空洞状。

气味:气微,味微苦、涩。

2. 饮片

不规则厚片。外表皮棕褐色,有时可见纵皱纹及须根痕;切面皮部较薄,木质部宽广,棕黄色,射线放射状,皮部与木质部较易分离;根茎髓中有隔或呈空洞状。质坚硬。气微,味微苦、涩。(图 2-10)

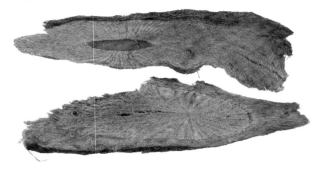

图 2-10　虎杖饮片

【性味功效】微苦,微寒。利湿退黄,清热解毒,散瘀止痛,止咳化痰。

牛膝

牛膝别名怀牛膝。苋科植物牛膝 *Achyranthes bidentata* Bl. 的干燥根。主产于河南武陟、温县、孟县、博爱、沁阳、辉县等地,种植历史悠久,质量优良,为"四大怀药"之一。此外,河北、山东、江苏等地亦产,为栽培品。冬季茎叶枯萎时采挖,除去须根和泥沙,捆成小把,晒至干皱后,将顶端切齐,晒干。

【基础知识】

1. 药材

形状大小:呈细长圆柱形,挺直或稍弯曲。长 15～70 cm,直径 0.4～1 cm。

表面特征:表面灰黄色或淡棕色,有微扭曲的细纵皱纹、排列稀疏的侧根痕和横长皮孔样的突起。

质地:质硬脆,易折断,受潮后变软。

断面:平坦,淡棕色,略呈角质样而油润,中心维管束木质部较大,黄白色,其外周散有多数黄白色点状维管束,断续排列成 2～4 轮同心环。

气味:气微,味微甜而稍苦涩。(图 2-11(a))

以根长、肉肥、皮细、黄白色者为佳。

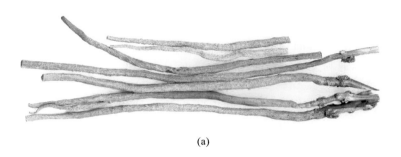
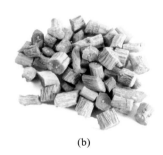

(a)　　　　　　　　　　　　　　　　(b)

图 2-11　牛膝

(a)药材;(b)饮片

2. 饮片

圆柱形的段。外表皮灰黄色或淡棕色,有微细的纵皱纹及横长皮孔。质硬脆,易折断,受潮变软。切面平坦,淡棕色或棕色,略呈角质样而油润,中心维管束木质部较大,黄白色,其外围散有多数黄白色点状维管束,断续排列成 2～4 轮。气微,味微甜而稍苦涩。(图 2-11(b))

酒牛膝:形如牛膝段,表面色略深,偶见焦斑。微有酒香气。

【性味功效】苦、甘、酸,平。逐瘀通经,补肝肾,强筋骨,利尿通淋,引血下行。

【相关链接】

常见伪品:在少数地区尚有以同属植物柳叶牛膝和粗毛牛膝的根作为土牛膝药用。柳叶牛膝根粗短,新鲜时断面带紫红色,别名"红牛膝",产于湖南、湖北、江西、四川等地。粗毛牛膝的主根较短,分枝较多,多产于福建、广东、广西等地。广东以全草入药,名"倒扣草"。以上均非正品。

川牛膝

川牛膝为苋科植物川牛膝 *Cyathula officinalis* Kuan 的干燥根。主产于四川、贵州、云南、河北、陕西、湖南等地。秋、冬二季采挖,除去芦头、须根及泥沙,烘或晒至半干,堆放回润,再烘干或晒干。

【基础知识】

1. 药材

形状大小:呈近圆柱形,微扭曲,向下略细或有少数分枝,长 30～60 cm,直径 0.5～3 cm。

表面特征:表面黄棕色或灰褐色,具纵皱纹、支根痕和多数横长的皮孔样突起。

质地:质韧,不易折断。

断面:浅黄色或棕黄色,维管束点状,排列成 4～11 轮同心环。

气味:气微,味甜。(图 2-12(a))

以根粗壮、分枝少、质柔、断面浅黄色、甜味浓者为佳。

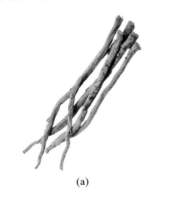 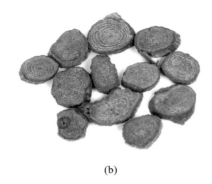

(a) (b)

图 2-12 川牛膝

(a)药材;(b)饮片

2. 饮片

圆形或椭圆形薄片。外表皮黄棕色或灰褐色。切面浅黄色至棕黄色。可见多数排列成数轮同心环的黄色点状维管束。气微,味甜。(图 2-12(b))

酒川牛膝:形如川牛膝片,表面棕黑色。微有酒香气,味甜。

【性味功效】甘、微苦,平。逐瘀通经,通利关节,利尿通淋。

【相关链接】

常见伪品:川牛膝常见伪品有麻牛膝和土牛膝等。①麻牛膝为苋科植物头花杯苋 *Cyathula capitata* Moq. 的根,呈长圆锥形或圆柱状锥形,根头粗大,尾细小。表面深褐色,皮孔少。味微甜而后苦麻刺舌。因药材性味与川牛膝不同,不宜混用,应注意区别。②土牛膝为川牛膝同属植物粗毛牛膝 *Achyranthes aspera* L.、柳叶牛膝 *Achyranthes longifolia* Makino 的根,味苦。

太子参

太子参别名孩儿参、童参。石竹科植物孩儿参 *Pseudostellaria heterophylla*(Miq.)Pax ex Pax et Hoffm. 的干燥块根。主产于福建、江苏、山东、安徽等地。其中福建省柘荣县是全国最大的太子参产地。夏季茎叶大部分枯萎时采挖,洗净,除去须根,置沸水中略烫后晒干或直接晒干。

【基础知识】

1. 药材

形状大小:呈细长纺锤形或细长条形,稍弯曲,长 3~10 cm,直径 0.2~0.6 cm。

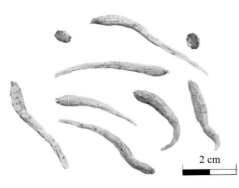

表面特征:表面灰黄色至黄棕色,较光滑,微有纵皱纹,凹陷处有须根痕。顶端有茎痕。

质地:质硬而脆。

断面:较平坦,周边淡黄棕色,中心淡黄白色,角质样(烫制品),或类白色,有粉性(晒干品)。

气味:气微,味微甘。(图 2-13)

以粗壮、表面黄白色、断面黄白色或类白色、味甜者为佳。

2. 饮片

图 2-13 太子参药材

同药材。

【性味功效】甘、微苦,平。益气健脾,生津润肺。

银柴胡

银柴胡为石竹科植物银柴胡 *Stellaria dichotoma* L. var. *lanceolata* Bge. 的干燥根。主产于宁夏、甘肃、陕西、内蒙古等地,有栽培。春、夏间植株萌发或秋后茎叶枯萎时采挖;栽培品于种植后第三年 9 月中旬或第四年 4 月中旬采挖,除去残茎、须根及泥沙,晒干。

【基础知识】

1. 药材

(1)野生品。

形状大小:呈类圆柱形,偶有分枝,长 15～40 cm,直径 0.5～2.5 cm。

表面特征:表面浅棕黄色至浅棕色,有扭曲的纵皱纹和支根痕,多具孔穴状或盘状凹陷,习称"砂眼",从砂眼处折断可见棕色裂隙中有细砂散出。根头部略膨大,有密集的呈疣状突起的芽苞、茎或根茎的残基,习称"珍珠盘"。

质地:质硬而脆,易折断。

断面:不平坦,较疏松,有裂隙,皮部甚薄,木质部有黄白色相间的放射状纹理。

气味:气微,味甘。(图 2-14(a))

(2)栽培品:有分枝,下部多扭曲,直径 0.6～1.2 cm。表面浅棕黄色或浅黄棕色,纵皱纹细腻明显,细支根痕多呈点状凹陷。几无砂眼。根头部有多数疣状突起。折断面质地较紧密,几无裂隙,略显粉性,木质部放射状纹理不甚明显。味微甜。

以条粗、色黄白、无须根者为佳。

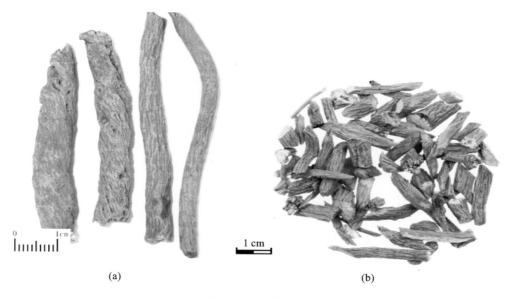

(a)   (b)

图 2-14 银柴胡

(a)药材;(b)饮片

2. 饮片

圆形或长圆形,质硬而脆,较疏松,切面有裂隙,皮部甚薄,木质部有黄白色相间的放射状纹理。气微,味甘。(图 2-14(b))

【拓展知识】

荧光检测:取本品粉末 1 g,加无水乙醇 10 mL,浸渍 15 min,过滤。取滤液 2 mL,置紫外光灯(365 nm)下观察,显亮蓝微紫色的荧光。

【性味功效】甘,微寒。清虚热,除疳热。

乌药

乌药别名台乌。樟科植物乌药 *Lindera aggregata*（Sims）Kosterm. 的干燥块根。主产于浙江、安徽、江苏、福建、台湾、广东、广西等地。全年均可采挖,除去细根,洗净,趁鲜切片,晒干,或直接晒干。

【基础知识】

1. 药材

形状大小:多呈纺锤状,略弯曲,有的中部收缩成连珠状,习称"乌药珠"。长 6～15 cm,直径 1～3 cm。

表面特征:表面黄棕色或黄褐色,有纵皱纹及稀疏的细根痕。

质地:质坚硬,不易折断。

断面:切片厚 0.2～2 mm,切面黄白色或淡黄棕色,射线放射状,可见年轮环纹,中心颜色较深。

气味:气香,味微苦、辛,有清凉感。

以个大、肥壮、质嫩、折断面香气浓郁者为佳。质老、不呈纺锤状的直根,不可供药用。

2. 饮片

类圆形的薄片。外表皮黄棕色或黄褐色。切面黄白色或淡黄棕色,射线放射状,可见年轮环纹。质脆。气香,味微苦、辛,有清凉感。（图 2-15）

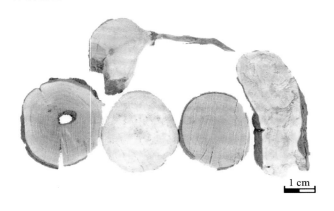

1 cm

图 2-15　乌药饮片

【性味功效】辛,温。行气止痛,温肾散寒。

商陆

商陆别名山萝卜。商陆科植物商陆 *Phytolacca acinosa* Roxb. 或垂序商陆 *Phytolacca americana* L. 的干燥根。主产于河南、湖北、安徽、陕西等地。秋季至次春采挖,除去须根和泥沙,切成块或片,晒干或阴干。

【基础知识】

1. 药材

形状大小:横切或纵切的不规则块片,厚薄不等。

表面特征:外皮灰黄色或灰棕色。

质地:质硬。

断面:横切片弯曲不平,边缘皱缩,直径 2～8 cm;切面浅黄棕色或黄白色,木质部隆起,形成数个突起的同心性环轮(异常维管束),习称"罗盘纹"。纵切片弯曲或卷曲,长 5～8 cm,宽 1～2 cm,木质部呈平行条状突起。

气味:气微,味稍甜,久嚼麻舌。（图 2-16(a)）

以片大、色白、有粉性、"罗盘纹"明显者为佳。

2. 饮片

生商陆:同药材。（图 2-16(b)）

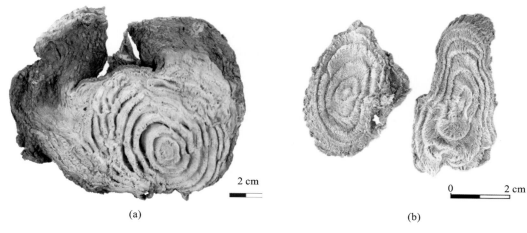

(a)

(b)

图 2-16 商陆

（a）药材；（b）饮片

醋商陆：形如商陆片（块）。表面黄棕色，微有醋香气，味稍甜，久嚼麻舌。

【性味功效】苦，寒；有毒。逐水消肿，通利二便；外用解毒散结。

北豆根

北豆根为防己科植物蝙蝠葛 *Menispermum dauricum* DC. 的干燥根茎。主产于河北、山东、山西及东北地区。春、秋二季采挖，除去须根和泥沙，干燥。

【基础知识】

1. 药材

形状大小：呈细长圆柱形，弯曲，有分枝。长可达 50 cm，直径 0.3～0.8 cm。

表面特征：表面黄棕色至暗棕色，多有弯曲的细根，并可见突起的根痕和纵皱纹，外皮易剥落。

质地：质韧，不易折断。

断面：不整齐，纤维细，木质部淡黄色，呈放射状排列，中心有类白色髓。

气味：气微，味苦。（图 2-17（a））

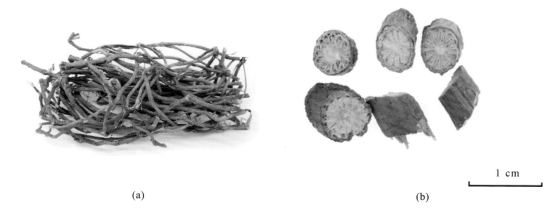

(a)

(b)

图 2-17 北豆根

（a）药材；（b）饮片

2. 饮片

不规则的圆形厚片。表面淡黄色至棕褐色，木质部淡黄色，呈放射状排列，纤维性，中心有髓，白色。气微，味苦。（图 2-17（b））

【性味功效】苦，寒；有小毒。清热解毒，祛风止痛。

防己

防己别名粉防己。防己科植物粉防己 *Stephania tetrandra* S. Moore 的干燥根。主产于浙江、安徽、湖北、湖南等地。秋季采挖，洗净，刮去粗皮，晒至半干，切段，个大者再纵切，干燥。

【基础知识】

1. 药材

形状大小：呈不规则圆柱形、半圆柱形或块状，多弯曲。长5～10 cm，直径1～5 cm。

表面特征：表面淡灰黄色，在弯曲处常有深陷横沟而成结节状的瘤块样。

质地：体重，质坚实。

断面：平坦，灰白色，富粉性，木部占大部分，有排列较稀疏的放射状纹理，习称"车轮纹"。

气味：气微，味苦。（图2-18(a)）

以质坚实、粉性足、去净外皮者为佳。

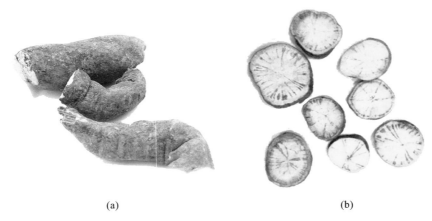

(a) (b)

图 2-18 防己

(a)药材；(b)饮片

2. 饮片

类圆形或半圆形的厚片。外表皮淡灰黄色。切面灰白色，粉性，有稀疏的放射状纹理。气微，味苦。（图2-18(b)）

【性味功效】苦，寒。祛风止痛，利水消肿。

金果榄

金果榄为防己科植物青牛胆 *Tinospora sagittata*（Oliv.）Gagnep. 或金果榄 *Tinospora capillipes* Gagnep. 的干燥块根。生于疏林下或灌木丛中，有时亦生于山上岩石旁边的红壤地中，主产于广东、广西、湖南、四川等地。秋、冬二季采挖，除去须根，洗净，晒干。

【基础知识】

1. 药材

形状大小：呈不规则圆块状，长5～10 cm，直径3～6 cm。

表面特征：表面棕黄色或淡褐色，粗糙不平，有深皱纹。

质地：质坚硬，不易击碎、破开。

断面：淡黄白色，导管束略呈放射状排列，色较深。

气味：气微，味苦。（图2-19(a)）

以表面棕黄色或微黄绿色、断面淡黄色、个大、坚实者为佳。

2. 饮片

类圆形或不规则的厚片。外表皮棕黄色至暗褐色，皱缩，凹凸不平。切面淡黄白色，有时可见灰褐色排列稀疏的放射状纹理，有的具裂隙。气微，味苦。（图2-19(b)）

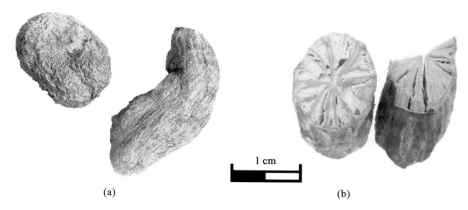

图 2-19　金果榄

（a）药材；（b）饮片

【性味功效】苦,寒。清热解毒,利咽,止痛。

白芍

白芍为毛茛科植物芍药 *Paeonia lactiflora* Pall. 的干燥根。主产于浙江、安徽、福建、山东等地,均系栽培。夏、秋二季采挖,洗净,除去头尾和细根,置沸水中煮后除去外皮或去皮后再煮,晒干。

【基础知识】

1. 药材

形状大小:呈圆柱形,平直或稍弯曲,两端平截,长 5～18 cm,直径 1～2.5 cm。

表面特征:表面类白色或淡棕红色,光洁或有纵皱纹及细根痕,偶有残存的棕褐色外皮。

质地:质坚实,不易折断。

断面:较平坦,类白色或微带棕红色,形成层环明显,射线放射状。

气味:气微,味微苦、酸。（图 2-20（a））

以根粗、坚实、无白心或裂隙者为佳。

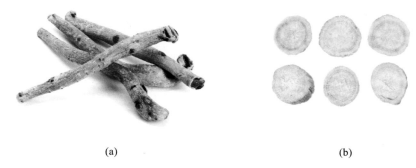

图 2-20　白芍

（a）药材；（b）饮片

2. 饮片

类圆形的薄片。表面淡棕红色或类白色。切面微带棕红色或类白色,形成层环明显,可见稍隆起的筋脉纹呈放射状排列。气微,味微苦、酸。（图 2-20（b））

炒白芍:形如白芍片,表面微黄色或淡棕黄色,有的可见焦斑。气微香。

酒白芍:形如白芍片,表面微黄色或淡棕黄色,有的可见焦斑。微有酒香气。

【性味功效】苦、酸,微寒。养血调经,敛阴止汗,柔肝止痛,平抑肝阳。

【相关链接】

混用品:同属变种毛果芍药 *Paeonia lactiflora* Pall. var. *trichocarpa*（Bunge）Stern. 的根。本品含 6 种五倍子鞣质。根较细小,表面灰色,木化程度大,应注意鉴别。

赤芍

赤芍为毛茛科植物芍药 *Paeonia lactiflora* Pall. 或川赤芍 *Paeonia veitchii* Lynch 的干燥根。芍药主产于内蒙古、东北等地;川赤芍主产于四川、甘肃等地。多系野生。春、秋二季采挖,除去根茎、须根及泥沙,晒干。

【基础知识】

1. 药材

形状大小:呈圆柱形,稍弯曲。长 5～40 cm,直径 0.5～3 cm。

表面特征:表面棕褐色,粗糙,有纵沟和皱纹,并有须根痕和横长的皮孔样突起,有的外皮易脱落。

质地:质硬而脆,易折断。

断面:粉白色或粉红色,皮部窄,木质部放射状纹理明显,有的有裂隙。

气味:气微香,味微苦、酸涩。(图 2-21(a))

以根粗状,断面粉白色,粉性大者为佳。

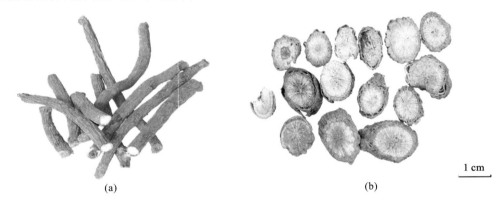

(a)　　　　　　　　　　　　(b)

图 2-21　赤芍

(a)药材;(b)饮片

2. 饮片

类圆形切片,外表皮棕褐色。切面粉白色或粉红色,皮部窄,木质部放射状纹理明显,有的有裂隙。气微香,味微苦、酸涩。(图 2-21(b))

【性味功效】苦,微寒。清热凉血,散瘀止痛。

川乌

川乌为毛茛科植物乌头 *Aconitum carmichaelii* Debx. 的干燥母根。主产于四川、陕西。湖北、湖南、云南、河南等地亦有种植。6 月下旬至 8 月上旬采挖,除去子根、须根及泥沙,晒干。

【基础知识】

1. 药材

形状大小:呈不规则的圆锥形,稍弯曲,顶端常有残茎,中部多向一侧膨大。长 2～7.5 cm,直径 1.2～2.5 cm。

表面特征:表面棕褐色或灰棕色,皱缩,有小瘤状突起的侧根及子根脱离后的痕迹。

质地:质坚实,饱满、不易折断。

断面:类白色或浅灰黄色,粉质,形成层环纹呈多角形。

气味:气微,味辛辣、麻舌。(图 2-22(a))

以质坚实、饱满、断面色白有粉性者为佳。

2. 饮片

制川乌:不规则或长三角形的片。表面黑褐色或黄褐色,有灰棕色形成层环纹。体轻,质脆,断面有光泽。气微,微有麻舌感。(图 2-22(b))

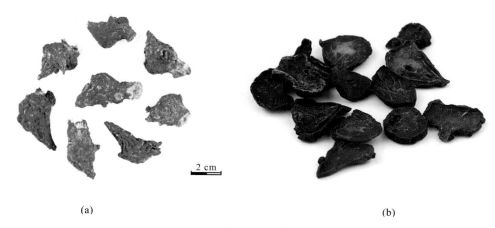

(a)   (b)

图 2-22 川乌

（a）药材；（b）饮片

【拓展知识】

（1）川乌的成分主要为生物碱及乌头多糖。总生物碱含量为 0.82%～1.56%，其中主要为有剧毒的双酯类生物碱：新乌头碱、乌头碱、次乌头碱等。

（2）川乌一般炮制后用。生品内服宜慎；孕妇禁用；不宜与半夏、瓜蒌、瓜蒌子、瓜蒌皮、天花粉、川贝母、浙贝母、平贝母、伊贝母、湖北贝母、白蔹、白及同用。

【性味功效】辛、苦，热；有大毒。祛风除湿，温经止痛。

草乌

草乌为毛茛科植物北乌头 *Aconitum kusnezoffii* Reichb. 的干燥块根。主产于东北、华北各地。秋季茎叶枯萎时采挖，除去须根和泥沙，干燥。

【基础知识】

1. 药材

形状大小：呈不规则长圆锥形，略弯曲，长 2～7 cm，直径 0.6～1.8 cm。

表面特征：顶端常有残茎和少数不定根残基，有的顶端一侧有一枯萎的芽，另一侧有一圆形或扁圆形不定根残基。

表面特征：表面灰褐色或黑棕褐色，皱缩，有纵皱纹、点状须根痕及数个瘤状侧根（习称"钉角"）。

质地：质硬。

断面：灰白色或暗灰色，有裂隙，形成层环纹多角形或类圆形，髓部较大或中空。

气味：气微，味辛辣、麻舌。（图 2-23（a））

以个大、质坚实、断面色白、有粉性、残茎及须根少者为佳。

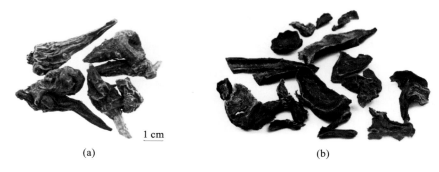

(a)   (b)

图 2-23 草乌

（a）药材；（b）饮片

2. 饮片

制草乌:呈不规则圆形或近三角形的片。表面黑褐色,有灰白色多角形形成层环和点状维管束,并有空隙,周边皱缩或弯曲。质脆。气微,味微辛辣,稍有麻舌感。(图2-23(b))

【性味功效】辛、苦,热;有大毒。祛风除湿,温经止痛。

附子

附子为毛茛科植物乌头 *Aconitum carmichaelii* Debx. 的子根的加工品。四川、陕西为主要栽培产区。6月下旬至8月上旬采挖,除去母根、须根及泥沙,习称"泥附子",加工成下列规格。

(1)盐附子:选择个大、均匀的泥附子,洗净,浸入胆巴的水溶液中过夜,再加食盐,继续浸泡,每日取出晒晾,并逐渐延长晒晾时间,直至附子表面出现大量结晶盐粒(盐霜)、体质变硬为止,习称"盐附子"。

(2)黑顺片:取泥附子,按大小分别洗净,浸入胆巴的水溶液中数日,连同浸液煮至透心,捞出,水漂,纵切成厚约0.5 cm的片,再用水浸漂,用调色液使附片染成浓茶色,取出,蒸至出现油面光泽后,烘至半干,再晒干或继续烘干,习称"黑顺片"。

(3)白附片:选择大小均匀的泥附子,洗净,浸入胆巴的水溶液中数日,连同浸液煮至透心,捞出,剥去外皮,纵切成厚约0.3 cm的片,用水浸漂,取出,蒸透,晒干,习称"白附片"。

【基础知识】

1. 药材

(1)盐附子:呈圆锥形,长4~7 cm,直径3~5 cm。表面灰黑色,被盐霜,顶端有凹陷的芽痕,周围有瘤状突起的支根或支根痕。体重,横切面灰褐色,可见充满盐霜的小空隙和多角形形成层环纹,环纹内侧导管束排列不整齐。气微,味咸而麻,刺舌。

(2)黑顺片:不规则的纵切片,上宽下窄,长1.7~5 cm,宽0.9~3 cm,厚0.2~0.5 cm。外皮黑褐色,切面暗黄色,油润具光泽,半透明状,并有纵向导管束。质硬而脆,断面角质样。气微,味淡。(图2-24(a))

(3)白附片:形状、气味与黑顺片相同。但无外皮,全体黄白色,半透明,厚约0.3 cm。(图2-24(b))

盐附子以个大、坚实、灰黑色、表面起盐霜者为佳。黑顺片以片大、厚薄均匀、表面油润光泽者为佳。白附片以片大、色白、半透明者为佳。

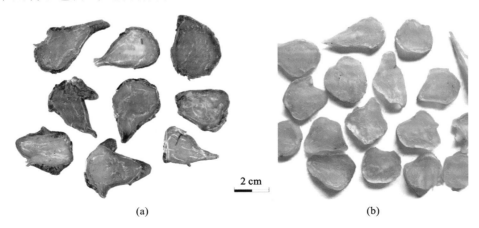

(a)   (b)

图2-24　附子

(a)黑顺片;(b)白附片

2. 饮片

附片:(黑顺片、白附片)直接入药。

淡附片:呈纵切片,上宽下窄,长1.7~5 cm,宽0.9~3 cm,厚0.2~0.5 cm。外皮褐色。切面褐色,半透明,有纵向导管束。质硬,断面角质样。气微,味淡,口尝无麻舌感。

炮附片:形如黑顺片或白附片,表面鼓起呈黄棕色,质松脆。气微,味淡。

【拓展知识】

生附子主要含剧毒的双酯型生物碱乌头碱、新乌头碱和次乌头碱等。其中乌头碱中毒剂量为 0.2 mg,致死量为 3~4 mg。在炮制过程中双酯型生物碱易水解,生成毒性较小的单酯型生物碱苯甲酰乌头原碱、苯甲酰新乌头原碱和苯甲酰次乌头原碱;如继续水解,则生成毒性更小的不带酯键的胺醇类生物碱乌头胺、新乌头胺和次乌头胺。因此附子炮制品的毒性均较其生品小。

【性味功效】辛、甘,大热;有毒。回阳救逆,补火助阳,散寒止痛。

升麻

升麻为毛茛科植物大三叶升麻 *Cimicifuga heracleifolia* Kom.、兴安升麻 *Cimicifuga dahurica* (Turcz.)Maxim. 或升麻 *Cimicifuga foetida* L. 的干燥根茎。主产于辽宁、吉林、黑龙江、河北、陕西、山西等地。秋季采挖,除去泥沙,晒至须根干时,燎去或除去须根,晒干。

【基础知识】

1. 药材

形状大小:呈不规则的长形块状,多分枝,呈结节状。长 10~20 cm,直径 2~4 cm。

表面特征:表面黑褐色或棕褐色,粗糙不平,有坚硬的细须根残留,上面有数个圆形空洞的茎基痕,洞内壁显网状沟纹;下面凹凸不平,具须根痕。

质地:体轻,质坚硬,不易折断。

断面:不平坦,有裂隙,纤维性,黄绿色或淡黄白色。

气味:气微,味微苦而涩。(图 2-25(a))

以个大、外皮绿黑色、无细跟、断面深绿色者为佳。

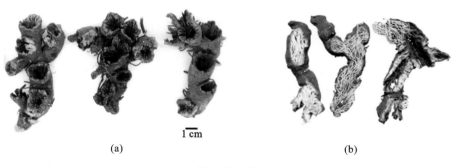

(a) (b)

图 2-25 升麻

(a)药材;(b)饮片

2. 饮片

不规则的厚片,厚 2~4 mm。外表面黑褐色或棕褐色,粗糙不平,有的可见须根痕或坚硬的细须根残留,切面黄绿色或淡黄白色,具有网状或放射状纹理。体轻,质硬,纤维性。气微,味微苦而涩。(图 2-25(b))

【性味功效】辛、微甘,微寒。发表透疹,清热解毒,升举阳气。

威灵仙

威灵仙别名灵仙。毛茛科植物威灵仙 *Clematis chinensis* Osbeck、棉团铁线莲 *Clematis hexapetala* Pall. 或东北铁线莲 *Clematis manshurica* Rupr. 的干燥根和根茎。威灵仙主产于安徽、江苏、浙江、江西。棉团铁线莲主产于东北及山东。东北铁线莲主产于东北。秋季采挖,除去泥沙,晒干。

【基础知识】

1. 药材

(1)威灵仙。

形状大小:根茎呈柱状,长 1.5~10 cm,直径 0.3~1.5 cm;根呈细长圆柱形,稍弯曲,长 7~15

cm,直径 0.1～0.3 cm。

表面特征:根茎表面淡棕黄色,顶端残留茎基,下侧着生多数细根;根表面黑褐色,有细纵纹,有的皮部脱落,露出黄白色木质部。

质地:根茎质较坚韧;根质硬脆,易折断。

断面:根茎断面纤维性;根断面皮部较广,木质部淡黄色,略呈方形,皮部与木质部间常有裂隙。

气味:气微,味淡。(图 2-26(a))

(2)棉团铁线莲:根茎呈短柱状,长 1～4 cm,直径 0.5～1 cm。根长 4～20 cm,直径 0.1～0.2 cm;表面棕褐色至棕黑色;断面木质部圆形。味咸。

(3)东北铁线莲:根茎呈柱状,长 1～11 cm,直径 0.5～2.5 cm。根较密集,长 5～23 cm,直径 0.1～0.4 cm;表面棕黑色;断面木质部近圆形。味辛辣。

以根长、条匀、色黑、坚实、断面木质部黄白色、无地上残基者为佳。

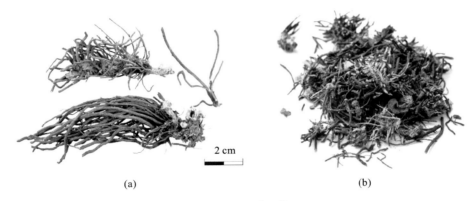

图 2-26 威灵仙

(a)药材;(b)饮片

2.饮片

不规则的段。表面黑褐色、棕褐色或棕黑色,有细纵纹,有的皮部脱落,露出黄白色木质部。切面皮部较广,木质部淡黄色,略呈方形或近圆形,皮部与木质部间常有裂隙。(图 2-26(b))

【性味功效】辛、咸、温。祛风湿,通经络。

黄连

黄连为毛茛科植物黄连 *Coptis chinensis* Franch.、三角叶黄连 *Coptis deltoidea* C. Y. Cheng et Hsiao 或云连 *Coptis teeta* Wall. 的干燥根茎。以上三种分别习称"味连""雅连""云连"。味连主产于四川石柱,湖北西部、陕西、甘肃等地亦产;主要为栽培品,为商品黄连的主要来源。雅连主产于四川洪雅、峨眉等地,为栽培品,有少量野生。云连主产于云南德钦、碧江及西藏地区,原系野生,现有栽培。秋季采挖,除去须根和泥沙,干燥,撞去残留须根。

【基础知识】

1.药材

(1)味连。

形状大小:多集聚成簇,多分枝,常弯曲,形如鸡爪,单枝根茎长 3～6 cm,直径 0.3～0.8 cm。

表面特征:表面灰黄色或黄褐色,粗糙,有不规则结节状隆起、须根及须根残基,有的节间表面平滑如茎秆,习称"过桥"。上部多残留褐色鳞叶,顶端常留有残余的茎或叶柄。

质地:质硬。

断面:不整齐,皮部橙红色或暗棕色,木质部鲜黄色或橙黄色,呈放射状排列,髓部有的中空。

气味:气微,味极苦。(图 2-27(a))

(2)雅连:多为单枝,略呈圆柱形,微弯曲,长 4～8 cm,直径 0.5～1 cm。"过桥"较长。顶端有少许残茎。(图 2-27(b))

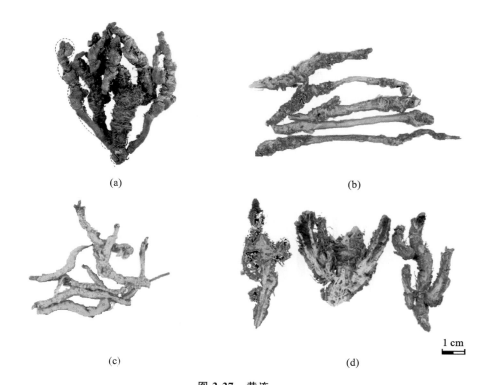

图 2-27 黄连

（a）味连；（b）雅连；（c）云连；（d）饮片

（3）云连：弯曲呈钩状，多为单枝，较细小。（图 2-27（c））

均以粗壮、坚实，断面皮部橙红色、木质部鲜黄色或橙黄色者为佳。

2. 饮片

黄连片：呈不规则的薄片。外表皮灰黄色或黄褐色，粗糙，有细小的须根。切面或碎断面鲜黄色或红黄色，具放射状纹理。气微，味极苦。（图 2-27（d））

酒黄连：形如黄连片，色泽加深。略有酒香气。

姜黄连：形如黄连片，表面棕黄色。有姜的辛辣味。

萸黄连：形如黄连片，表面棕黄色。有吴茱萸的辛辣香气。

【拓展知识】

（1）荧光分析：黄连断面置紫外光灯下检视，显金黄色荧光，木质部更为明显。

（2）小檗碱的检测：取粉末或薄切片置载玻片上，加 95%乙醇 1～2 滴及 30%硝酸 1 滴，加盖玻片放置片刻，镜检，有黄色针状或簇状结晶析出（硝酸小檗碱）。

【性味功效】苦，寒。清热燥湿，泻火解毒。

【相关链接】

除上述三种外，还曾有多种同属植物的根茎作为黄连用，主要如下：①峨眉黄连：野生于四川、云南地区。根茎结节密集，无"过桥"，鳞叶较多，常带有部分叶柄。②短萼黄连，产于广西、广东、福建等地。别名土黄连，主为野生。根茎略呈连珠状圆柱形，多弯曲，无"过桥"。

白头翁

白头翁为毛茛科植物白头翁 *Pulsatilla chinensis*（Bge.）Regel 的干燥根。主产于东北、华北、华东等地。春、秋二季采挖，除去泥沙，干燥。

【基础知识】

1. 药材

形状大小：呈类圆柱形或圆锥形，稍扭曲，长 6～20 cm，直径 0.5～2 cm。

表面特征:表面黄棕色或棕褐色,具不规则纵皱纹或纵沟,皮部易脱落,露出黄色的木质部,有的有网状裂纹或裂隙,近根头处常有朽状凹洞。根头部稍膨大,有白色茸毛,有的可见鞘状叶柄残基。

质地:质硬而脆。

断面:较平坦,皮部黄白色或淡黄棕色,木质部淡黄色。

气味:气微,味微苦涩。(图 2-28(a))

以条粗长、整齐、外表灰黄色、质坚实、根头有白色茸毛者为佳。

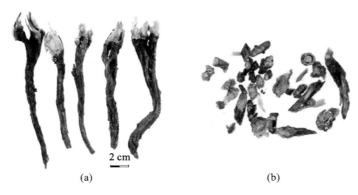

2 cm

(a)   (b)

图 2-28 白头翁

(a)药材;(b)饮片

2. 饮片

类圆形的片。外表皮黄棕色或棕褐色,具不规则纵皱纹或纵沟,近根头部有白色茸毛。切面皮部黄白色或淡黄棕色,木质部淡黄色。气微,味微苦涩。(图 2-28(b))

【性味功效】苦,寒。清热解毒,凉血止痢。

【相关链接】

地方习用品:商品白头翁的来源比较复杂,曾多达 20 余种,大多为地区习惯用药,主要有同属植物兴安白头翁、朝鲜白头翁、细叶白头翁及北白头翁的根,产于东北或内蒙古地区。这些植物的叶片均非 3 全裂,而为羽状分裂。在部分地区作为白头翁用,应注意鉴别。

板蓝根(附:南板蓝根)

板蓝根别名北板蓝根。十字花科植物菘蓝 *Isatis indigotica* Fort. 的干燥根。主产于河北、江苏、安徽等地。河南、陕西、甘肃等地有栽培。秋季采挖,除去泥沙,晒干。

【基础知识】

1. 药材

形状大小:呈圆柱形,稍扭曲,长 10～20 cm,直径 0.5～1 cm。

表面特征:表面淡灰黄色或淡棕黄色,有纵皱纹、横长皮孔样突起及支根痕。根头略膨大,可见暗绿色或暗棕色轮状排列的叶柄残基和密集的疣状突起。

质地:体实,质略软。

断面:皮部黄白色,木质部黄色,习称"金井玉栏"。

气味:气微,味微甜后苦涩。(图 2-29(a))

以条大、粗长、体实、味浓者为佳。

2. 饮片

圆形的厚片。外表皮淡灰黄色至淡棕黄色,有纵皱纹。切面皮部黄白色,木质部黄色。气微,味微甜后苦涩。(图 2-29(b))

【拓展知识】

(1)取板蓝根水煎液,置紫外光灯(365 nm)下观察,显蓝色荧光。

(2)板蓝根含芥子苷、靛蓝、靛玉红、腺苷等成分。其中(R,S)-告依春为板蓝根抗病毒的代表性有

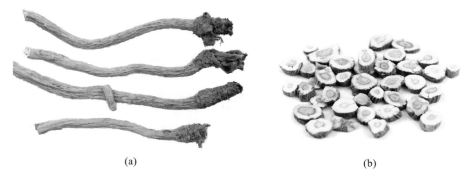

(a)   (b)

图 2-29 板蓝根

(a)药材;(b)饮片

效成分之一。

【性味功效】苦,寒。清热解毒,凉血利咽。

南板蓝根

南板蓝根为爵床科植物马蓝 *Baphicacanthus cusia*(Nees)Bremek. 的干燥根茎及根。根茎呈类圆形,多弯曲,有分枝,长 10~30 cm,直径 0.1~1 cm。表面灰棕色;节膨大,节上长有细根或基残基;外皮易剥落,呈蓝灰色。质硬而脆,皮部蓝灰色,木质部灰蓝色至淡黄褐色,中央有髓。根粗细不一,弯曲有分枝。气微,味淡。性寒,味苦。清热解毒,凉血消斑。(图 2-30)

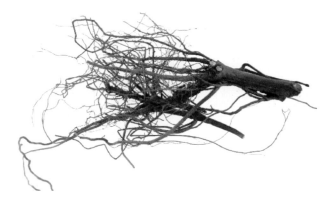

图 2-30 南板蓝根

延胡索(元胡)

延胡索别名元胡、玄胡、玄胡索。罂粟科植物延胡索 *Corydalis yanhusuo* W. T. Wang 的干燥块茎。主产于浙江东阳、磐安。湖北、湖南、江苏等地亦产,多为栽培。夏初(5—7 月)茎叶枯萎时采挖,除去须根,洗净,置沸水中煮或蒸至恰无白心时,取出,晒干。

【基础知识】

1. 药材

形状大小:呈不规则的扁球形,直径 0.5~1.5 cm。

表面特征:表面黄色或黄褐色,有不规则网状皱纹。顶端有略凹陷的茎痕,底部常有疙瘩状突起。

质地:质硬而脆。

断面:黄色,角质样,有蜡样光泽。

气味:气微,味苦。(图 2-31(a))

以个大、饱满、质坚实、断面色黄者为佳。

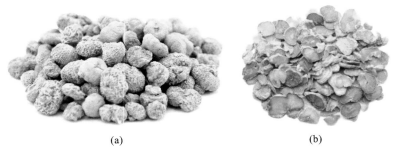

图 2-31　延胡索

(a)药材;(b)饮片

2. 饮片

不规则的圆形厚片。外表皮黄色或黄褐色,有不规则细皱纹。切面或断面黄色,角质样,具蜡样光泽。气微,味苦。(图 2-31(b))

醋延胡索:形如延胡索或片,表面和切面黄褐色,质较硬。微具醋香气。

【性味功效】辛、苦,温。活血,行气,止痛。

【相关链接】

混用品:同属多种植物的块茎作为元胡或土元胡药用,主要如下:①齿瓣延胡索 *Corydalis turtschaninovii* Bess. 的块茎,呈不规则球形,表面黄棕色,皱缩。②东北延胡索 *Corydalis ambigua* Cham. et Schlecht. 的块茎,呈球形,内部白色。含多种生物碱,但不含延胡索乙素。以上均非正品。

地榆

地榆为蔷薇科植物地榆 *Sanguisorba officinalis* L. 或长叶地榆 *Sanguisorba officinalis* L. var. *longifolia*(Bert.)Yü et Li 的干燥根。后者习称"绵地榆"。地榆主产于黑龙江、吉林、辽宁等地,长叶地榆主产于安徽、浙江、江苏等地。春季将发芽时或秋季植株枯萎后采挖,除去须根,洗净,干燥,或趁鲜切片,干燥。

【基础知识】

1. 药材

(1)地榆。

形状大小:呈不规则纺锤形或圆柱形,稍弯曲,长 5～25 cm,直径 0.5～2 cm。

表面特征:表面灰褐色至暗棕色,粗糙,有纵纹。

质地:质硬。

断面:较平坦,粉红色或淡黄色,木质部略呈放射状排列。

气味:气微,味微苦涩。(图 2-32(a))

(2)绵地榆。

形状大小:呈长圆柱形,稍弯曲,着生于短粗的根茎上。

表面特征:表面红棕色或棕紫色,有细纵纹。

质地:质坚韧。

断面:黄棕色或红棕色,皮部有多数黄白色或黄棕色绵状纤维。

气味:气微,味微苦涩。

均以条粗、质硬、断面色红者为佳。

2. 饮片

不规则的类圆形片或斜切片。外表皮灰褐色至深褐色。切面较平坦,粉红色、淡黄色或黄棕色,木质部略呈放射状排列;或皮部有多数黄棕色绵状纤维。气微,味微苦涩。(图 2-32(b))

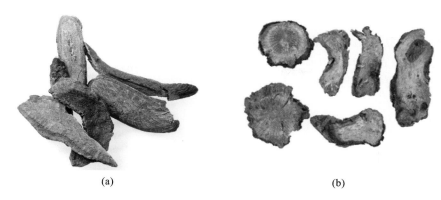

(a)   (b)

图 2-32 地榆

（a)药材；（b)饮片

地榆炭：形如地榆片，表面焦黑色，内部棕褐色。具焦香气，味微苦涩。

【性味功效】苦、酸、涩，微寒。凉血止血，解毒敛疮。

甘遂

甘遂为大戟科植物甘遂 *Euphorbia kansui* T. N. Liou ex T. P. Wang 的干燥块根。主产于陕西、甘肃、河南等地。春季开花前或秋末茎叶枯萎后采挖，撞去外皮，晒干。

【基础知识】

1. 药材

形状大小：呈椭圆形、长圆柱形或连珠形，长 1～5 cm，直径 0.5～2.5 cm。

表面特征：表面类白色或黄白色，凹陷处有棕色外皮残留。

质地：质脆，易折断。

断面：显粉性，白色，木质部微显放射状纹理；长圆柱状者纤维性较强。

气味：气微，味微甘而辣。（图 2-33）

以连珠状纺锤形，断面粉性、皮部白色、木质部浅黄色者为佳。

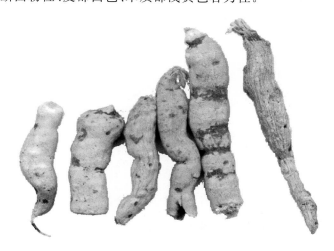

图 2-33 甘遂药材

2. 饮片

生甘遂：同药材。

醋甘遂：形如甘遂，表面黄色至棕黄色，有的可见焦斑。微有醋香气，味微酸而辣。

【性味功效】苦，寒；有毒。泻水逐饮，消肿散结。

黄芪（附：红芪）

黄芪别名绵芪。豆科植物蒙古黄芪 *Astragalus membranaceus*（Fisch.）Bge. var. *mongholicus*（Bge.）Hsiao 或膜荚黄芪 *Astragalus membranaceus*（Fisch.）Bge. 的干燥根。主产于内蒙古、山西、黑龙江等地。以栽培的蒙古黄芪质量为佳。春、秋二季采挖，除去须根和根头，晒至六七成干，捆把晒干。

【基础知识】

1. 药材

形状大小：呈圆柱形，有的有分枝，上端较粗。长 30～90 cm，直径 1～3.5 cm。

表面特征：表面淡棕黄色或淡棕褐色，有不整齐的纵皱纹或纵沟。

质地：质硬而韧，不易折断。

断面：纤维性强，并显粉性，皮部黄白色，木质部淡黄色，有放射状纹理和裂隙，呈菊花心状。老根中心偶呈枯朽状，黑褐色或呈空洞。

气味：气微，味微甜，嚼之微有豆腥味。（图 2-34（a））

以条粗长、断面色黄白、味甜、有粉性者为佳。

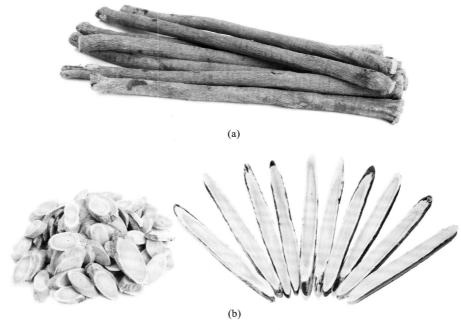

（a）

（b）

图 2-34　黄芪

（a）药材；（b）饮片

2. 饮片

黄芪片：呈类圆形或椭圆形的厚片，其余同药材。（图 2-34（b））

炙黄芪：呈圆形或椭圆形的厚片，直径 0.8～3.5 cm，厚 0.1～0.4 cm。外表皮淡棕黄色或淡棕褐色，略有光泽，可见纵皱纹或纵沟。切面皮部黄白色，木质部淡黄色，有放射状纹理和裂隙，有的中心偶有枯朽状，黑褐色或呈空洞。具蜜香气，味甜，略带黏性，嚼之微有豆腥味。

【性味功效】甘，微温。补气升阳，固表止汗，利水消肿，生津养血，行滞通痹，托毒排脓，敛疮生肌。

【相关链接】

常见伪品：①豆科植物锦鸡儿 *Caragana sinica*（Buc,hoz）Rehd. 的根。表面有棕色的残存皮孔。断面皮部淡黄色，木质部淡黄棕色。质脆，断面纤维状。气微，味淡。②锦葵科植物圆叶锦葵 *Malva rotundifolia* L.、蜀葵 *Alcea rosea* Linnaeus 等的根。嚼之味淡，有黏滑感，无豆腥味。

红芪

红芪为豆科植物多序岩黄芪 *Hedysarum polybotrys* Hand.-Mazz. 的干燥根。主产于甘肃南部地区。药材呈圆柱形,少有分枝,长 10～50 cm,直径 0.6～2 cm。表面灰红棕色,具皱纹及少数支根痕,外皮易脱落,剥落处露出浅黄色的皮部及纤维,皮孔横长,略突起。断面纤维性强,且富粉性;横切面皮部黄白色,形成层呈浅棕色环,木质部淡黄棕色。质坚而致密,难折断。气微而特异,味微甜,嚼之有豆腥味。功效同黄芪。(图 2-35)

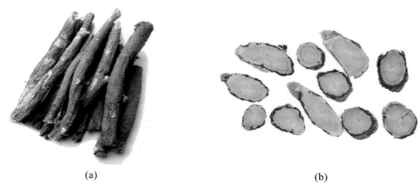

(a)　　　　　　　　　　　　　　　　　(b)

图 2-35　红芪

(a)药材;(b)饮片

甘草

甘草别名国老、甜草。豆科植物甘草 *Glycyrrhiza uralensis* Fisch.、胀果甘草 *Glycyrrhiza inflata* Bat. 或光果甘草 *Glycyrrhiza glabra* L. 的干燥根和根茎。甘草主产于内蒙古、宁夏、甘肃、新疆,内蒙古鄂尔多斯市的杭锦旗一带、巴彦淖尔的磴口及阿拉善旗一带所产品质较佳,目前已有人工栽培;光果甘草及胀果甘草主产于新疆、甘肃等地。春、秋二季采挖,除去须根,晒干。

【基础知识】

1. 药材

(1)甘草。

形状大小:根呈圆柱形,长 25～100 cm,直径 0.6～3.5 cm。

表面特征:外皮松紧不一。表面红棕色或灰棕色,具显著的纵皱纹、沟纹、皮孔及稀疏的细根痕。

质地:质坚实而重。

断面:略显纤维性,黄白色,有粉性,形成层环明显,射线放射状,有的有裂隙。根茎断面中央有髓。

气味:气微,味甜而特殊。(图 2-36(a))

(2)胀果甘草:根和根茎木质粗壮,有的分枝,外皮粗糙,多呈灰棕色或灰褐色。质坚硬,木质纤维多,粉性小。根茎不定芽多而粗大。

(3)光果甘草:根和根茎质地较坚实,有的分枝,外皮不粗糙,多呈灰棕色,皮孔细而不明显。

以外皮细紧、色红棕、质坚实、体重、断面黄白色、粉性足、味甜者为佳。

2. 饮片

甘草片:呈类圆形或椭圆形的厚片。其余同药材。(图 2-36(b))

炙甘草:呈类圆形或椭圆形切片。外表皮红棕色或灰棕色,微有光泽。切面黄色至深黄色,形成层环明显,射线放射状。略有黏性。具焦香气,味甜。

【拓展知识】

(1)检查三萜皂苷类:取甘草粉末少许,置于试管中,加蒸馏水 3～5 mL,用力振摇,可产生持久的

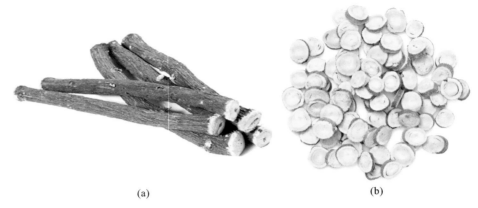

(a)　　　　　　　　　　　(b)

图 2-36　甘草

(a)药材；(b)饮片

泡沫(泡沫反应)。

(2)甘草甜素反应:取甘草粉末少量,置于白瓷板上,加80%的硫酸溶液数滴,均显黄色,渐变为橙黄色。

【性味功效】甘,平。补脾益气,清热解毒,祛痰止咳,缓急止痛,调和诸药。

【相关链接】

甘草的主要成分为三萜类化合物甘草甜素。①甘草的甜味成分为甘草甜素或甘草酸的钾盐、钙盐。②甘草的解毒成分为葡萄糖醛酸(甘草酸对毒物有吸附作用,水解后产生的葡萄糖醛酸能与毒物结合,故可解毒)。

山豆根

山豆根别名广豆根。豆科植物越南槐 *Sophora tonkinensis* Gagnep. 的干燥根和根茎。主产于广西、广东。秋季采挖,除去杂质,洗净,干燥。

【基础知识】

1. 药材

形状大小:根茎呈不规则的结节状,顶端常残存茎基,其下着生根数条。根呈长圆柱形,常有分枝,长短不等,直径 0.7~1.5 cm。

表面特征:表面棕色至棕褐色,有不规则的纵皱纹及横长皮孔样突起。

质地:质坚硬,难折断。

断面:皮部浅棕色,木质部淡黄色。

气味:有豆腥气,味极苦。(图 2-37(a))

以根条粗壮、外色棕褐、质坚、味苦者为佳。

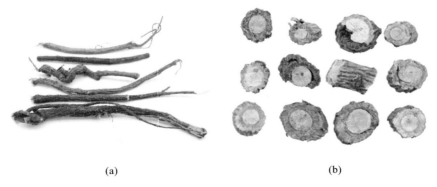

(a)　　　　　　　　　　(b)

图 2-37　山豆根

(a)药材；(b)饮片

2. 饮片

不规则的类圆形厚片。外表皮棕色至棕褐色。切面皮部浅棕色,木质部淡黄色。有豆腥气,味极苦。(图 2-37(b))

【性味功效】苦,寒;有毒。清热解毒,消肿利咽。

【相关链接】

据调查,在全国以"山豆根"为名的药材原植物分属于 3 科 4 属 9 种植物。在陕西、河南、湖北、江苏、安徽等地曾用木蓝属多种植物的根作为山豆根用。如华东木蓝、苏木蓝、花木蓝、宜昌木蓝、多花木蓝及陕甘木等。此外,福建、浙江及湖南曾以紫金牛科植物朱砂根的根作为山豆根入药。以上均非正品。

葛根（附:粉葛）

葛根为豆科植物野葛 *Pueraria lobata*(Willd.)Ohwi 的干燥根。主产于湖南、河南、广东、浙江等地。习称野葛。秋、冬二季采挖,趁鲜切成厚片或小块,干燥。

【基础知识】

1. 药材

形状大小:呈纵切的长方形厚片或小方块。长 5～35 cm,厚 0.5～1 cm。

表面特征:外皮淡棕色至棕色,有纵皱纹,粗糙。切面黄白色至淡黄棕色。

质地:质韧,纤维性强。

断面:横切面可见棕色同心性环纹,纵切面有由纤维形成的纵条纹。

气味:气微,味微甜。(图 2-38)

以块大、质韧、切面色黄白、甜味浓者为佳。

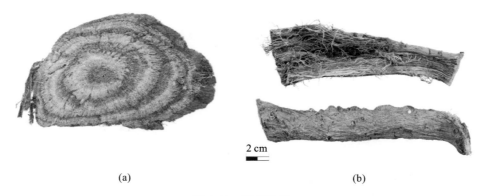

2 cm

(a) (b)

图 2-38 葛根药材

(a)横切面;(b)纵切面

2. 饮片

不规则的厚片、粗丝或边长为 0.5～1.2 cm 的方块。切面浅黄棕色至棕黄色。质韧,纤维性强。气微,味微甜。(图 2-39)

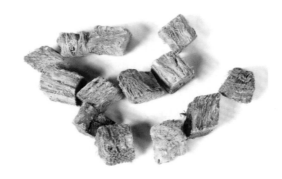

图 2-39 葛根饮片

【性味功效】甘、辛,凉。解肌退热,生津止渴,透疹,升阳止泻,通经活络,解酒毒。

附

粉葛

粉葛为豆科植物甘葛藤 *Pueraria thomsonii* Benth. 的干燥根。秋、冬二季采挖,除去外皮,稍干,截段或再纵切两半或斜切成厚片,干燥。本品呈圆柱形、类纺锤形或半圆柱形,长 12～15 cm,直径 4～8 cm;有的为纵切或斜切的厚片,大小不一。表面黄白色或淡棕色,未去外皮的呈灰棕色。体重,质硬,富粉性,横切面可见由纤维形成的浅棕色同心性环纹,纵切面可见由纤维形成的数条纵纹。气微,味微甜。本品含总黄酮量比野葛低。(图 2-40)

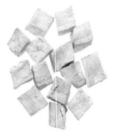

图 2-40 粉葛饮片

苦参

苦参为豆科植物苦参 *Sophora flavescens* Ait. 的干燥根。主产于山西、河南、河北等地。春、秋二季采挖,除去根头和小支根,洗净,干燥,或趁鲜切片,干燥。

【基础知识】

1. 药材

形状大小:呈长圆柱形,下部常有分枝。长 10～30 cm,直径 1～6.5 cm。

表面特征:表面灰棕色或棕黄色,具纵皱纹和横长皮孔样突起,外皮薄,多破裂反卷,易剥落,剥落处显黄色,光滑。

质地:质硬,不易折断。

断面:纤维性。切片厚 3～6 mm,切面黄白色,具放射状纹理和裂隙,有的具异型维管束呈同心性环列或不规则散在。

气味:气微,味极苦。(图 2-41(a))

以条匀、断面色黄白、无须根、味苦者为佳。

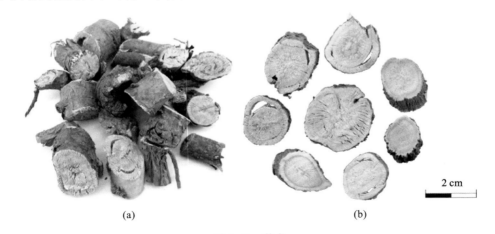

(a)   (b)

2 cm

图 2-41 苦参

(a)药材;(b)饮片

2. 饮片

类圆形或不规则的厚片。其余同药材。(图 2-41(b))

【拓展知识】

检查色素:取本品横切片加氢氧化钠试液数滴,栓皮部即呈橙红色,渐变为血红色,久置不消失。木质部不呈颜色反应。

【性味功效】苦,寒。清热燥湿,杀虫,利尿。

远志

远志别名远志肉。远志科植物远志 *Polygala tenuifolia* Willd. 或卵叶远志 *Polygala sibirica* L. 的干燥根。主产于山西、陕西、河南、吉林等地。春、秋二季采挖,除去须根和泥沙,晒干或抽去木心晒干。

【基础知识】

1. 药材

形状大小:呈圆柱形,略弯曲,长 2~30 cm,直径 0.2~1 cm。

表面特征:表面灰黄色至灰棕色,有较密并深陷的横皱纹、纵皱纹及裂纹,老根的横皱纹较密且更深陷,略呈结节状。

质地:质硬而脆,易折断。

断面:皮部棕黄色,木质部黄白色,皮部易与木质部剥离,抽取木心者中空。

气味:气微,味苦、微辛,嚼之有刺喉感。(图 2-42(a))

以条粗、皮厚、去净木心者为佳。

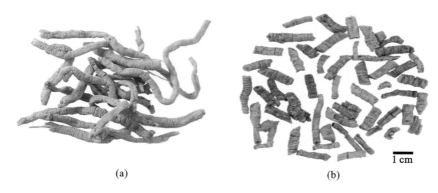

(a)　　　　　　(b)

图 2-42　远志

(a)药材;(b)饮片

2. 饮片

圆筒形的段。外表皮灰黄色至灰棕色,有横皱纹。切面棕黄色。气微,味苦、微辛,嚼之有刺喉感。(图 2-42(b))

制远志:形如远志段,表面黄棕色。味微甜。

【性味功效】苦、辛,温。安神益智,交通心肾,祛痰,消肿。

天花粉

天花粉别名栝楼根、花粉。葫芦科植物栝楼 *Trichosanthes kirilowii* Maxim. 或双边栝楼 *Trichosanthes rosthornii* Harms 的干燥根。栝楼主产于河南、山东、江苏、安徽等地。双边栝楼主产于四川。秋、冬二季采挖,洗净,除去外皮,切段或纵剖成瓣,干燥。

【基础知识】

1. 药材

形状大小:呈不规则圆柱形、纺锤形或瓣块状,长 8~16 cm,直径 1.5~5.5 cm。

表面特征:表面黄白色或淡棕黄色,有纵皱纹、细根痕及略凹陷的横长皮孔,有的有黄棕色外皮残留。

质地:质坚实。

断面:白色或淡黄色,富粉性。横切面可见黄色木质部,略呈放射状排列,纵切面可见黄色条纹状木质部。

气味:气微,味微苦。(图 2-43(a))

以色白、质坚实、粉性足者为佳。

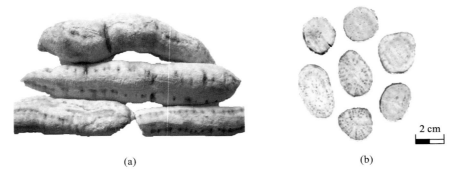

图 2-43　天花粉

(a)药材;(b)饮片

2. 饮片

类圆形、半圆形或不规则的厚片。外表皮黄白色或淡棕黄色。切面可见黄色木质部小孔,略呈放射状排列。气微,味微苦。(图 2-43(b))

【性味功效】甘、微苦,微寒。清热泻火,生津止渴,消肿排脓。

白蔹

白蔹为葡萄科植物白蔹 *Ampelopsis japonica*(Thunb.)Makino 的干燥块根。主产于河南、湖北、安徽、江西等地。春、秋二季采挖,除去泥沙和细根,切成纵瓣或斜片,晒干。

【基础知识】

1. 药材

形状大小:纵瓣呈长圆形或近纺锤形,长 4~10 cm,直径 1~2 cm。斜片呈卵圆形,长 2.5~5 cm,宽 2~3 cm。

表面特征:外皮红棕色或红褐色,有纵皱纹、细横纹及横长皮孔,易层层脱落,脱落处呈淡红棕色。

质地:体轻,质硬脆,易折断,折断时有粉尘飞出。

断面:纵切面周边常向内卷曲,中部有 1 条突起的棱线。斜切面类白色或浅红棕色,可见放射状纹理,周边较厚,微翘起或略弯曲。

气味:气微,味甘。(图 2-44(a))

以肥大、断面色白、粉性足者为佳。

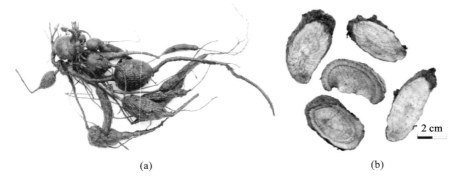

(a)　　　　　　　　　　　　　(b)

图 2-44　白蔹

(a)药材;(b)饮片

2. 饮片

不规则的厚片。外皮红棕色或红褐色,有纵皱纹、细横纹及横长皮孔,易层层脱落,脱落处呈淡红棕色。斜切面类白色或浅红棕色,可见放射状纹理,周边较厚,微翘起或略弯曲。体轻,质硬脆,易折断,折断时有粉尘飞出,气微,味甘。(图 2-44(b))

【性味功效】苦,微寒。清热解毒,消痈散结,敛疮生肌。

人参(附:红参)

人参为五加科植物人参 *Panaginseng* C. A. Mey. 的干燥根和根茎。主产于吉林、辽宁、黑龙江等地。栽培者为"园参";播种在山林野生状态下自然生长的称"林下山参"又称"籽海";自然野生者称"野山参"或"山参"。

园参多于秋季采挖,洗净经晒干或烘干。①园参除去支根,晒干或烘干,称"生晒参",如不除去支根晒干或烘干者则称"全须生晒参"。②林下山参多加工成全须生晒参。③鲜园参蒸透(蒸 3~6 h)晒干或烘干称"红参"。剪下的支根和纤维根即为"红参须"。其中,身长、腿长、形体优美的红参称"边条红参"。④鲜园参置沸水中浸烫 3~7 min,取出,用针将参体扎刺小孔,再浸于浓糖液中 2~3 次,每次10~12 h,取出干燥称"白参"或"糖参"。

【基础知识】

1. 药材

(1)生晒参:①根茎(芦头)多拘挛而弯曲,长 1~4 cm,直径 0.3~1.5 cm。具不定根(艼)和稀疏的凹窝状茎痕(芦碗)。②主根呈纺锤形或圆柱形,长 3~15 cm,直径 1~2 cm。表面灰黄色,上部或全体有疏浅断续的粗横纹及明显的纵皱纹。③下部有支根 2~3 条,并着生多数细长的须根,须根上常有不明显的细小疣状突起。④质较硬,断面淡黄白色,显粉性,形成层环纹棕黄色,皮部有黄棕色的点状树脂道及放射状裂隙。⑤香气特异,味微苦、甘。(图 2-45(a))

(2)野山参:老药工将其鉴别要点总结为"芦长碗密枣核艼,紧皮细纹珍珠须"。①根茎(芦头)细长,上部具密集的茎痕(芦碗),有的靠近主根的一段根茎较光滑而无茎痕,习称圆芦。②不定根(艼)较粗,形似枣核。③主根多与根茎近等长或较短,呈圆柱形、菱角形或人字形,长 1~6 cm。表面灰黄色,具纵皱纹,上端有紧密而深陷的螺丝状横纹,习称"铁线纹"。④支根多为 2 条,须根细长,老而韧,清晰不乱,其上有明显的小米粒状的疣状突起,习称"珍珠疙瘩"。

(3)林下山参:生长年限越长,性状特征越接近野山参。其特点如下:①多具二节芦,无三节芦,芦碗较稀疏。②艼细长,多下垂。③主根多与根茎近等长或稍短,呈圆柱形、菱角形或人字形,长 1~6 cm。表面黄白色至灰黄色,具纵皱纹,上部或中下部有细而浮浅的横环纹,"铁线纹"不明显。④支根多 2~3 条,须根细长,清晰不乱,珍珠疙瘩明显。(图 2-46)

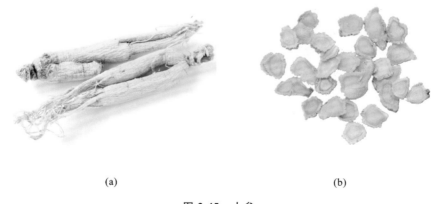

(a)   (b)

图 2-45 人参

(a)生晒参药材;(b)生晒参饮片

2. 饮片(生晒参饮片)

呈圆形或类圆形薄片。外表皮灰黄色。切面淡黄白色或类白色,显粉性,形成层环纹棕黄色,皮部有黄棕色的点状树脂道及放射性裂隙。体轻,质脆。香气特异,味微苦、甘。(图 2-45(b))

【性味功效】甘、微苦,微温。大补元气,复脉固脱,补脾益肺,生津养血,安神益智。

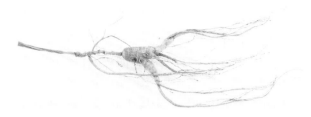

图 2-46　林下山参药材

【相关链接】

人参原植物形态:多年生草本。茎直立,单一。掌状复叶轮生茎端,1年生有1片三出复叶。2年生有1片五出复叶,以后每年递增1片。4~6年生有3~5片五出复叶;叶柄长。伞形花序顶生,花小,淡黄绿色。核果浆果状,扁球形,熟时鲜红色。花期6—7月,果期7—9月。

红参

红参为五加科植物人参的栽培品经蒸制后的干燥根和根茎。秋季采挖,洗净,蒸制后,干燥。主根呈纺锤形、圆柱形或扁方柱形,长3~10 cm,直径1~2 cm。表面半透明,红棕色,偶有不透明的暗黄褐色斑块,具纵沟、皱纹及细根痕;上部有时具断续的不明显环纹;下部有2~3条扭曲交叉的支根,并带弯曲的须根或仅具须根残迹。根茎(芦头)长1~2 cm,上有数个凹窝状茎痕(芦碗),有的带有1~2条完整或折断的不定根(艼)。质硬而脆,断面平坦,角质样。气微香而特异,味甘、微苦。红参甘、微苦,温。归脾、肺、心、肾经。大补元气,复脉固脱,益气摄血。(图2-47)

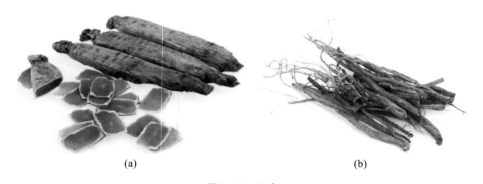

(a)　　　　　　　　　　　　　　(b)

图 2-47　红参

(a)药材及饮片;(b)红参须

西洋参

西洋参别名花旗参、洋参。五加科植物西洋参 *Panax quinquefolium* L. 的干燥根。原产自加拿大和美国。我国东北、华北、西北等地引种栽培成功,称为"种洋参"。均系栽培品,秋季采挖,洗净,晒干或低温干燥。

【基础知识】

1. 药材

形状大小:呈纺锤形、圆柱形或圆锥形,长3~12 cm,直径0.8~2 cm。

表面特征:表面浅黄褐色或黄白色,可见横向环纹和线形皮孔状突起,并有细密浅纵皱纹和须根痕。主根中下部有一至数条侧根,多已折断。有的上端有根茎(芦头),环节明显,茎痕(芦碗)圆形或半圆形,具不定根(芐)或已折断。

质地:体重,质坚实,不易折断。

断面:平坦,浅黄白色,略显粉性,皮部可见黄棕色点状树脂道,形成层环纹棕黄色,木质部略呈放射状纹理。

气味:气微而特异,味微苦、甘。(图 2-48(a))

以个大、体重、质坚实、不易折断、味浓者为佳。

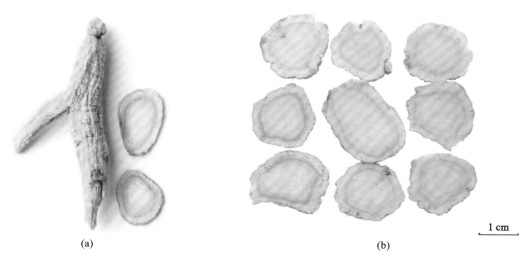

(a)   (b)

图 2-48 西洋参

(a)药材;(b)饮片

2. 饮片

长圆形或类圆形薄片。外表皮浅黄褐色。切面淡黄白色至黄白色,形成层环棕黄色,皮部有黄棕色点状树脂道,近形成层环处较多而明显,木质部略呈放射状纹理。气微而特异,味微苦、甘。(图 2-48(b))

【性味与归经】甘、微苦,凉。补气养阴,清热生津。

三七

三七别名田七、金不换。五加科植物三七 *Panax notogitiseng*(Burk.)F. H. Chen 的干燥根和根茎。主产于广西靖西、百色及云南文山等地。多系栽培。秋季花开前采挖,洗净,分开主根、支根及根茎,干燥。支根习称"筋条",根茎习称"剪口"。

【基础知识】

1. 药材

(1)三七(主根)。

形状大小:呈类圆锥形或圆柱形,长 1～6 cm,直径 1～4 cm。

表面特征:表面灰褐色或灰黄色,有断续的纵皱纹和支根痕。顶端有茎痕,周围有瘤状突起,形似"猴头",习称"猴头三七"。

质地:体重,质坚实。

断面:灰绿色、黄绿色或灰白色,木质部微呈放射状排列。

气味:气微,味苦回甜。(图 2-49)

(2)筋条:呈圆柱形或圆锥形,长 2～6 cm,上端直径约 0.8 cm,下端直径约 0.3 cm。

(3)剪口:呈不规则的皱缩块状或条状,表面有数个明显的茎痕及环纹,断面中心灰绿色或白色,边缘深绿色或灰色。

三七以个大、体重、质坚、表面光滑、断面灰绿色或黄绿色者为佳。

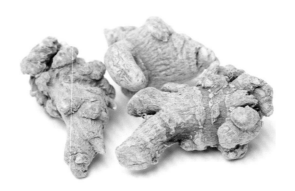

图 2-49　三七药材

2. 饮片

三七粉：灰黄色的粉末。气微，味苦回甜。

【拓展知识】

(1)三七在种植后第 3～4 年，7—8 月开花前或摘取花茎后的 10—11 月间采挖者，称"春三七"，根饱满，质佳；12 月至次年 1 月(摘除果实后 20～30 天)采挖者，称"冬三七"，根较松泡，质次。

(2)三七的等级按每斤(500 g)包含的个数，分为一等"20 头"、二等"30 头"、三等"40 头"、四等"60 头"、五等"80 头"、六等"120 头"、七等"160 头"、八等"200 头"、九等"大二外"、十等"小二外"、十一等"无数头"。

【性味功效】甘、微苦，温。散瘀止血，消肿定痛。

【相关链接】

三七的混淆品及伪品如下：①菊科植物菊三七的根茎，民间习称""土三七"。根茎呈拳形块状，表面灰棕色或棕黄色，鲜品常带紫红色，全体有瘤状突起。质坚实，切断面淡黄色，中心有髓部。②落葵科植物落葵薯的块茎，习称"藤三七"。块茎呈类圆柱形，珠芽呈不规则的块状。断面粉性，经水煮后干燥者角质样。味微甜，嚼之有黏性。③三七伪品尚有加工的栽术。药材微有香气，表面有环节及根痕，其断面具单子叶植物根茎的构造特点。

白芷

白芷别名香白芷。伞形科植物白芷 *Angelica dahurica*(Fisch. ex Hoffm.)Benth. et Hook. f. 或杭白芷 *Angelica dahurica*(Fisch. ex Hoffm.)Benth. et Hook. f. var. *formosana*(Boiss.)Shan et Yuan 的干燥根。产于河南长葛、禹州者称为"禹白芷"；产于河北安国者习称"祁白芷"；杭白芷产于浙江、福建、四川等地，习称"杭白芷"或"川白芷"。夏、秋间叶黄时采挖，除去须根和泥沙，晒干或低温干燥。

【基础知识】

1. 药材

(1)白芷。

形状大小：呈长圆锥形，头粗尾细。根头部近圆形，顶端有凹陷的茎痕，具同心性环状纹理，长 10～25 cm，直径 1.5～2.5 cm。

表面特征：表面灰棕色或黄棕色，具纵皱纹、支根痕；皮孔样横向突起散生，习称"疙瘩丁"。

质地：质坚实。

断面：白色或灰白色，显粉性，形成层环棕色，近圆形，皮部散有多数棕色油点(分泌腔)，木质部约占断面的 1/3。

气味：气芳香，味辛、微苦。(图 2-50(a))

(2)杭白芷：与白芷相似，主要不同点为杭白芷横向皮孔样突起多四纵行排列，习称"四趟疙瘩"。全根呈类圆锥形而具四纵棱；形成层环略成方形，木质部约占断面的 1/2。(图 2-50(b))

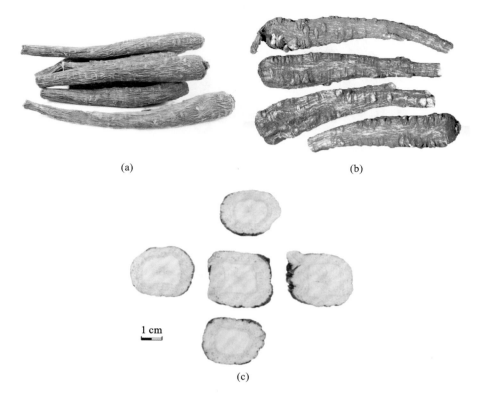

图 2-50 白芷
（a）白芷；（b）杭白芷；（c）饮片

均以条粗壮、体重、粉性足、香气浓郁者佳。

2. 饮片

类圆形的厚片。外表皮灰棕色或黄棕色。切面白色或灰白色，具粉性，形成层环棕色，近方形或近圆形，皮部散有多数棕色油点。气芳香，味辛、微苦。（图 2-50（c））

【性味功效】辛，温。解表散寒，祛风止痛，宣通鼻窍，燥湿止带，消肿排脓。

当归

当归别名岷归、西当归。伞形科植物当归 *Angelica sinensis* (Oliv.) Diels 的干燥根。主产于甘肃岷县、漳县、成县、文县等地。主为栽培。秋末采挖，除去须根和泥沙，待水分稍蒸发后，捆成小把，上棚，用烟火慢慢熏干。

【基础知识】

1. 药材

形状大小：略呈圆柱形，下部有支根 3～5 条或更多，长 15～25 cm。

表面特征：表面浅棕色至棕褐色，具纵皱纹和横长皮孔样突起。①根头（归头）膨大，直径 1.5～4 cm，具环纹，上端圆钝，或具数个明显突出的根茎痕，有紫色或黄绿色的茎和叶鞘的残基；②主根（归身）表面凹凸不平；③支根（归尾）直径 0.3～1 cm，上粗下细，多扭曲，有少数须根痕。

质地：质柔韧。

断面：黄白色或淡黄棕色，皮部厚，有裂隙和多数棕色点状分泌腔，木质部色较淡，形成层环黄棕色。

气味：有浓郁的香气，味甘、辛、微苦。（图 2-51（a））

以主根粗长、油润、外皮黄棕色、断面黄白色、气味浓郁者为佳。柴性大、干枯无油或断面呈绿褐色者不可供药用。

2. 饮片

类圆形、椭圆形或不规则薄片。外表皮浅棕色至棕褐色。切面浅棕黄色或黄白色，平坦，有裂隙，

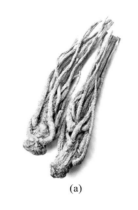
(a)

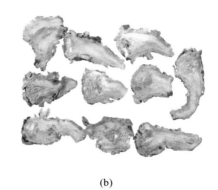
(b)

图 2-51　当归

（a）药材；（b）饮片

中间有浅棕色的形成层环,并有多数棕色的油点。香气浓郁,味甘、辛、微苦。（图 2-51(b)）

酒当归:形如当归片。切面深黄色或浅棕黄色,略有焦斑。香气浓郁,并略有酒香气。

【性味功效】甘、辛,温。补血活血,调经止痛,润肠通便。

【相关链接】

常见伪品:①同属植物东当归 Angelica acutiloba（Sieb. et Zucc.）Kitagawa. 的根,吉林省延边地区有栽培。东北地区曾以其根作为当归入药。主根粗短,有多数支根,主要成分有藁本内酯、正丁烯基酞内酯和挥发油等,功效与当归类似。②同科植物欧当归 Levisticum officinale Koch. 的根,华北地区曾引种栽培。主根粗长,顶端常有数个根茎痕。主要成分有挥发油（0.22％）、藁本内酯、正丁烯基酞内酯等。

独活

独活别名川独活。伞形科植物重齿毛当归 Angelica pubescens Maxim. f. biserrata Shan et Yuan 的干燥根。主产于湖北、四川等地。春初苗刚发芽或秋末茎叶枯萎时采挖,除去须根和泥沙,烘至半干,堆置 2～3 天,发软后再烘至全干。

【基础知识】

1. 药材

形状大小:根略呈圆柱形,下部 2～3 分枝或更多,长 10～30 cm。根头部膨大,圆锥状,多横皱纹,直径 1.5～3 cm,顶端有茎、叶的残基或凹陷。

表面特征:表面灰褐色或棕褐色,具纵皱纹,有横长皮孔样突起及稍突起的细根痕。

质地:质较硬,受潮则变软。

断面:皮部灰白色,有多数散在的棕色油室,木质部灰黄色至黄棕色,形成层环棕色。

气味:有特异香气,味苦、辛、微麻舌。（图 2-52(a)）

以根条粗壮、油润、香气浓者佳。

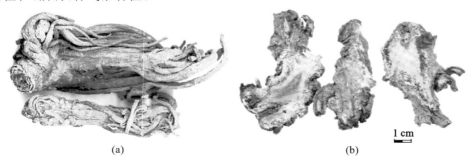
(a)　　　　　　　　　　(b)

1 cm

图 2-52　独活

（a）药材；（b）饮片

2. 饮片

类圆形薄片。外表皮灰褐色或棕褐色,具皱纹。切面皮部灰白色至灰褐色,有多数散在棕色油点,木质部灰黄色至黄棕色,形成层环棕色。有特异香气。味苦、辛、微麻舌。(图 2-52(b))

【性味功效】辛、苦,微温。祛风除湿,通痹止痛。

羌活

羌活为伞形科植物羌活 *Notopterygium incisum* Ting ex H. T. Chang 或宽叶羌活 *Notopterygium franchetii* H. de Boiss. 的干燥根茎和根。主产于四川、甘肃、云南等地。春、秋二季采挖,除去须根及泥沙,晒干。

【基础知识】

1. 药材

(1)羌活(根茎)。

形状大小:圆柱状略弯曲的根茎。长 4~13 cm,直径 0.6~2.5 cm,顶端具茎痕。

表面特征:表面棕褐色至黑褐色,外皮脱落处呈黄色。节间缩短,呈紧密隆起的环状,形似蚕,习称"蚕羌";节间延长,形如竹节状,习称"竹节羌"。节上有多数点状或瘤状突起的根痕及棕色破碎鳞片。

质地:体轻,质脆,易折断。

断面:不平整,有多数裂隙,皮部黄棕色至暗棕色,油润,有棕色油点,木质部黄白色,射线明显,髓部黄色至黄棕色。

气味:气香,味微苦而辛。(图 2-53(a)、图 2-53(b))

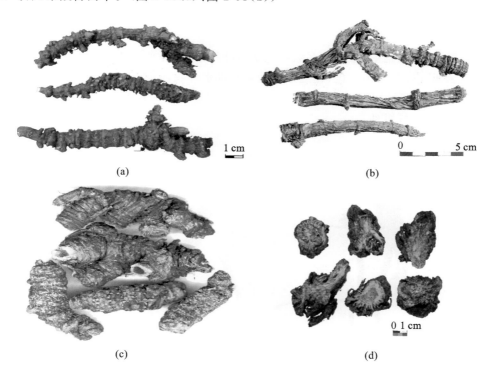

(a)

(b)

(c)

(d)

图 2-53 羌活

(a)蚕羌;(b)竹节羌;(c)大头羌;(d)饮片

(2)宽叶羌活(根茎和根)。

形状大小:根茎类圆柱形,顶端具茎和叶鞘残基;根类圆锥形,有纵皱纹和皮孔。

表面特征:表面棕褐色,近根茎处有较密的环纹,长 8~15 cm,直径 1~3 cm,习称"条羌"。有的根茎粗大,不规则结节状,顶部具数个茎基,根较细,习称"大头羌"。

质地:质松脆,易折断。

断面:略平坦,皮部浅棕色,木质部黄白色。

气味:气味较淡。(图2-53(c))

均以条粗、外皮棕褐色、断面朱砂点多、香气浓郁者为佳。

2. 饮片

类圆形、不规则横切片或斜切片,表皮棕褐色至黑褐色,切面外侧棕褐色,木质部黄白色,有的可见放射状纹理。体轻,质脆。气香,味微苦而辛。(图2-53(d))

【性味功效】辛、苦,温。解表散寒,祛风除湿,止痛。

柴胡

柴胡为伞形科植物柴胡 *Bupleurum chinense* DC. 或狭叶柴胡 *Bupleurum scorzonerifolium* Willd. 的干燥根。按性状不同,分别习称"北柴胡"和"南柴胡"。北柴胡主产于河北、河南、辽宁、湖北等地。南柴胡主产于湖北、四川、安徽、黑龙江等地。春、秋二季采挖,除去茎叶和泥沙,干燥。

【基础知识】

1. 药材

(1)北柴胡。

形状大小:呈圆柱形或长圆锥形,长6～15 cm,直径0.3～0.8 cm。根头膨大,顶端残留3～15个茎基或短纤维状叶基,下部分枝。

表面特征:表面黑褐色或浅棕色,具纵皱纹、支根痕及皮孔。

质地:质硬而韧,不易折断。

断面:显纤维性,皮部浅棕色,木质部黄白色。

气味:气微香,味微苦。(图2-54(a))

(2)南柴胡。

形状大小:根较细,圆锥形,顶端有多数细毛状枯叶纤维,下部多不分枝或稍分枝。

表面特征:表面红棕色或黑棕色,靠近根头处多具细密环纹。

质地:质稍软,易折断。

断面:略平坦,不显纤维性。

气味:具败油气。

均以条粗长、残茎短、须根少者为佳。(图2-54(b))

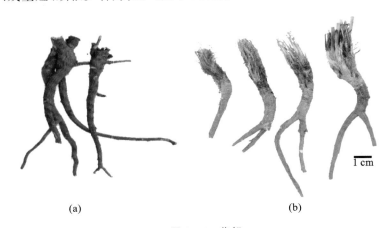

(a) (b)

图2-54 柴胡

(a)北柴胡;(b)南柴胡

2. 饮片

柴胡片:北柴胡片呈不规则厚片,余同北柴胡药材;南柴胡片呈类圆形或不规则片,余同南柴胡药材。(图2-55)

醋柴胡:醋北柴胡形如北柴胡片,表面淡棕黄色,微有醋香气,味微苦;醋南柴胡形如南柴胡片,微

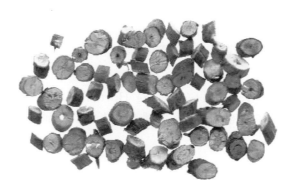

图 2-55　柴胡饮片

有醋香气。

【拓展知识】

(1)检查皂苷:取粉末 0.5 g,加水 10 mL,用力振摇,产生持久性泡沫。

(2)大叶柴胡:分布于东北地区和河南、陕西、安徽、江西、湖南等地。根茎表面密生环节,有毒,不可当柴胡用。

【性味功效】辛、苦,微寒。疏散退热,疏肝解郁,升举阳气。

【相关链接】

柴胡属植物我国有 30 多个种。如华北和东北地区用兴安柴胡,西南地区用竹叶柴胡,陕西、甘肃、内蒙古等地用银州柴胡,考证认为,古代本草记载的品质最佳的是银州柴胡。

北沙参

北沙参别名莱阳参。伞形科植物珊瑚菜 Glehnia littoralis Fr. Schmidt ex Miq. 的干燥根。主产于山东、河北、辽宁、内蒙古等地。夏、秋二季采挖,除去须根,洗净,稍晾,置沸水中烫后,除去外皮,干燥;或洗净直接干燥。

【基础知识】

1.药材

形状大小:呈细长圆柱形,偶有分枝,长 15～45 cm,直径 0.4～1.2 cm。

表面特征:表面淡黄白色,略粗糙,偶有残存外皮,不去外皮的表面黄棕色。全体有细纵皱纹或纵沟,并有棕黄色点状细根痕。顶端常留有黄棕色根茎残基,上端稍细,中部略粗,下部渐细。

质地:质脆,易折断。

断面:皮部浅黄白色,木质部黄色。

气味:气特异,味微甘。(图 2-56(a))

以条细长、圆柱形、均匀、质坚、外皮色白净者为佳。

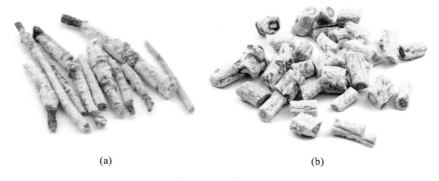

(a)　　　　　　　　　　　　　　(b)

图 2-56　北沙参

(a)药材;(b)饮片

2. 饮片

类圆形片,表面呈淡黄白色,粗糙,偶有残存外皮。形成层环明显色较深。味微甘。(图2-56(b))

【性味功效】甘、微苦,微寒。养阴清肺,益胃生津。

川芎

川芎为伞形科植物川芎 *Ligusticum chuanxiong* Hort. 的干燥根茎。主产于四川,产量大且质优,在湖北、湖南、陕西、贵州、云南等地也有种植。夏季当茎上的节盘显著突出,并略带紫色时采挖,除去泥沙,晒后烘干,再去须根。

【基础知识】

1. 药材

形状大小:不规则结节状拳形团块,直径2～7 cm。

表面特征:表面灰褐色或褐色,粗糙皱缩,有多数平行隆起的轮节,顶端有凹陷的类圆形茎痕,下侧及轮节上有多数小瘤状根痕。

质地:质坚实,不易折断。

断面:黄白色或灰黄色,散有黄棕色的油室小点,形成层环呈波状。

气味:气浓香,味苦、辛,稍有麻舌感,微回甜。(图2-57(a))

以个大、饱满、断面色黄白、油性大、香气浓者为佳。

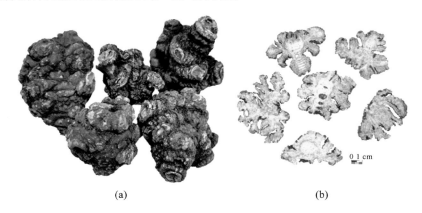

(a)   (b)

图2-57　川芎

(a)药材;(b)饮片

2. 饮片

不规则厚片。外表皮灰褐色或褐色,有皱缩纹。切面黄白色或灰黄色,具明显的波状环纹或多角形纹理,散生黄棕色油点。质坚实。气浓香,味苦、辛,微甜。(图2-57(b))

【性味功效】辛,温。活血行气,祛风止痛。

藁本

藁本别名香藁本。伞形科植物藁本 *Ligusticum sinense* Oliv. 或辽藁本 *Ligusticum jeholense* Nakai et Kitag. 的干燥根茎和根。主产于四川、湖北、湖南等地。秋季茎叶枯萎或次春出苗时采挖,除去泥沙,晒干或烘干。

【基础知识】

1. 药材

(1)藁本。

形状大小:根茎呈不规则结节状圆柱形,稍扭曲,有分枝,长3～10 cm,直径1～2 cm。

表面特征:表面棕褐色或暗棕色,粗糙,有纵皱纹,上侧残留数个凹陷的圆形茎基,下侧有多数点状突起的根痕和残根。

质地:体轻,质较硬,易折断。

断面：黄色或黄白色，纤维状。

气味：气浓香，味辛、苦、微麻。（图 2-58(a)）

（2）辽藁本：较小，根茎呈不规则的团块状或柱状，长 1～3 cm，直径 0.6～2 cm。有多数细长弯曲的根。

均以个大、质坚、香气浓者为佳。

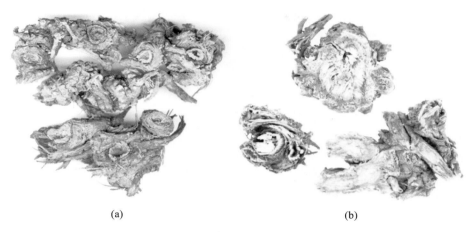

(a)　　　　　　　　　　　　　　　　　(b)

图 2-58　藁本

(a)药材；(b)饮片

2. 饮片

藁本片：呈不规则的厚片。外表皮棕褐色至黑褐色，粗糙。切面黄白色至浅黄褐色，具裂隙或孔洞，纤维性。气浓香，味辛、苦、微麻。（图 2-58(b)）

辽藁本片：外表皮可见根痕和残根突起呈毛刺状，或有呈枯朽空洞的老茎残基。切面木质部有放射状纹理和裂隙。

【性味功效】辛，温。祛风，散寒，除湿，止痛。

前胡

前胡为伞形科植物白花前胡 *Peucedanum praeruptorum* Dunn 的干燥根。主产于浙江、江苏、安徽、江西、湖南、四川等地。冬季至次春茎叶枯萎或未抽花茎时采挖，除去须根，洗净，晒干或低温干燥。

【基础知识】

1. 药材

形状大小：呈不规则的圆柱形、圆锥形或纺锤形，稍扭曲，下部常有分枝。长 3～15 cm，直径 1～2 cm。

表面特征：表面黑褐色或灰黄色，根头部多有茎痕和纤维状叶鞘残基，上端有密集的细环纹，下部有纵沟、纵皱纹及横向皮孔样突起。

质地：质较柔软，干者质硬，可折断。

断面：不整齐，淡黄白色，皮部散有多数棕黄色油点，形成层环纹棕色，射线放射状。

气味：气芳香，味微苦、辛。（图 2-59(a)）

以根粗壮、皮黑肉白、质柔软、断面油点多、香气浓者为佳。

2. 饮片

类圆形或不规则的薄片。外表皮黑褐色或灰黄色，有时可见残留的纤维状叶鞘残基。切面黄白色至淡黄色，皮部散有多数棕黄色油点，可见一棕色环纹及放射状纹理。气芳香，味微苦、辛。（图 2-59(b)）

【性味功效】苦、辛，微寒。降气化痰，散风清热。

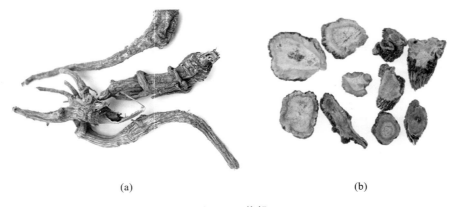

(a)   (b)

图 2-59　前胡

(a)药材;(b)饮片

【相关链接】

前胡与紫花前胡功效相似,但应区分。紫花前胡为伞形科植物紫花前胡 *Peucedanum decursivum* (Miq.)Maxim.的干燥根。本品多呈不规则圆柱形、圆锥形或纺锤形,主根较细,有少数支根,长 3～15 cm,直径 0.8～1.7 cm。表面棕色至黑棕色,根头部偶有残留茎基和膜状叶鞘残基,有浅直细纵皱纹,可见灰白色横向皮孔样突起和点状须根痕。质硬,断面类白色,皮部较窄,散有少数黄色油点。气芳香,味微苦、辛。(图 2-60)

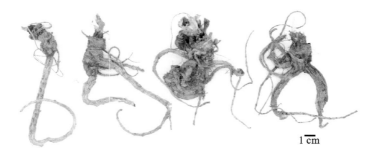

1 cm

图 2-60　紫花前胡

防风

防风别名关防风。伞形科植物防风 *Saposhnikovia divaricata* (Turcz.)Schischk.的干燥根。主产于黑龙江、吉林、辽宁,以黑龙江产量最大。春、秋二季采挖未抽花茎植株的根,除去须根和泥沙,晒干。

【基础知识】

1. 药材

形状大小:呈长圆锥形或长圆柱形,下部渐细,有的略弯曲。长 15～30 cm,直径 0.5～2 cm。

表面特征:表面灰棕色或棕褐色,粗糙,有纵皱纹、多数横长皮孔样突起及点状的细根痕。根头部有明显密集的环纹(习称“蚯蚓头”),有的环纹上残存棕褐色毛状叶基(习称“扫把头”)。

质地:体轻,质松,易折断。

断面:不平坦,皮部棕黄色或棕色,有裂隙,木质部黄色。

气味:气特异,味微甘。(图 2-61(a))

以条粗壮、断面皮部色棕、木质部色黄、气味浓者为佳。

2. 饮片

圆形或椭圆形的厚片。外表皮灰棕色或棕褐色,有纵皱纹,有的可见横长皮孔样突起、密集的环纹或残存的毛状叶基。切面皮部棕黄色至棕色,有裂隙,木质部黄色,具放射状纹理。气特异,味微

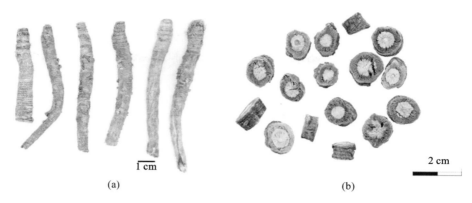

图 2-61 防风
(a)药材;(b)饮片

甘。(图 2-61(b))

【性味功效】辛、甘,微温。祛风解表,胜湿止痛,止痉。

白薇

白薇别名薇草。萝藦科植物白薇 *Cynanchum atratum* Bge. 或蔓生白薇 *Cynanchum versicolor* Bge. 的干燥根和根茎。主产于安徽、湖北、辽宁等地。春、秋二季采挖,洗净,干燥。

【基础知识】

1. 药材

形状大小:根茎粗短,有结节,多弯曲。上面有圆形的茎痕,下面及两侧簇生多数细长的根,根长 10～25 cm,直径 0.1～0.2 cm。

表面特征:表面棕黄色,平滑或有细皱纹。

质地:质脆,易折断。

断面:皮部黄白色,木质部黄色。

气味:气微,味微苦。(图 2-62)

以根粗长、外皮色棕黄者为佳。

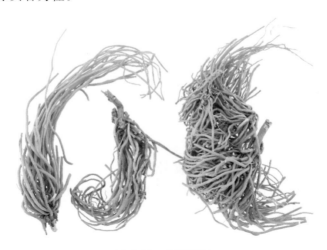

图 2-62 白薇药材

2. 饮片

不规则的段。根茎不规则,可见圆形凹陷的茎痕,结节处残存多数簇生的根。根细,直径小于 0.2 cm,表面棕黄色。切面皮部类白色或黄白色,木质部较皮部窄小,黄色。质脆。气微,味微苦。

【性味功效】苦、咸,寒。清热凉血,利尿通淋,解毒疗疮。

白前

白前为萝藦科植物柳叶白前 *Cynanchum stauntonii*（Decne.）Schltr. ex Levl. 或芫花叶白前 *Cynanchum glaucescens*（Decne.）Hand. -Mazz. 的干燥根茎和根。主产于浙江、安徽、福建、江西、湖北等地。秋季采挖，洗净，晒干。

【基础知识】

1. 药材

（1）柳叶白前。

形状大小：根茎呈细长圆柱形，有分枝，稍弯曲，长 4～15 cm，直径 1.5～4 mm。根纤细弯曲。

表面特征：表面黄白色或黄棕色，节明显，节间长 1.5～4.5 cm，顶端有残茎。节处簇生纤细弯曲的根，长可达 10 cm，直径不及 1 mm，有多次分枝呈毛须状，常盘曲成团。

质地断面：质脆，断面中空（习称"鹅管白前"）。

气味：气微，味微甜。（图 2-63（a））

（2）芫花叶白前：根茎较短小或略呈块状；表面灰绿色或灰黄色，节间长 1～2 cm。质较硬。根稍弯曲，直径约 1 mm，分枝少。（图 2-63（b））

以根茎粗壮、须根长者为佳。

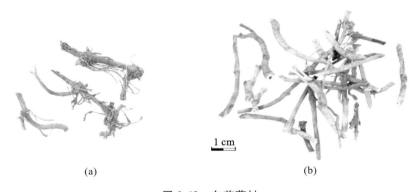

（a） （b）

图 2-63 白前药材

（a）柳叶白前；（b）芫花叶白前

2. 饮片

柳叶白前：根茎呈细圆柱形的段，直径 1.5～4 mm。表面黄白色或黄棕色，节明显。质脆，断面中空。有时节处簇生纤细的根或根痕，根直径不及 1 mm。气微，味微甜。

芫花叶白前：根茎呈细圆柱形的段，表面灰绿色或灰黄色。质较硬。根直径约 1 mm。

蜜白前：根茎呈细圆柱形的段，直径 1.5～4 mm。表面深黄色至黄棕色，节明显。断面中空。有时节处簇生纤细的根或根痕。略有黏性，味甜。

【性味功效】辛、苦，微温。降气，消痰，止咳。

徐长卿

徐长卿为萝藦科植物徐长卿 *Cynanchum paniculatum*（Bge.）Kitag. 的干燥根和根茎。主产于江苏、浙江、安徽、山东、湖南、河南等地。秋季采挖，除去杂质，阴干。

【基础知识】

1. 药材

形状大小：根茎呈不规则柱状，有盘节，长 0.5～3.5 cm，直径 2～4 mm。有的顶端带有残茎，细圆柱形，长约 2 cm，直径 1～2 mm，断面中空；根茎节处周围着生多数根。根呈细长圆柱形，弯曲，长 10～16 cm，直径 1～1.5 mm。

表面特征：表面淡黄白色至淡棕黄色或棕色，具微细的纵皱纹，并有纤细的须根。

质地：质脆，易折断。

断面：显粉性，皮部类白色或黄白色，形成层环淡棕色，木质部细小。

气味：气香，味微辛凉。（图 2-64（a））

以香气浓、残茎杂质少者为佳。

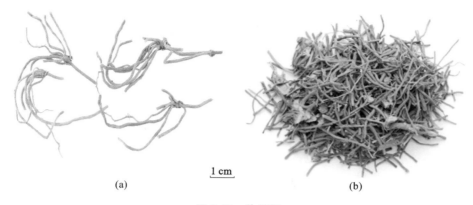

(a)　　　　　　　　　　(b)

图 2-64　徐长卿

（a）药材；（b）饮片

2. 饮片

不规则的段。其余同药材。（图 2-64（b））

【性味功效】辛，温。祛风，化湿，止痛，止痒。

紫草

紫草为紫草科植物新疆紫草 *Arnebia euchroma*（Royle）Johnst. 或内蒙紫草 *Arnebia guttata* Bunge 的干燥根。新疆紫草主产于新疆，习称"软紫草"；内蒙紫草产于内蒙古、甘肃等地。春、秋二季采挖，除去泥沙，干燥。

【基础知识】

1. 药材

（1）新疆紫草（软紫草）。

形状大小：呈不规则的长圆柱形，多扭曲。长 7～20 cm，直径 1～2.5 cm。

表面特征：表面紫红色或紫褐色，皮部疏松，呈条形片状，常 10 余层重叠，易剥落。顶端有的可见分歧的茎残基。

质地：体轻，质松软，易折断。

断面：不整齐，皮部薄片呈同心环状排列，木质部较小，黄白色或黄色。

气味：气特异，味微苦、涩。（图 2-65（a））

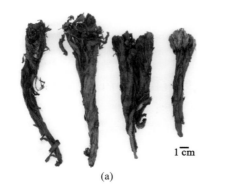

(a)　　　　　　　　　　(b)

图 2-65　紫草

（a）新疆紫草；（b）内蒙紫草

(2)内蒙紫草。

形状大小:呈圆锥形或圆柱形,扭曲。长 6～20 cm,直径 0.5～4 cm。根头部略粗大,顶端有残茎 1 个或多个,被短硬毛。

表面特征:表面紫红色或暗紫色,皮部略薄,常数层相叠,易剥离。

质地:质硬而脆,易折断。

断面:较整齐,皮部紫红色,木质部较小,黄白色。

气味:气特异,味涩。(图 2-65(b))

以根条粗长、色紫、皮厚、木心小者为佳。

2. 饮片

新疆紫草:呈不规则的圆柱形切片或条形片状,直径 1～2.5 cm。紫红色或紫褐色。皮部深紫色。圆柱形切片,木质部较小,黄白色或黄色。

内蒙紫草:呈不规则的圆柱形切片或条形片状,有的可见短硬毛,直径 0.5～4 cm,质硬而脆。紫红色或紫褐色。皮部深紫色。圆柱形切片,木质部较小,黄白色或黄色。

【性味功效】甘、咸,寒。清热凉血,活血解毒,透疹消斑。

【相关链接】

硬紫草为同科植物紫草 *Lithospermum erythrorhizon* Sieb. et Zucc. 的干燥根。主产于黑龙江、辽宁、吉林等地。根呈圆锥形,扭曲,有分枝。表面紫红色或紫黑色,粗糙,有纵纹,皮部薄,易剥落。质硬而脆,易折断,断面皮部深紫色,木质部较大,灰黄色,具放射状纹理。气微,味微甜、酸。非正品。

秦艽

秦艽为龙胆科植物秦艽 *Gentiana macrophylla* Pall. 、麻花秦艽 *Gentiana straminea* Maxim. 、粗茎秦艽 *Gentiana crassicaulis* Duthie ex Burk. 或小秦艽 *Gentiana dahurica* Fisch. 的干燥根。前三种按性状不同分别习称"秦艽"和"麻花艽",后一种习称"小秦艽"。秦艽主产于陕西、甘肃,以甘肃产量最大,质量最好;麻花秦艽产于甘肃、青海、四川、湖北等地;粗茎秦艽主产于青海、甘肃、四川、云南等地;小秦艽主产于河北、内蒙古及陕西等地。春、秋二季采挖,除去泥沙;秦艽和麻花艽晒软,堆置"发汗"至表面呈红黄色或灰黄色时,摊开晒干,或不经"发汗"直接晒干;小秦艽趁鲜时搓去黑皮,晒干。

【基础知识】

1. 药材

(1)秦艽。

形状大小:呈类圆柱形,上粗下细,扭曲不直,长 10～30 cm,直径 1～3 cm。

表面特征:表面黄棕色或灰黄色,有纵向或扭曲的纵皱纹,顶端有残存茎基及纤维状叶鞘。

质地:质硬而脆,易折断。

断面:略显油性,皮部黄色或棕黄色,木质部黄色。

气味:气特异,味苦、微涩。(图 2-66(a))

(2)麻花艽:呈类圆锥形,多由数个小根纠聚而膨大,直径可达 7 cm。表面棕褐色,粗糙,有裂隙呈网状孔纹。质松脆,易折断,断面多呈枯朽状。

(3)小秦艽:呈类圆锥形或类圆柱形,长 8～15 cm,直径 0.2～1 cm。表面棕黄色。主根通常 1 个,残存的茎基有纤维状叶鞘,下部多分枝。断面黄白色。

以粗壮、质坚实、色棕黄、气味浓厚者为佳。

2. 饮片

类圆形厚片。外表皮黄棕色、灰黄色或灰棕色,粗糙,有扭曲纵皱纹或网状皮孔。切面皮部黄色或棕黄色,木质部黄色,有的中心呈枯朽状。气特异,味苦,微涩。(图 2-66(b))

【性味功效】辛、苦,平。祛风湿,清湿热,止痹痛,退虚热。

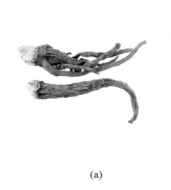
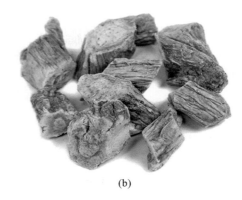

(a)　　　　　　　　　　　　(b)

图 2-66　秦艽

（a）药材；（b）饮片

巴戟天

巴戟天别名巴戟肉、广巴戟。茜草科植物巴戟天 *Morinda officinalis* How 的干燥根。主产于广东、广西、福建等地。全年均可采挖,洗净,除去须根,晒至六七成干,轻轻捶扁,晒干。

【基础知识】

1. 药材

形状大小:扁圆柱形,略弯曲。长短不等,直径 0.5~2 cm。

表面特征:表面灰黄色或暗灰色,具纵纹和横裂纹,有的皮部横向断离露出木质部,形似串珠。

质地:质韧。

断面:皮部厚,紫色或淡紫色,易与木质部剥离;木质部坚硬,黄棕色或黄白色,直径 1~5 mm(肉厚心细)。

气味:气微,味甘而微涩。(图 2-67(a))

以根条粗壮、呈连珠状、断面肉厚、色紫、木心小者为佳。

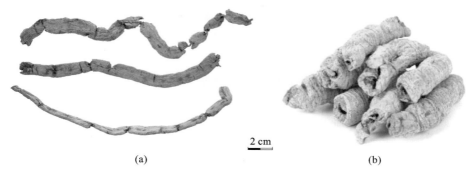

2 cm

(a)　　　　　　　　　　　　(b)

图 2-67　巴戟天

（a）药材；（b）饮片

2. 饮片

巴戟肉:呈扁圆柱形短段或不规则块。表面灰黄色或暗灰色,具纵纹和横裂纹。切面皮部厚,紫色或淡紫色,中空。气微,味甘而微涩。(图 2-67(b))

盐巴戟天:呈扁圆柱形短段或不规则块。表面灰黄色或暗灰色,具纵纹和横裂纹。切面皮部厚,紫色或淡紫色,中空。气微,味甘、咸而微涩。

【性味功效】甘、辛,微温。补肾阳,强筋骨,祛风湿。

【相关链接】

常见伪品:①建巴戟为茜草科植物羊角藤的根或根皮。外观呈圆柱形,表面有深纵皱纹或深横皱纹,皮部偶有断裂,表面灰褐色或黄棕色。质脆易折断,其断面呈颗粒状,皮部菲薄,内表面浅灰紫色;

木质部较宽并粗糙,直径 0.5～1.4 cm,占直径的 60%～70%;闻之亦气微,但口尝味淡微甜。②恩施巴戟为茜草科植物四川虎刺的根,湖北恩施地区以其作为巴戟天入药。性状与正品极为相似,应注意鉴别。药材呈圆柱形,皮部肉厚,呈间断膨大而后收缩,自然生长成"连珠状",与正品断裂而形成的"连珠状"明显有别,其余特征略同。

茜草

茜草为茜草科植物茜草 *Rubia cordifolia* L. 的干燥根和根茎。主产于陕西、河南、安徽、河北、山东等地。春、秋二季采挖,除去泥沙,干燥。

【基础知识】

1. 药材

形状大小:根茎呈结节状,丛生粗细不等的根。根呈圆柱形,略弯曲,长 10～25 cm,直径 0.2～1 cm。

表面特征:表面红棕色或暗棕色,具细纵皱纹和少数细根痕;皮部脱落处呈黄红色。

质地:质脆,易折断。

断面:平坦,皮部狭,紫红色;木质部宽广,浅黄红色,导管孔多数。

气味:气微,味微苦,久嚼刺舌。(图 2-68(a))

以根条粗长、表面红棕、断面橙红、无茎基、细须根少者为佳。

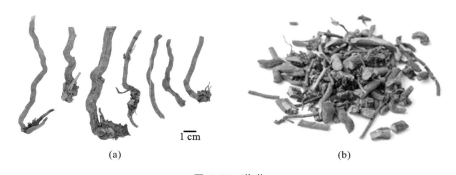

1 cm

(a)   (b)

图 2-68　茜草

(a)药材;(b)饮片

2. 饮片

不规则的厚片或段。根呈圆柱形,外表皮红棕色或暗棕色,具细纵纹;皮部脱落处呈黄红色。切面皮部狭,紫红色,木质部宽广,浅黄红色,导管孔多数。气微,味微苦,久嚼刺舌。(图 2-68(b))

茜草炭:形如茜草片或段,表面黑褐色,内部棕褐色。气微,味苦、涩。

【性味功效】苦,寒。凉血,祛瘀,止血,通经。

丹参

丹参为唇形科植物丹参 *Salvia miltiorrhiza* Bge. 的干燥根和根茎。主产于四川、安徽、江苏、山西、河北等地。春、秋二季采挖,除去泥沙,干燥。

【基础知识】

1. 药材

(1)野生品。

形状大小:根茎短粗,顶端有时残留茎基;根数条,长圆柱形,略弯曲,有的分枝并具须状细根,长 10～20 cm,直径 0.3～1 cm。

表面特征:表面棕红色或暗棕红色,粗糙,具纵皱纹。老根外皮疏松,多显紫棕色,常呈鳞片状剥落。

质地:质硬而脆。

断面:疏松,有裂隙或略平整而致密,皮部棕红色,木质部灰黄色或紫褐色,导管束黄白色,呈放射状排列。

气味:气微,味微苦涩。(图2-69(a))

(2)栽培品:较粗壮,直径0.5～1.5 cm。表面红棕色,具纵皱纹,外皮紧贴不易剥落。质坚实,断面较平整,略呈角质样。

以条粗壮、表面砖红或红褐色者为佳。

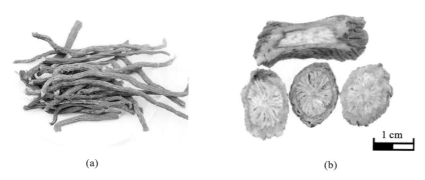

(a)   (b)

图 2-69　丹参
(a)药材;(b)饮片

2. 饮片

类圆形或椭圆形的厚片,其余同药材。(图2-69(b))

酒丹参:形如丹参片,表面红褐色,略具酒香气。

【性味功效】苦,微寒。活血祛瘀,通经止痛,清心除烦,凉血消痈。

黄芩

黄芩为唇形科植物黄芩 *Scutellaria baicalensis* Georgi 的干燥根。主产于河北、山西、陕西、东北、内蒙古、河南等地。以山西产量大,河北质佳。春、秋二季采挖,除去须根和泥沙,晒后撞去粗皮,晒干。将商品黄芩中实心嫩根者称"子芩"或"条芩",中空老根者称"枯芩"。

【基础知识】

1. 药材

(1)野生品。

形状大小:呈圆锥形,扭曲。长8～25 cm,直径1～3 cm。

表面特征:表面棕黄色或深黄色,有稀疏的疣状细根痕,上部较粗糙,有扭曲的纵皱纹或不规则的网纹,下部有顺纹和细皱纹。

质地:质硬而脆,易折断。

断面:黄色,中心红棕色("子芩"或"条芩");老根中心呈枯朽状或中空,暗棕色或棕黑色("枯芩")。

气味:气微,味苦。(图2-70(a))

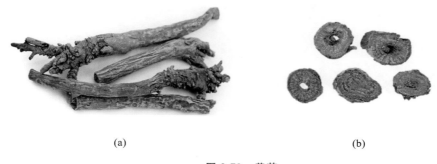

(a)   (b)

图 2-70　黄芩
(a)药材;(b)饮片

（2）栽培品：较细长，多有分枝。表面浅黄棕色，外皮紧贴，纵皱纹较细腻。断面黄色或浅黄色，略呈角质样。味微苦。

以体粗长、质坚实、色鲜黄者为佳。

2. 饮片

黄芩片：类圆形或不规则薄片。外表皮黄棕色或棕褐色。切面黄棕色或黄绿色，具放射状纹理。（图 2-70（b））

酒黄芩：形如黄芩片。略带焦斑，微有酒香气。

【拓展知识】

黄芩中含有可以水解黄芩苷的酶，这种酶会将黄芩中所含的黄芩苷和汉黄芩苷水解成黄芩素和汉黄芩素。而黄芩素是一种邻位三羟基黄酮，本身的性质并不稳定，在空气中容易被氧化成醌类衍生物，因此就会呈现出鲜绿色。故在储运过程中切勿使其受潮，以免降低质量而影响疗效。

【性味功效】苦，寒。清热燥湿，泻火解毒，止血，安胎。

【相关链接】

在少数地区用下列同属植物的根作为黄芩的伪品或混淆品使用。

①甘肃黄芩 *Scutellaria rehderiana* Diels：根及根茎较小，稍扭曲，外表皮褐色或黄色。质轻，易折断，断面黄色。味微苦。②滇黄芩 *Scutellaria amoena* C. H. Wright：呈圆锥形的不规则条状，带有分枝。表面黄褐色或棕黄色，常有粗糙的栓皮。断面纤维性，鲜黄色或微带绿色。③黏毛黄芩 *Scutellaria viscidula* Bunge：呈细长的圆锥形或圆柱形。表面与黄芩相似，很少中空或腐朽。

玄参

玄参别名元参、黑参。玄参科植物玄参 *Scrophularia ningpoensis* Hemsl. 的干燥根。主产于浙江、湖北、江苏、江西等地。冬季茎叶枯萎时采挖，除去根茎、幼芽、须根及泥沙，晒或烘至半干，堆放 3～6 天"发汗"，反复数次至干燥。

【基础知识】

1. 药材

形状大小：呈类圆柱形，中间略粗或上粗下细，有的微弯曲似羊角。长 6～20 cm，直径 1～3 cm。

表面特征：表面灰黄色或灰褐色，有不规则的纵沟、横长皮孔样突起和稀疏的横裂纹和须根痕。

质地：质坚实，不易折断。

断面：黑色，微有光泽。

气味：气特异似焦糖，味甘、微苦。（图 2-71（a））

以条肥、皮细、质坚、无芦、内部色黑者为佳。

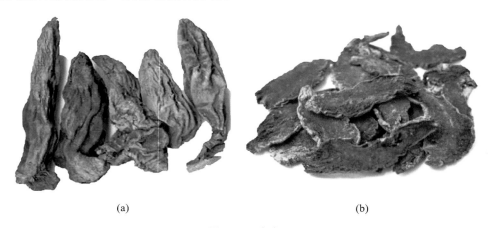

(a)　　　　　　　　　　　　(b)

图 2-71　玄参

(a)药材；(b)饮片

2. 饮片

类圆形或椭圆形的薄片。外表皮灰黄色或灰褐色。切面黑色,微有光泽,有的具裂隙。气特异似焦糖,味甘、微苦。(图 2-71(b))

【性味功效】甘、苦、咸,微寒。清热凉血,滋阴降火,解毒散结。

地黄(附:熟地黄)

地黄别名生地黄、生地。玄参科植物地黄 *Rehmannia glutinosa* Libosch. 的新鲜或干燥块根。主产于河南省,以焦作地区(古"怀庆府")产量大,质量佳,故称"怀地黄"。秋季采挖,除去芦头、须根及泥沙,鲜用;或将地黄缓缓烘焙至约八成干。前者习称"鲜地黄",后者习称"生地黄"。

【基础知识】

1. 药材

(1)鲜地黄。

形状大小:呈纺锤形或条状,长 8～24 cm,直径 2～9 cm。

表面特征:外皮薄,表面浅红黄色,具弯曲的纵皱纹、芽痕、横长皮孔样突起及不规则疤痕。

质地:肉质,易折断。

断面:皮部淡黄白色,可见橘红色油点,木质部黄白色,导管呈放射状排列。

气味:气微,味微甜、微苦。(图 2-72(a))

(2)生地黄。

形状大小:多呈不规则的团块状或长圆形,中间膨大,两端稍细,有的细小,长条状,稍扁而扭曲。长 6～12 cm,直径 2～6 cm。

表面特征:表面棕黑色或棕灰色,极皱缩,具不规则的横曲纹。

质地:体重,质较软而韧,不易折断。

断面:棕黄色至黑色或乌黑色,有光泽,具黏性。

气味:气微,味微甜。(图 2-72(b))

鲜地黄以根粗壮、色红黄者为佳。生地黄以无芦头、块大、体重、断面色乌黑者为佳。

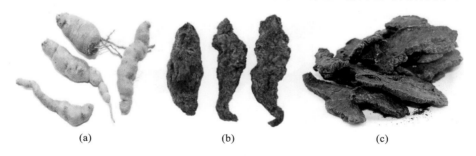

(a)   (b)   (c)

图 2-72 地黄

(a)鲜地黄;(b)生地黄;(c)饮片

2. 饮片

类圆形或不规则的厚片。外表皮棕黑色或棕灰色,极皱缩,具不规则的横曲纹。切面棕黄色至黑色或乌黑色,有光泽,具黏性。气微,味微甜。(图 2-72(c))

【性味功效】鲜地黄:甘、苦,寒;清热生津,凉血,止血。

生地黄:甘,寒;清热凉血,养阴生津。

熟地黄

生地黄的炮制加工品。本品呈不规则的块片、碎块,大小、厚薄不一。表面乌黑色,有光泽,黏性大。质柔软而带韧性,不易折断,断面乌黑色,有光泽。气微,味甜。有"黑似漆,甜如饴"之说。甘,微温。补血滋阴,益精填髓。(图 2-73)

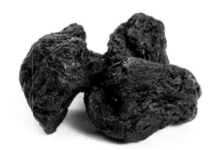

图 2-73　熟地黄药材

胡黄连

胡黄连为玄参科植物胡黄连 *Picrorhiza scrophulariiflora* Pennell 的干燥根茎。主产于西藏、四川、云南。秋季采挖,除去须根和泥沙,晒干。

【基础知识】

1. 药材

形状大小:呈圆柱形,略弯曲,偶有分枝。长 3～12 cm,直径 0.3～1 cm。

表面特征:表面灰棕色至暗棕色,粗糙;有较密的环状节,具稍隆起的芽痕或根痕,上端密被暗棕色鳞片状的叶柄残基。

质地:体轻,质硬而脆,易折断。

断面:略平坦,淡棕色至暗棕色,木质部有 4～10 个类白色点状维管束排列成环。

气味:气微,味极苦。(图 2-74(a))

以条粗、体轻、质脆、苦味浓者为佳。

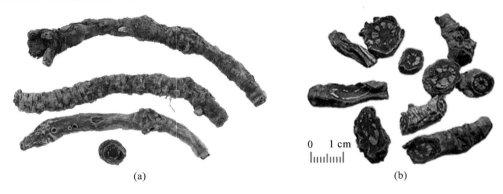

0　1 cm

(a)　　　　　　　　　　　　(b)

图 2-74　胡黄连

(a)药材;(b)饮片

2. 饮片

不规则的圆形薄片。其余同药材。(图 2-74(b))

【性味功效】苦,寒。退虚热,除疳热,清湿热。

党参

党参为桔梗科植物党参 *Codonopsis pilosula*(Franch.)Nannf.、素花党参 *Codonopsis pilosula* Nannf. var. modesta(Nannf.)L. T. Shen 或川党参 *Codonopsis tangshen* Oliv. 的干燥根。党参主产于山西(野生品称"台党"、栽培品称"潞党")、东北(称"东党")等地;素花党参(称"西党")主产于甘肃、四川等地;川党参(称"条党")主产于四川、湖北等地。秋季采挖,洗净,晒干。

【基础知识】

1. 药材

(1)党参(潞党)。

形状大小:呈长圆柱形,稍弯曲,长 10～35 cm,直径 0.4～2 cm。

表面特征:表面灰黄色、黄棕色至灰棕色,根头部有多数疣状突起的茎痕及芽(习称"狮子盘头"),每个茎痕的顶端呈凹下的圆点状;根头下有致密的环状横纹,向下渐稀疏,有的达全长的一半。栽培品环状横纹少或无;全体有纵皱纹和散在的横长皮孔样突起,支根断落处常有黑褐色胶状物。

质地:质稍柔软或稍硬而略带韧性。

断面:稍平坦,有裂隙或放射状纹理,皮部淡棕黄色至黄棕色,木质部淡黄色至黄色。

气味:有特殊香气,味微甜。(图 2-75(a))

(2)素花党参(西党):长 10～35 cm,直径 0.5～2.5 cm。表面黄白色至灰黄色,根头下致密的环状横纹常达全长的一半以上。断面裂隙较多,皮部灰白色至淡棕色。

(3)川党参(条党):长 10～45 cm,直径 0.5～2 cm。表面灰黄色至黄棕色,有明显不规则的纵沟。质较软而结实,断面裂隙较少,皮部黄白色。

以根条粗、皮松肉紧、狮子盘头较大、横纹多、气香味甜、嚼之无渣者为佳。

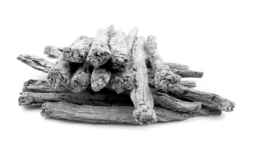
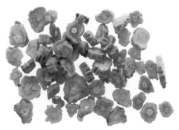

(a)   (b)

图 2-75 党参
(a)药材;(b)饮片

2. 饮片

党参片:呈类圆形的厚片,其余同药材。(图 2-75(b))

米炒党参:形如党参片,表面深黄色,偶有焦斑。

【性味功效】甘,平。健脾益肺,养血生津。

南沙参

南沙参别名泡参、沙参。桔梗科植物轮叶沙参 *Adenophora tetraphylla*(Thunb.)Fisch. 或沙参 *Adenophora stricta* Miq. 的干燥根。轮叶沙参产于东北、内蒙古、河北等地;沙参产于江苏、安徽、浙江等地。春、秋二季采挖,除去须根,洗后趁鲜刮去粗皮,洗净,干燥。

【基础知识】

1. 药材

形状大小:呈圆锥形或圆柱形,略弯曲,长 7～27 cm,直径 0.8～3 cm。

表面特征:表面黄白色或淡棕黄色,凹陷处常有残留粗皮,上部多有深陷横纹,呈断续的环状,下部有纵纹和纵沟。顶端具 1 个或 2 个根茎(芦头)。

质地:体轻,质松泡,易折断。

断面:不平坦,黄白色,多裂隙。

气味:气微,味微甘。(图 2-76(a))

以根粗长、无外皮、淡黄白色者为佳。

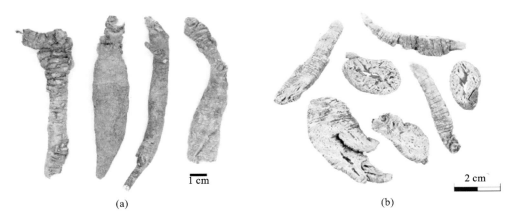

图 2-76　南沙参

(a)药材；(b)饮片

2. 饮片

圆形、类圆形或不规则厚片。外表皮黄白色或淡棕黄色，切面黄白色，有不规则裂隙。气微，味微甘。(图 2-76(b))

【性味功效】甘，微寒。养阴清肺，益胃生津，化痰，益气。

桔梗

桔梗别名苦桔梗。桔梗科植物桔梗 *Platycodon grandiflorum*(Jacq.)A. Dc. 的干燥根。全国大部分地区均产，以东北、华北地区产量大，华东地区质量较好。春、秋二季采挖，洗净，除去须根，趁鲜剥去外皮或不去外皮，干燥。

【基础知识】

1. 药材

形状大小：呈圆柱形或略呈纺锤形，下部渐细，有的有分枝，略扭曲，长 7～20 cm，直径 0.7～2 cm。

表面特征：表面淡黄白色至黄色，不去外皮者表面黄棕色至灰棕色，具纵扭皱沟，并有横长的皮孔样斑痕及支根痕，上部有横纹。有的顶端有较短的根茎或不明显，其上有数个半月形茎痕。

质地：质脆。

断面：不平坦，形成层环棕色，皮部黄白色，有裂隙，木质部淡黄色。

气味：气微，味微甜后苦。(图 2-77(a))

以根粗长均匀、色白、质坚实、白肉黄心、味苦者为佳。

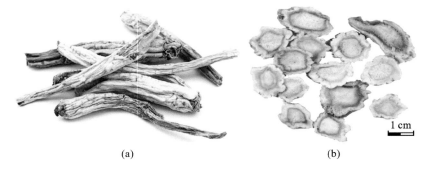

图 2-77　桔梗

(a)药材；(b)饮片

2. 饮片

椭圆形或不规则厚片。外皮多已除去或偶有残留。切面皮部黄白色，较窄；形成层环纹明显，棕

色;木质部宽,有较多裂隙。气微,味微甜后苦。(图 2-77(b))

【性味功效】苦、辛,平。宣肺,利咽,祛痰,排脓。

【相关链接】

常见伪品:石竹科植物圆锥石头花 *Gypsophila paniculata* L. 的根,圆锥石头花又称"丝石竹根"。药材为圆锥形,多数纵劈为两半,较桔梗粗,顶端有茎基,断面有黄白相间的同心性异型维管束,味苦而涩,嚼之麻舌。有的地区充桔梗用,注意鉴别。

木香

木香别名云木香、广木香。菊科植物木香 *Aucklandia lappa* Decne. 的干燥根。主产于云南、广西、四川等地。秋、冬二季采挖,除去泥沙和须根,切段,大的再纵剖成瓣,干燥后撞去粗皮。

【基础知识】

1. 药材

形状大小:呈圆柱形或半圆柱形,长 5～10 cm,直径 0.5～5 cm。

表面特征:表面黄棕色至灰褐色,有明显的皱纹、纵沟及侧根痕。

质地:质坚,不易折断。

断面:灰褐色至暗褐色,周边灰黄色或浅棕黄色,形成层环棕色,有放射状纹理及散在的褐色点状油室。

气味:气香特异,味微苦。(图 2-78(a))

以质坚实、色黄棕、油性足、香气浓者为佳。

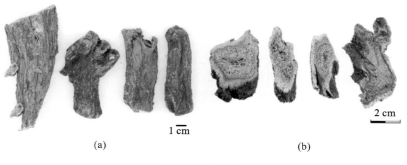

1 cm

2 cm

图 2-78 木香

(a)药材;(b)饮片

2. 饮片

木香片:呈类圆形或不规则的厚片。外表皮黄棕色至灰褐色,有纵皱纹。切面棕黄色至棕褐色,中部有明显菊花心状的放射状纹理,形成层环棕色,褐色油点(油室)散在。气香特异,味微苦。(图 2-78(b))

煨木香:形如木香片。气微香,味微苦。

【性味功效】辛、苦,温。行气止痛,健脾消食。

【相关链接】

土木香为菊科植物土木香 *Inula helenium* L. 的干燥根。主产于河北省。秋季采挖,除去泥沙,晒干。本品呈圆锥形,略弯曲,长 5～20 cm。表面黄棕色或暗棕色,有纵皱纹及须根痕。根头粗大,顶端有凹陷的茎痕及叶鞘残基,周围有圆柱形支根。质坚硬,不易折断,断面略平坦,黄白色至浅灰黄色,有凹点状油室。气微香,味苦、辛,性温。

川木香

川木香为菊科植物川木香 *Vladimiria souliei* (Franch.) Ling 或灰毛川木香 *Vladimiria souliei* (Franch.) Ling var. cinerea Ling 的干燥根。主产于四川、西藏等地。秋季采挖,除去须根、泥沙及根头上的胶状物,干燥。

【基础知识】

1. 药材

形状大小:呈圆柱形,习称"铁杆木香";或有纵槽的半圆柱形,习称"槽子木香"。稍弯曲。长 10～30 cm,直径 1～3 cm。

表面特征:表面黄褐色或棕褐色,具纵皱纹,外皮脱落处可见丝瓜络状细筋脉;根头偶有黑色发黏的胶状物,习称"油头"。

质地:体较轻,质硬脆,易折断。

断面:黄白色或黄色,有深黄色稀疏油点及裂隙,木质部宽广,有放射状纹理;有的中心呈枯朽状。

气味:气微香,味苦,嚼之黏牙。(图 2-79(a))

以根条粗、香气浓、少裂沟者为佳。

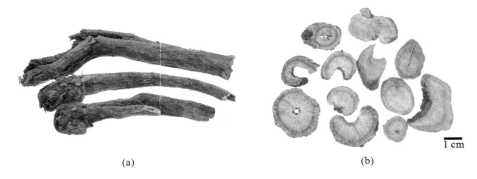

(a)   (b)

图 2-79 川木香

(a)药材;(b)饮片

2. 饮片

川木香片:呈类圆形切片,其余同药材。(图 2-79(b))

煨川木香:形如川木香片,气微香,味苦,嚼之黏牙。

【性味功效】辛、苦,温。行气止痛。

苍术

苍术为菊科植物茅苍术 *Atractylodes lancea*(Thunb.)DC. 或北苍术 *Atractylodes chinensis*(DC.)Koidz. 的干燥根茎。茅苍术主产于江苏、湖北、河南等地。北苍术主产于河北、内蒙古、陕西等地。春、秋二季采挖,除去泥沙,晒干,撞去须根。

【基础知识】

1. 药材

(1)茅苍术。

形状大小:呈不规则连珠状或结节状圆柱形,略弯曲,偶有分枝。长 3～10 cm,直径 1～2 cm。

表面特征:表面灰棕色,有皱纹、横曲纹及残留须根,顶端具茎痕或残留茎基。

质地:质坚实。

断面:黄白色或灰白色,散有多数橙黄色或棕红色油室,习称"朱砂点";暴露稍久,可析出白色细针状结晶,习称"起霜"或"吐脂"。

气味:气香特异,味微甘、辛、苦。(图 2-80(a))

(2)北苍术:呈疙瘩块状或结节状圆柱形。长 4～9 cm,直径 1～4 cm。表面黑棕色,除去外皮者黄棕色。质较疏松。断面散有黄棕色油室。香气较淡,味辛、苦。

以个大、饱满、质坚实、断面油点多、香气浓者为佳。习惯认为茅苍术优于北苍术。

2. 饮片

不规则类圆形或条形厚片。外表皮灰棕色至黄棕色,有皱纹,有时可见根痕。切面黄白色或灰白色,散有多数橙黄色或棕红色油室,有的可析出白色细针状结晶。气香特异,味微甘、辛、苦。(图 2-80(b))

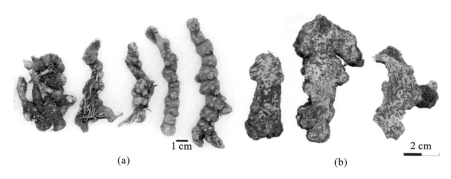

图 2-80　苍术

(a)茅苍术药材;(b)茅苍术饮片

麸炒苍术:形如苍术片,表面深黄色,散有多数棕褐色油室。有焦香气。

【性味功效】辛、苦,温。燥湿健脾,祛风散寒,明目。

【相关链接】

关苍术为菊科植物关苍术的根茎。主产于黑龙江、吉林、辽宁、河北、内蒙古等地。根茎呈结节状圆柱形,长 4~12 cm,直径 1~2.5 cm,上侧有较多而大的圆形茎痕。表面深棕色。质较轻,纤维性强,断面不平坦。非正品苍术。

白术

白术为菊科植物白术 *Atractylodes macrocephala* Koidz. 的干燥根茎。主产于浙江,以浙江产量最大且质优,习称"浙白术"。安徽、湖北等地亦产。冬季下部叶枯黄、上部叶变脆时采挖,除去泥沙,烘干或晒干,再除去须根。

【基础知识】

1. 药材

形状大小:不规则的肥厚团块,长 3~13 cm,直径 1.5~7 cm。

表面特征:表面灰黄色或灰棕色,有瘤状突起及断续的纵皱和沟纹,并有须根痕,顶端有残留茎基和芽痕。

质地:质坚硬,不易折断。

断面:不平坦,黄白色至淡棕色,有棕黄色的点状油室散在;烘干者断面角质样,色较深或有裂隙。

气味:气清香,味甘、微辛,嚼之略带黏性。(图 2-81(a))

以个大、体重、无空心、断面黄白色、香气浓者为佳。

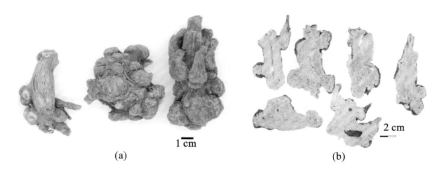

图 2-81　白术

(a)药材;(b)饮片

2. 饮片

不规则的厚片。外表皮灰黄色或灰棕色。切面黄白色至淡棕色,散生棕黄色的点状油室,木质部具放射状纹理;烘干者切面角质样,色较深或有裂隙。气清香,味甘、微辛,嚼之略带黏性。(图 2-81(b))

麸炒白术:形如白术片,表面黄棕色,偶见焦斑。略有焦香气。

【性味功效】苦、甘、温。健脾益气,燥湿利水,止汗,安胎。

三棱

三棱别名荆三棱。黑三棱科植物黑三棱 *Sparganium stoloniferum* Buch.-Ham. 的干燥块茎。主产于江苏、河南、山东、江西等地。冬季至次年春采挖,洗净,削去外皮,晒干。

【基础知识】

1. 药材

形状大小:呈圆锥形,略扁,长 2～6 cm,直径 2～4 cm。

表面特征:表面黄白色或灰黄色,有刀削痕,须根痕小点状,略呈横向环状排列。

质地:体重,质坚实。入水下沉。

气味:气微,味淡,嚼之微有麻辣感。(图 2-82(a))

以体重、去净外皮、黄白色者为佳。

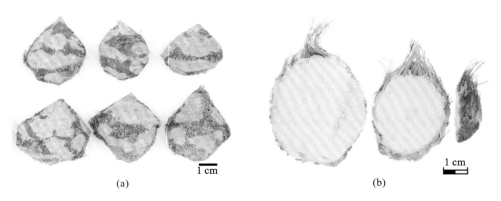

(a)   (b)

图 2-82　三棱

(a)药材;(b)饮片

2. 饮片

类圆形的薄片。外表皮灰棕色。切面灰白色或黄白色,粗糙,有多数明显的细筋脉点。气微,味淡,嚼之微有麻辣感。(图 2-82(b))

醋三棱:形如三棱片,切面黄色至黄棕色,偶见焦黄斑,微有醋香气。

【性味功效】辛、苦,平。破血行气,消积止痛。

【相关链接】

混用品:①同属植物小黑三棱 *Sparganium simplex* Huds. 和狭叶黑三棱 *Sparganium stenophyllum* Maxim. ex Mensh. 的块茎。性状与正品相似,唯块茎较小,呈扁长卵形。②莎草科植物荆三棱的块茎,商品称为"黑三棱"。药材类圆形,直径 2～3 cm,多带有黑色外皮。体轻而质坚硬,入水中多漂浮在水面。

泽泻

泽泻为泽泻科植物东方泽泻 *Alisma orientale* (Sam.) Juzep. 或泽泻 *Alisma plantago-aquatica* Linn. 的干燥块茎。主产于福建(建泽泻)、四川(川泽泻)等地。冬季茎叶开始枯萎时采挖,洗净,干燥,除去须根和粗皮。

【基础知识】

1. 药材

形状大小:呈类球形、椭圆形或卵圆形,长 2～7 cm,直径 2～6 cm。

表面特征:表面淡黄色至淡黄棕色,有不规则的横向环状浅沟纹和多数细小突起的须根痕,底部有的有瘤状芽痕。

质地：质坚实。

断面：黄白色，粉性，有多数细孔。

气味：气微，味微苦。（图 2-83(a)）

以个大、黄白色、质坚实、粉性足者为佳。习惯认为建泽泻优于川泽泻。

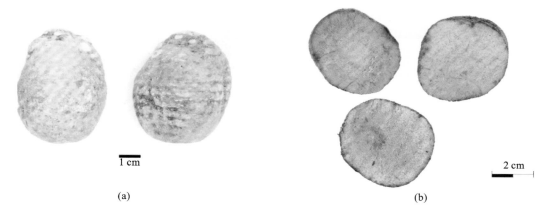

图 2-83 泽泻

（a）药材；（b）饮片

2. 饮片

圆形或椭圆形厚片。外表皮淡黄色至淡黄棕色，可见细小突起的须根痕。切面黄白色至淡黄色，粉性，有多数细孔。气微，味微苦。（图 2-83(b)）

盐泽泻：形如泽泻片，表面淡黄棕色或黄褐色，偶见焦斑。味微咸。

【性味功效】甘、淡，寒。利水渗湿，泄热，化浊降脂。

续断

续断别名川断、川续断。川续断科植物川续断 *Dipsacus asper* Wall. ex Henry 的干燥根。主产于湖北、湖南、江西、广西、云南、四川、贵州和西藏等地。秋季采挖，除去根头和须根，用微火烘至半干，堆置"发汗"至内部变绿色时，再烘干。

【基础知识】

1. 药材

形状大小：呈圆柱形，略扁，有的微弯曲，长 5～15 cm，直径 0.5～2 cm。

表面特征：表面灰褐色或黄褐色，有稍扭曲或明显扭曲的纵皱及沟纹，可见横列的皮孔样斑痕和少数须根痕。

质地：质软，久置后变硬，易折断。

断面：不平坦，皮部墨绿色或棕色，外缘褐色或淡褐色，木质部黄褐色，导管束呈放射状排列。

气味：气微香，味苦、微甜而后涩。（图 2-84(a)）

以根粗、质软、断面绿褐色者为佳。

2. 饮片

续断片：呈类圆形或椭圆形的厚片。外表皮灰褐色至黄褐色，有纵皱纹。切面皮部墨绿色或棕褐色，木质部灰黄色或黄褐色，可见放射状排列的导管束纹，形成层部位多有深色环。气微，味苦、微甜而涩。（图 2-84(b)）

酒续断：形如续断片，表面浅黑色或灰褐色，略有酒香气。

盐续断：形如续断片，表面黑褐色，味微咸。

【性味功效】苦、辛，微温。补肝肾，强筋骨，续折伤，止崩漏。

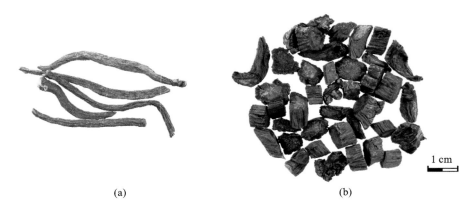

(a) (b)

图 2-84 续断

（a）药材；（b）饮片

山药

山药别名怀山药。薯蓣科植物薯蓣 *Dioscorea opposita* Thunb. 的干燥根茎。主产于河南，为"四大怀药"之一。冬季茎叶枯萎后采挖，切去根头，洗净，除去外皮和须根，干燥，习称"毛山药"；或除去外皮，趁鲜切厚片，干燥，称为"山药片"；也有选择肥大顺直的干燥山药，置清水中，浸至无干心，闷透，切齐两端，用木板搓成圆柱状，晒干，打光，习称"光山药"。

【基础知识】

1. 药材

（1）毛山药。

形状大小：略呈圆柱形，弯曲而稍扁。长 15～30 cm，直径 1.5～6 cm。

表面特征：表面黄白色或淡黄色，有纵沟、纵皱纹及须根痕，偶有浅棕色外皮残留。

质地：体重，质坚实，不易折断。

断面：白色，颗粒状，显粉性，中央无木心。

气味：气微，味淡、微酸，嚼之发黏。（图 2-85（a））

（2）山药片：不规则的厚片，皱缩不平，切面白色或黄白色，质坚脆，粉性。气微，味淡、微酸。

（3）光山药：呈圆柱形，两端平齐，长 9～18 cm，直径 1.5～3 cm。表面光滑，白色或黄白色。

以条粗长、色洁白、质坚实、粉性足者为佳。

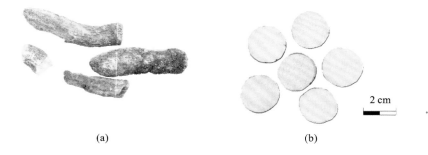

(a) (b)

图 2-85 山药

（a）药材；（b）饮片

2. 饮片

类圆形、椭圆形或不规则的厚片。表面类白色或淡黄白色，质脆，易折断，切面类白色，富粉性。气微，味淡、微酸，嚼之发黏。（图 2-85（b））

麸炒山药：形如毛山药片或光山药片，切面黄白色或微黄色，偶见焦斑，略有焦香气。

【性味功效】甘，平。补脾养胃，生津益肺，补肾涩精。

【相关链接】

常见伪品：①参薯为薯蓣科植物参薯 *Dioscorea alata* L. 的干燥根茎。药材表面浅黄色至棕黄色或类白色；断面类白色或淡黄色，有的散有浅棕色的点状物；味淡、微酸。②木薯为大戟科植物木薯 *Manihot esculenta* Crantz 的块根。药材多为圆柱形，两端稍尖，有的为圆锥形、纺锤形，直径 15～25 cm；断面有众多的浅黄色点状筋脉呈放射状排列，中央有一细小黄色木心，有的中心有放射状裂隙；质硬而脆，受潮后易变韧；无臭，味淡。

白茅根

白茅根为禾本科植物白茅 *Imperata cylindrica* Beauv. var. *major*(Nees)C. E. Hubb. 的干燥根茎。全国大部分地区有分布。春、秋二季采挖，洗净，晒干，除去须根和膜质叶鞘，捆成小把。

【基础知识】

1. 药材

形状大小：呈长圆柱形。长 30～60 cm，直径 0.2～0.4 cm。

表面特征：表面黄白色或淡黄色，微有光泽，具纵皱纹，节明显，稍突起，节间长短不等，通常长 1.5～3 cm。

质地：体轻，质略脆。

断面：皮部白色，多有裂隙，放射状排列，中柱淡黄色，易与皮部剥离。

气味：气微，味微甜。（图 2-86(a)）

以条粗、色白、味甜者为佳。

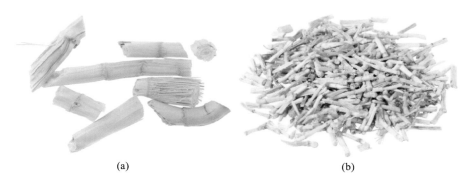

(a)   (b)

图 2-86 白茅根

(a)药材；(b)饮片

2. 饮片

白茅根：呈圆柱形的段。其余同药材。（图 2-86(b)）

茅根炭：形如白茅根，表面黑褐色至黑色，具纵皱纹，有的可见淡棕色稍隆起的节。略具焦香气，味苦。

【性味功效】甘，寒。凉血止血，清热利尿。

芦根

芦根别名芦苇根。禾本科植物芦苇 *Phragmites communis* Trin. 的新鲜或干燥根茎。主产于江苏、浙江、安徽、湖北等地。全年均可采挖，除去芽、须根及膜状叶，鲜用或晒干。

【基础知识】

1. 药材

(1)鲜芦根。

形状大小：呈长圆柱形，有的略扁，长短不一，直径 1～2 cm。

表面特征：表面黄白色，有光泽，外皮疏松可剥离，节呈环状，有残根和芽痕。

质地：体轻，质韧，不易折断。

断面：黄白色，中空，壁厚 1～2 mm，有小孔排列成环。

气味：气微，味甘。

（2）芦根：呈扁圆柱形。节处较硬，节间有纵皱纹。

以条粗、色黄白、有光泽、质嫩者为佳。

2. 饮片

鲜芦根：呈圆柱形段。表面黄白色，有光泽，节呈环状。切面黄白色，中空，有小孔排列成环。气微，味甘。

芦根：呈扁圆柱形段。表面黄白色，节间有纵皱纹。切面中空，有小孔排列成环。（图2-87）

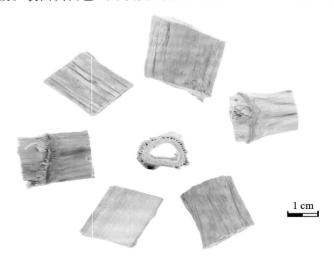

1 cm

图 2-87　芦根饮片

【性味功效】甘，寒。清热泻火，生津止渴，除烦，止呕，利尿。

射干（附：川射干）

射干为鸢尾科植物射干 *Belamcanda chinensis*（L.）DC. 的干燥根茎。主产于湖北、河南、江苏、安徽、湖南、陕西等地。春初刚发芽或秋末茎叶枯萎时采挖，除去须根和泥沙，干燥。

【基础知识】

1. 药材

形状大小：呈不规则结节状，长 3～10 cm，直径 1～2 cm。

表面特征：表面黄褐色、棕褐色或黑褐色，皱缩，有较密的环纹。上面有数个圆盘状凹陷的茎痕，偶有茎基残存；下面有残留的细根及根痕。

质地：质硬。

断面：黄色，颗粒性。

气味：气微，味苦、微辛。（图2-88（a））

以肥壮、质硬、断面色黄者为佳。

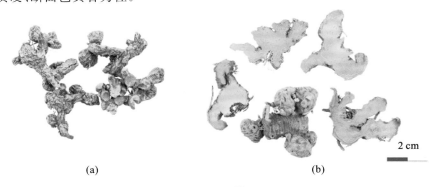

(a)　　　　　　　　　　　　　(b)

2 cm

图 2-88　射干

（a）药材；（b）饮片

2. 饮片

不规则或长条形的薄片。外表皮黄褐色、棕褐色或黑褐色，皱缩，可见残留的须根和须根痕，有的可见环纹。切面淡黄色或鲜黄色，具散在筋脉小点或筋脉纹，有的可见环纹。气微，味苦、微辛。（图2-88(b)）

【性味功效】苦，寒。清热解毒，消痰，利咽。

【相关链接】

常见伪品：陕西、四川、贵州等的部分地区有将同属植物野鸢尾 *Iris dichotoma* Pall.、蝴蝶花 *Iris japonica* Thunb. 的根茎混充射干入药，或称土射干。

 附

川射干

川射干为鸢尾科植物鸢尾 *Iris tectorum* Maxim. 的干燥根茎。药材呈不规则条状或圆锥形，略扁，有分枝，长 3～10 cm，直径 1～2.5 cm。表面灰黄褐色或棕色，有环纹和纵沟。常有残存的须根及凹陷或圆点状突起的须根痕。质松脆，易折断，断面黄白色或黄棕色。气微，味甘、苦。性味功效与射干一致。（图2-89）

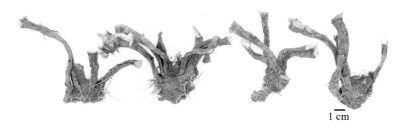

1 cm

图 2-89　川射干药材

川贝母（附：平贝母、伊贝母、湖北贝母）

川贝母别名川贝。百合科植物川贝母 *Fritillaria cirrhosa* D. Don、暗紫贝母 *Fritillaria unibracteata* Hsiao et K. C. Hsia、甘肃贝母 *Fritillaria przewalskii* Maxim.、梭砂贝母 *Fritillaria delavayi* Franch.、太白贝母 *Fritillaria taipaiensis* P. Y. Li 或瓦布贝母 *Fritillaria unibracteata* Hsiao et K. C. Hsia var. *wabuensis*(S. Y. Tang et S. C. Yue)Z. D. Liu, S. Wang et S. C. Chen 的干燥鳞茎。按性状不同分别习称"松贝""青贝""炉贝"和"栽培品"。

川贝母主产于西藏、四川、云南；暗紫贝母主产于四川阿坝藏族羌族自治州；甘肃贝母主产于甘肃、青海和四川西部；梭砂贝母主产于青海玉树、四川甘孜等地；太白贝母在重庆、陕西、湖北、甘肃、四川等地均有大量种植；瓦布贝母主产于四川阿坝藏族羌族自治州茂县、黑水等地。夏、秋二季或积雪融化后采挖，除去须根、粗皮及泥沙，晒干或低温干燥。

【基础知识】

（1）松贝。

形状大小：呈类圆锥形或近球形。高 0.3～0.8 cm，直径 0.3～0.9 cm。

表面特征：表面类白色。外层鳞叶 2 瓣，大小悬殊，大瓣紧抱小瓣，未抱合部分呈新月形，习称"怀中抱月"；顶部闭合，内有类圆柱形、顶端稍尖的心芽和小鳞叶 1～2 枚；先端钝圆或稍尖，底部平，微凹入，中心有 1 个灰褐色的鳞茎盘，偶有残存须根。

质地：质硬而脆。

断面：白色，富粉性。

气味:气微,味微苦。(图 2-90(a))

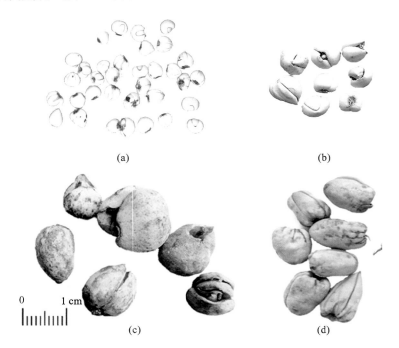

图 2-90　川贝母

(a)松贝;(b)青贝;(c)炉贝;(d)栽培品

(2)青贝。

形状大小:呈类扁球形。高 0.4~1.4 cm,直径 0.4~1.6 cm。

表面特征:外层鳞叶 2 瓣,大小相近,相对抱合,顶部开裂,内有心芽和小鳞叶 2~3 枚及细圆柱形的残茎。(图 2-90(b))

(3)炉贝。

形状大小:呈长圆锥形。高 0.7~2.5 cm,直径 0.5~2.5 cm。

表面特征:表面类白色或浅棕黄色,有的具棕色斑点,习称“虎皮斑”。外层鳞叶 2 瓣,大小相近,顶部开裂而略尖,基部稍尖或较钝。(图 2-90(c))

(4)栽培品。

形状大小:呈类扁球形或短圆柱形。高 0.5~2 cm,直径 1~2.5 cm。

表面特征:表面类白色或浅棕黄色,稍粗糙,有的具浅黄色斑点。外层鳞叶 2 瓣,大小相近,顶部多开裂而较平。(图 2-90(d))

以个小、完整、色洁白、质坚实、粉性足者为佳。松贝最佳,青贝次之,炉贝又次之。

【性味功效】苦、甘,微寒。清热润肺,化痰止咳,散结消痈。

 附

平贝母、伊贝母、湖北贝母

1. 平贝母

百合科植物平贝母 *Fritillaria ussuriensis* Maxim. 的干燥鳞茎。主产于黑龙江、吉林、辽宁等地。春季采挖,除去外皮、须根及泥沙,晒干或低温干燥。本品呈扁球形,高 0.5~1 cm,直径 0.6~2 cm。表面黄白色至浅棕色,外层鳞叶 2 瓣,肥厚,大小相近或一片稍大抱合,顶端略平或微凹入,常稍开裂;中央鳞片小。质坚实而脆,断面粉性。气微,味苦。苦、甘,微寒。清热润肺,化痰止咳。

2. 伊贝母

百合科植物新疆贝母 *Fritillaria walujewii* Regel 或伊犁贝母 *Fritillaria pallidiflora* Schrenk 的干燥鳞茎。主产于新疆。5—7月间采挖，除去泥沙，晒干，再去须根和外皮。新疆贝母呈扁球形，高 0.5～1.5 cm。表面类白色，光滑。外层鳞叶 2 瓣，月牙形，肥厚，大小相近而紧靠。顶端平展而开裂，基部圆钝，内有较大的鳞片和残茎、心芽各 1 枚。质硬而脆，断面白色，富粉性。气微，味微苦。伊犁贝母呈圆锥形，较大。表面稍粗糙，淡黄白色。外层鳞叶两瓣，心脏形，肥大，一片较大或近等大，抱合。顶端稍尖，少有开裂，基部微凹陷。苦、甘，微寒。清热润肺，化痰止咳。

3. 湖北贝母

百合科植物湖北贝母 *Fritillaria hupehensis* Hsiao et K. C. Hsia 的干燥鳞茎。夏初植株枯萎后采挖，用石灰水或清水浸泡，干燥。本品呈扁圆球形，高 0.8～2.2 cm，直径 0.8～3.5 cm。表面类白色至淡棕色。外层鳞叶 2 瓣，肥厚，略呈肾形，或大小悬殊，大瓣紧抱小瓣，顶端闭合或开裂。内有鳞叶 2～6 枚及干缩的残茎。内表面淡黄色至类白色，基部凹陷呈窝状，残留有淡棕色表皮及少数须根。单瓣鳞叶呈元宝状，长 2.5～3.2 cm，直径 1.8～2 cm。质脆，断面类白色，富粉性。气微，味苦。微苦，凉。清热化痰，止咳，散结。

浙贝母

浙贝母别名象贝、大贝、元宝贝。百合科植物浙贝母 *Fritillaria thunbergii* Miq. 的干燥鳞茎。主产于浙江、江苏、安徽等地，为浙江著名道地药材之一。初夏植株枯萎时采挖，洗净。大小分开，大者除去心芽，习称"大贝"；小者不去心芽，习称"珠贝"。分别撞擦，除去外皮，拌以煅过的贝壳粉，吸去擦出的浆汁，干燥；或取鳞茎，大小分开，洗净，除去心芽，趁鲜切成厚片，洗净，干燥，习称"浙贝片"。

【基础知识】

1. 药材

(1)大贝。

形状大小：鳞茎外层的单瓣鳞叶，略呈新月形。高 1～2 cm，直径 2～3.5 cm。

表面特征：外表面类白色至淡黄色，内表面白色或淡棕色，被有白色粉末。

质地：质硬而脆，易折断。

断面：白色至黄白色，富粉性。

气味：气微，味微苦。（图 2-91(a)）

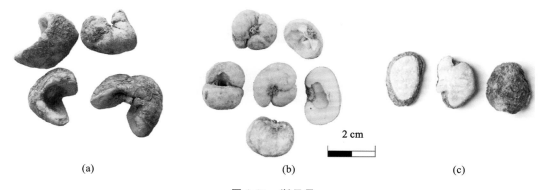

图 2-91 浙贝母
(a)大贝；(b)珠贝；(c)浙贝片

(2)珠贝。

形状大小：完整的鳞茎，呈扁圆形。高 1～1.5 cm，直径 1～2.5 cm。外层鳞叶 2 瓣，肥厚，略似肾形，互相抱合，内有小鳞叶 2～3 枚和干缩的残茎。

表面特征：表面黄棕色至黄褐色，有不规则的皱纹；或表面类白色至淡黄色，较光滑或被有白色粉末。

质地：质硬，不易折断。

断面：淡黄色或类白色，略带角质状或粉性。（图 2-91(b)）

（3）浙贝片。

形状大小：椭圆形或类圆形片，大小不一，长 1.5～3.5 cm，宽 1～2 cm，厚 0.2～0.4 cm。

表面特征：外皮黄褐色或灰褐色，略皱缩；或淡黄色，较光滑。切面微鼓起，灰白色；或平坦，粉白色。

质地：质脆，易折断。

断面：粉白色，富粉性。（图 2-91(c)）

均以鳞叶肥厚、质坚实、色白、粉性足者为佳。

2. 饮片

类圆形的厚片或碎块，有的具心芽。外皮黄褐色或灰褐色，略皱缩；或淡黄白色，较光滑或被有白色粉末。切面微鼓起或平坦，灰白色或粉白色，略角质状或富粉性。多质坚硬，易折断；或质硬，断面灰白色或白色，有的浅黄棕色。气微，味苦。

【性味功效】苦，寒。清热化痰止咳，解毒散结消痈。

天冬

天冬别名天门冬。百合科植物天冬 *Asparagus cochinchinensis*（Lour.）Merr. 的干燥块根。主产于贵州、广西、云南等地。以贵州产量最大，品质好。秋、冬二季采挖，洗净，除去茎基和须根，置沸水中煮或蒸至透心，趁热除去外皮，洗净，干燥。

【基础知识】

1. 药材

形状大小：呈长纺锤形，略弯曲，长 5～18 cm，直径 0.5～2 cm。

表面特征：表面黄白色至淡黄棕色，半透明，光滑或具深浅不等的纵皱纹，偶有残存的灰棕色外皮。

质地：质硬或柔润，有黏性。

断面：角质样，中柱黄白色。

气味：气微，味甜、微苦。（图 2-92）

以条长、饱满、肥大、色黄白、半透明者为佳。

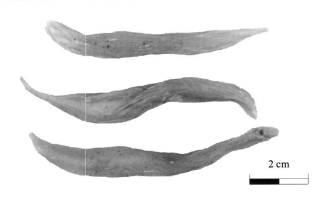

2 cm

图 2-92　天冬药材

2. 饮片

类圆形或不规则的片。外表面黄白色至淡黄棕色，半透明，光滑或具深浅不等的纵皱纹，偶有残存的灰棕色外皮。质硬或柔润，有黏性。切面角质样，中柱黄白色。气微，味甜、微苦。

【性味功效】甘、苦，寒。养阴润燥，清肺生津。

【相关链接】

混用品：同属植物羊齿天门冬 *Asparagus filicinus* D. Don 的块根。与正品的主要区别是本品内部干瘪，呈空壳状，断面不呈角质样，无黄白色中柱。

麦冬（附：山麦冬）

麦冬别名麦门冬、寸冬。百合科植物麦冬 *Ophiopogon japonicus*（L. f.）Ker-Gawl. 的干燥块根。主产于浙江、四川。商品大多为栽培品，浙江产者称浙麦冬（杭麦冬），四川产者称川麦冬。夏季采挖，洗净，反复暴晒、堆置，至七八成干，除去须根，干燥。

【基础知识】

1. 药材

形状大小：呈纺锤形，两端略尖，长 1.5～3 cm，直径 0.3～0.6 cm。

表面特征：表面淡黄色或灰黄色，有细纵纹。

质地：质柔韧。

断面：黄白色，半透明，中柱细小。

气味：气微香，味甘、微苦。（图 2-93）

以根肥大、色黄白、质柔韧、嚼之黏性强者为佳。

2. 饮片

形如麦冬，或为轧扁的纺锤形块片。表面淡黄色或灰黄色，有细纵纹。质柔韧，断面黄白色，半透明，中柱细小。气微香，味甘、微苦。

【拓展知识】

（1）荧光观察：取本品薄片置紫外光灯（365 nm）下观察，显浅蓝色荧光。

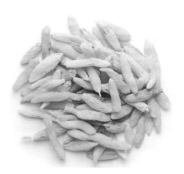

图 2-93　麦冬药材

（2）麦冬根系发达，如小麦，其叶似韭菜叶，凌冬不凋，故名麦冬。麦冬始载于《神农本草经》，列为上品，为常用滋阴中药，具有很高的药用与保健价值。

【性味功效】甘、微苦，微寒。养阴生津，润肺清心。

【相关链接】

混用品：①同属植物山麦冬 *Liriope spicata*（Thunb.）Lour. 的块根。药材形似麦冬，但外表粗糙，不如麦冬柔软滋润，洁白，甜味较差，在紫外光灯下不显荧光。②同属植物短葶山麦冬 *Liriope muscari*（Decaisne）L. H. Bailey 的块根，习称"大麦冬"。本品较其他种麦冬大，两端钝圆，干后坚硬，在紫外光灯下观察显蓝色荧光。

附

山麦冬

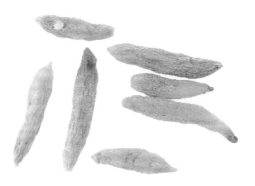

图 2-94　山麦冬药材

山麦冬又名土麦冬、湖北麦冬。百合科植物湖北麦冬 *Liriope spicata*（Thunb.）Lour. var. *prolifera* Y. T. Ma 或短葶山麦冬 *Liriope muscari*（Decne.）Baily 的干燥块根。主产于中国及日本。夏初采挖，洗净，反复暴晒、堆置，至近干，除去须根，干燥。湖北麦冬呈纺锤形，两端略尖，长 1.2～3 cm，直径0.4～0.7 cm。表面淡黄色至棕黄色，具不规则纵皱纹。质柔韧，干后质硬脆，易折断，断面淡黄色至棕黄色，角质样，中柱细小。气微，味甜，嚼之发黏。短葶山麦冬稍扁，长 2～5 cm，直径 0.3～0.8 cm，具粗纵纹。味甘、微苦。以肥大、黏性强者为佳。甘、微苦，微寒。养阴生津，润肺清心。（图 2-94）

知母

知母为百合科植物知母 *Anemarrhena asphodeloides* Bge. 的干燥根茎。主产于河北、山西、陕西等地,以河北易县产者质量最好。春、秋二季采挖,除去须根和泥沙,晒干,习称"毛知母";或除去外皮,晒干,习称"知母肉""光知母"。

【基础知识】

1. 药材

形状大小:呈长条状,微弯曲,略扁,偶有分枝,长 3～15 cm,直径 0.8～1.5 cm。一端有浅黄色的茎叶残痕,习称"金包头"。

表面特征:表面黄棕色至棕色,上面有一凹沟,具紧密排列的环状节,节上密生黄棕色的残存叶基,由两侧向根茎上方生长;下面隆起而略皱缩,并有凹陷或突起的点状根痕。

质地:质硬,易折断。

断面:黄白色。

气味:气微,味微甜、略苦,嚼之带黏性。(图 2-95(a))

以条粗、质坚实、断面色黄白者为佳。

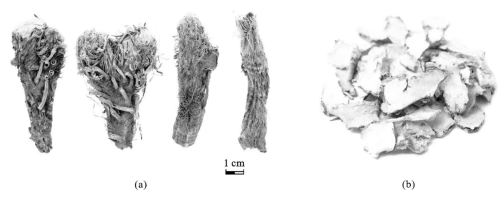

1 cm

(a)   (b)

图 2-95　知母

(a)药材;(b)饮片

2. 饮片

不规则类圆形的厚片。外表皮黄棕色或棕色,可见少量残存的黄棕色叶基纤维和凹陷或突起的点状根痕。切面黄白色至黄色。气微,味微甜、略苦,嚼之带黏性。(图 2-95(b))

盐知母:形如知母片,色黄或微带焦斑。味微咸。

【性味功效】苦、甘、寒。清热泻火,滋阴润燥。

百合

百合为百合科植物卷丹 *Lilium lancifolium* Thunb.、百合 *Lilium brownii* F. E. Brown var. *viridulum* Baker 或细叶百合 *Lilium pumilum* DC. 的干燥肉质鳞叶。主产于湖南、湖北、江苏等地。秋季采挖,洗净,剥取鳞叶,置沸水中略烫,干燥。

【基础知识】

1. 药材

形状大小:呈长椭圆形,长 2～5 cm,宽 1～2 cm,中部厚 1.3～4 mm。

表面特征:表面黄白色至淡棕黄色,有的微带紫色,有数条纵直平行的白色维管束。顶端稍尖,基部较宽,边缘薄,微波状,略向内弯曲。

质地:质硬而脆。

断面:较平坦,角质样。

气味:气微,味微苦。(图 2-96)

　　百合有家种与野生之分,家种的鳞片阔而薄,味不甚苦;野生的鳞片小而厚,味较苦。以肉厚、色白、质坚、味苦者为佳。

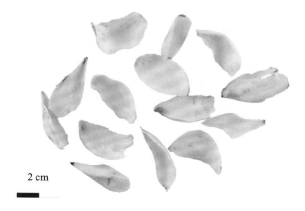

图 2-96　百合药材

2. 饮片

蜜百合:形如百合,表面棕黄色,偶见焦斑,略带黏性。味甜。

【性味功效】甘,寒。养阴润肺,清心安神。

重楼

　　重楼别名蚤休、草河车。百合科植物云南重楼 *Paris polyphylla* Smith var. *yunnanensis* (Franch.)Hand.-Mazz. 或七叶一枝花 *Paris polyphylla* Smith var. *chinensis*(Franch.)Hara 的干燥根茎。云南重楼主产于云南、四川、贵州等地;七叶一枝花主产于四川、云南、贵州、陕西。秋季采挖,除去须根,洗净,晒干。

【基础知识】

1. 药材

　　形状大小:呈结节状扁圆柱形,略弯曲,长 5～12 cm,直径 1.0～4.5 cm。

　　表面特征:表面黄棕色或灰棕色,外皮脱落处呈白色;密具层状突起的粗环纹,一面结节明显,结节上有椭圆形凹陷茎痕,另一面有疏生的须根或疣状须根痕。顶端具鳞叶和茎的残基。

　　质地:质坚实。

　　断面:平坦,白色至浅棕色,粉性或角质。

　　气味:气微,味微苦、麻。(图 2-97(a))

　　以粗壮、质坚实、断面色白、粉性足者为佳。

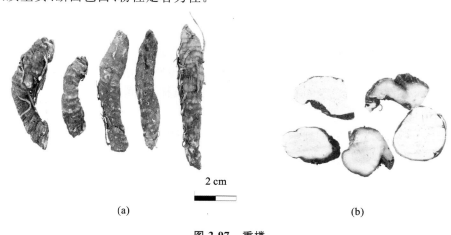

(a)　　　　　　　　　　　　　　　(b)

图 2-97　重楼

(a)药材;(b)饮片

2. 饮片

近圆形、椭圆形或不规则片状。表面白色、黄白色或浅棕色,周边表皮黄棕色或棕褐色,粉性或角质。气微,味微苦、麻。(图 2-97(b))

【性味功效】苦,微寒;有小毒。清热解毒,消肿止痛,凉肝定惊。

黄精

黄精为百合科植物滇黄精 *Polygonatum kingianum* Coll. et Hemsl.、黄精 *Polygonatum sibiricum* Red. 或多花黄精 *Polygonatum cyrtonema* Hua 的干燥根茎。按形状不同,习称"大黄精""鸡头黄精""姜形黄精"。滇黄精主产于广西、云南、贵州等地;黄精主产于河北、内蒙古、陕西、辽宁、吉林、河南、山西等地;多花黄精主产于浙江、安徽、湖南、贵州等地。春、秋二季采挖,除去须根,洗净,置沸水中略烫或蒸至透心,干燥。

【基础知识】

1. 药材

(1)大黄精。

形状大小:呈肥厚肉质的结节块状。结节长可达 10 cm 以上,宽 3~6 cm,厚 2~3 cm。

表面特征:表面淡黄色至黄棕色,具环节,有皱纹及须根痕,结节上侧茎痕呈圆盘状,圆周凹入,中部突出。

质地:质硬而韧,不易折断。

断面:角质,淡黄色至黄棕色。

气味:气微,味甜,嚼之有黏性。(图 2-98(a))

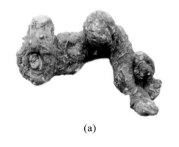 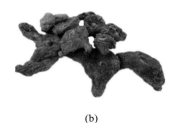 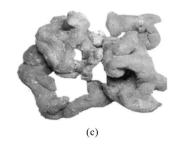

(a) (b) (c)

图 2-98 黄精药材
(a)大黄精;(b)鸡头黄精;(c)姜形黄精

(2)鸡头黄精:呈结节状弯柱形。长 3~10 cm,直径 0.5~1.5 cm。结节长 2~4 cm,略呈圆锥形,常有分枝。表面黄白色或灰黄色,半透明,有纵皱纹,茎痕圆形,直径 5~8 mm。(图 2-98(b))

(3)姜形黄精:呈长条结节块状,长短不等,常数个块状结节相连。表面灰黄色或黄褐色,粗糙,结节上侧有突出的圆盘状茎痕,直径 0.8~1.5 cm。(图 2-98(c))

以肥大、润泽、色黄、断面透明者为佳。味苦者不可药用。

2. 饮片

不规则的厚片,外表皮淡黄色至黄棕色。切面略呈角质样,淡黄色至黄棕色,可见多数淡黄色筋脉小点。质稍硬而韧。气微,味甜,嚼之有黏性。(图 2-99)

酒黄精:呈不规则的厚片。表面棕褐色至黑色,有光泽,中心棕色至浅褐色,可见筋脉小点。质较柔软。味甜,微有酒香气。(图 2-100)

【性味功效】甘,平。补气养阴,健脾,润肺,益肾。

玉竹

玉竹为百合科植物玉竹 *Polygonatum odoratum* (Mill.)Druce 的干燥根茎。主产于湖南、河南、江苏、浙江等地。秋季采挖,除去须根,洗净,晒至柔软后,反复揉搓、晾晒至无硬心,晒干;或蒸透后,揉至半透明,晒干。

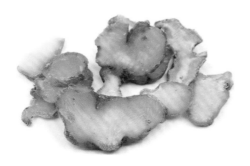

图 2-99 黄精饮片

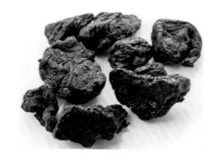

图 2-100 酒黄精

【基础知识】

1. 药材

形状大小:呈长圆柱形,略扁,少有分枝。长 4～18 cm,直径 0.3～1.6 cm。

表面特征:表面黄白色或淡黄棕色,半透明,具纵皱纹和微隆起的环节,有白色圆点状的须根痕和圆盘状茎痕。

质地:质硬而脆或稍软,易折断。

断面:角质样或显颗粒性。

气味:气微,味甘,嚼之发黏。(图 2-101(a))

以条长、肥壮、色黄者为佳。

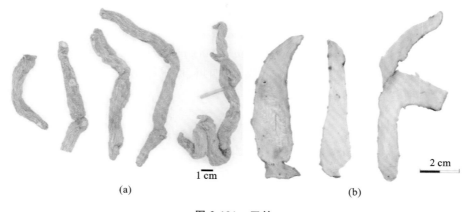

(a)   (b)

图 2-101 玉竹

(a)药材;(b)饮片

2. 饮片

不规则厚片或段。外表皮黄白色至淡黄棕色,半透明,有时可见环节。切面角质样或显颗粒性。气微,味甘,嚼之发黏。(图 2-101(b))

【性味功效】甘,微寒。养阴润燥,生津止渴。

土茯苓

土茯苓为百合科植物光叶菝葜 *Smilax glabra* Roxb. 的干燥根茎。主产于广东、湖南、湖北、浙江等地。夏、秋二季采挖,除去须根,洗净,干燥;或趁鲜切成薄片,干燥。

【基础知识】

1. 药材

形状大小:略呈圆柱形,稍扁或呈不规则条块,有结节状隆起,具短分枝。长 5～22 cm,直径 2～5 cm。

表面特征:表面黄棕色或灰褐色,凹凸不平,有坚硬的须根残基,分枝顶端有圆形芽痕,有的外皮现不规则裂纹,并有残留的鳞叶。

质地:质坚硬。

断面:切面类白色至淡红棕色,粉性,可见点状维管束及多数小亮点。

气味:气微,味微甘、涩。(图 2-102(a))

以断面淡棕色、粉性足者为佳。

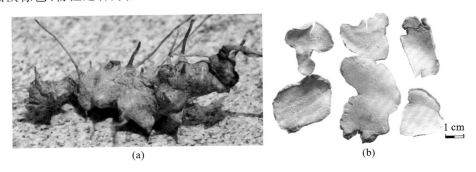

图 2-102　土茯苓

(a)药材;(b)饮片

2. 饮片

长圆形或不规则的薄片,边缘不整齐。切面黄白色或红棕色,粉性,可见点状维管束及多数小亮点;以水湿润后有黏滑感。气微,味微甘、涩。(图 2-102(b))

【性味功效】甘、淡,平。解毒,除湿,通利关节。

天南星

天南星别名南星。天南星科植物天南星 *Arisaema erubescens*(Wall.)Schott、异叶天南星 *Arisaema heterophyllum* Bl. 或东北天南星 *Arisaema amurense* Maxim. 的干燥块茎。天南星主产于云南、陕西、四川、甘肃、贵州等地;异叶天南星主产于湖南、湖北、四川、贵州等地;东北天南星主产于东北、华北等地。秋、冬二季茎叶枯萎时采挖,除去须根及外皮,干燥。

【基础知识】

1. 药材

形状大小:呈扁球形。高 1～2 cm,直径 1.5～6.5 cm。

表面特征:表面类白色或淡棕色,较光滑,顶端有凹陷的茎痕,周围有麻点状根痕,有的块茎周边有小扁球状侧芽。

质地:质坚硬,不易破碎。

断面:不平坦,白色,粉性。

气味:气微辛,味麻辣。(图 2-103)

以个大、色白、粉性足者为佳。

2. 饮片

生天南星:同药材。

制天南星:呈类圆形或不规则的薄片。黄色或淡棕色,质脆易碎,断面角质状。气微,味涩,微麻。

【性味功效】

生天南星:苦、辛,温;有毒。散结消肿。

制天南星:苦、辛,温;有毒。燥湿化痰,祛风止痉,散结消肿。

【相关链接】

常见伪品:同科植物虎掌 *Pinellia pedatisecta* Schott 的干燥块茎,商品作"虎掌南星"入药。主产于河南、山东、安徽等地。块茎呈扁平形而不规则,由主块茎及多数附着的小块茎组成,形似虎类脚掌,每一块茎中心都有一茎痕,周围有麻点状根痕。(图 2-104)

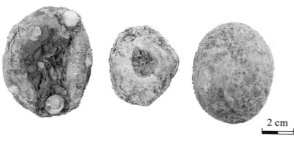

图 2-103　天南星药材

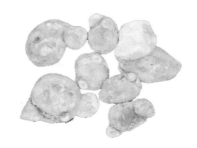

图 2-104　虎掌南星药材

半夏

半夏别名旱半夏。天南星科植物半夏 *Pinellia ternata*（Thunb.）Breit. 的干燥块茎。主产于四川、湖北、江苏、河南、安徽等地。夏、秋二季采挖,洗净,除去外皮和须根,晒干。

【基础知识】

1. 药材

形状大小:呈类球形,有的稍偏斜。直径 0.7～1.6 cm。

表面特征:表面白色或浅黄色,顶端有凹陷的茎痕,周围密布麻点状根痕;下面钝圆,较光滑。

质地:质坚实。

断面:洁白,富粉性。

气味:气微,味辛辣、麻舌而刺喉。（图 2-105）

以个大、色白、质坚实、粉性足者为佳。

2. 饮片

清半夏:呈椭圆形、类圆形或不规则的片。切面淡灰色至灰白色或黄白色至黄棕色,可见灰白色点状或短线状维管束迹,有的残留栓皮处下方显淡紫红色斑纹。质脆,易折断,断面略呈粉性或角质样。气微,味微涩、微有麻舌感。辛,温。燥湿化痰。

姜半夏:呈片状、不规则颗粒状或类球形。表面棕色至棕褐色。质硬脆,断面淡黄棕色,常具角质样光泽。气微香,味淡、微有麻舌感,嚼之略黏牙。辛,温。温中化痰,降逆止呕。

法半夏:呈类球形或破碎成不规则颗粒状。表面淡黄白色、黄色或棕黄色。质较松脆或硬脆,断面黄色或淡黄色,颗粒者质稍硬脆。气微,味淡略甘、微有麻舌感。辛,温。燥湿化痰。

【性味功效】辛,温;有毒。燥湿化痰,降逆止呕,消痞散结。

【相关链接】

常见伪品:水半夏为天南星科植物鞭檐犁头尖 *Typhonium flagelliforme*（Lodd.）Blume 的块茎。药材呈椭圆形、圆锥形或半圆形。表面类白色或淡黄色,不平滑,有多数隐约可见的点状根痕,上端类圆形,有突起的芽痕,下端略尖。质坚实,断面白色,粉性。气微,味辛辣,麻舌而刺喉。（图 2-106）

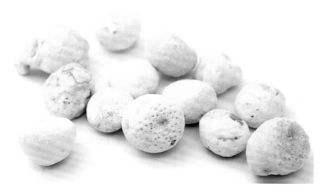

图 2-105　半夏药材

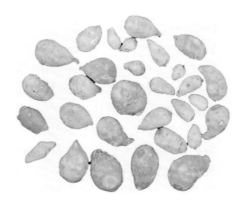

图 2-106　水半夏药材

白附子

白附子别名禹白附。天南星科植物独角莲 *Typhonium giganteum* Engl. 的干燥块茎。主产于河南禹县、长葛,甘肃天水、武都,湖北等地。秋季采挖,除去须根和外皮,晒干。

【基础知识】

1. 药材

形状大小:呈椭圆形或卵圆形,长 2~5 cm,直径 1~3 cm。

表面特征:表面白色至黄白色,略粗糙,有环纹及须根痕,顶端有茎痕或芽痕。

质地:质坚硬。

断面:白色,粉性。

气味:气微,味淡、麻辣刺舌。(图 2-107(a))

以个大、质坚实、色白、粉性足者为佳。

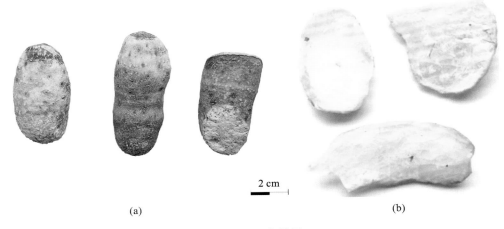

2 cm

(a)   (b)

图 2-107 白附子

(a)药材;(b)饮片

2. 饮片

生白附子:同药材。

制白附子:类圆形或椭圆形厚片,外表皮淡棕色,切面黄色,角质。味淡,微有麻舌感。(图 2-107(b))

【性味功效】辛,温;有毒。祛风痰,定惊搐,解毒散结,止痛。

石菖蒲(附:藏菖蒲)

石菖蒲别名菖蒲。天南星科植物石菖蒲 *Acorus tatarinowii* Schott 的干燥根茎。主产于四川、浙江、江苏等地。秋、冬二季采挖,除去须根和泥沙,晒干。

【基础知识】

1. 药材

形状大小:呈扁圆柱形,多弯曲,常有分枝,长 3~20 cm,直径 0.3~1 cm。

表面特征:表面棕褐色或灰棕色,粗糙,有疏密不匀的环节,节间长 0.2~0.8 cm,具细纵纹,一面残留须根或圆点状根痕;叶痕呈三角形,左右交互排列,有的其上有毛鳞状的叶基残余。

质地:质硬。

断面:纤维性,类白色或微红色,内皮层环明显,可见多数维管束小点及棕色油细胞。

气味:气芳香,味苦、微辛。(图 2-108(a))

以条粗长、无须根、质坚实而脆、断面色白、粉性足、香气浓者为佳。

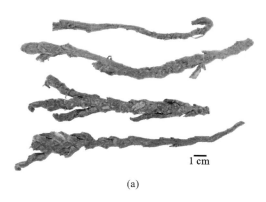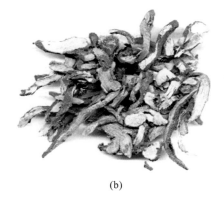

(a)　　　　　　　　　　　　　　　　　　　(b)

图 2-108　石菖蒲

（a）药材；（b）饮片

2. 饮片

扁圆形或长条形的厚片。外表皮棕褐色或灰棕色,有的可见环节及根痕。切面纤维性,类白色或微红色,有明显环纹及油点。气芳香,味苦、微辛。

【性味功效】辛、苦,温。开窍豁痰,醒神益智,化湿开胃。（图2-108（b））

【相关链接】

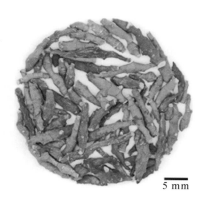

图 2-109　九节菖蒲药材

常见伪品:毛茛科植物阿尔泰银莲花的干燥根茎,习称“九节菖蒲”或“节菖蒲”。根茎呈细长纺锤形,表面棕黄色,具多数半环状突起的节,断面白色。气微,味微酸而稍麻舌。其成分与石菖蒲不同,不能代替石菖蒲药用。（图2-109）

 附

藏菖蒲

藏菖蒲为藏族习用药材。天南星科植物藏菖蒲 *Acorus calamus* L. 的干燥根茎。秋、冬二季采挖,除去须根和泥沙,晒干。本品呈扁圆柱形,略弯曲,长 4～20 cm,直径 0.8～2 cm。表面灰棕色至棕褐色,节明显,节间长 0.5～1.5 cm,具纵皱纹,一面具密集圆点状根痕;叶痕呈斜三角形,左右交互排列,侧面茎基痕周围常残留有鳞片状叶基和毛发状须根。质硬,断面淡棕色,内皮层环明显,可见众多棕色油细胞小点。气浓烈而特异,味辛。苦、辛,温、燥、锐。温胃,消炎止痛。（图2-110）

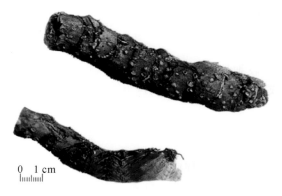

图 2-110　藏菖蒲药材

千年健

千年健别名千颗针、一包针。天南星科植物千年健 *Homalomena occulta*（Lour.）Schott 的干燥根茎。主产于云南、广西等地。春、秋二季采挖,洗净,除去外皮,晒干。

【基础知识】

1. 药材

形状大小:呈圆柱形,稍弯曲,有的略扁,长 15～40 cm,直径 0.8～1.5 cm。

表面特征:表面黄棕色或红棕色,粗糙,可见多数扭曲的纵沟纹、圆形根痕及黄色针状纤维束。

质地:质硬而脆。

断面:红褐色,黄色针状纤维束多而明显,相对另一断面呈多数针眼状小孔及少数黄色针状纤维束,可见深褐色具光泽的油点。

气味:气香,味辛、微苦。

以个大、质坚实者为佳。

2. 饮片

类圆形或不规则的片。外表皮黄棕色至红棕色,粗糙,有的可见圆形根痕。切面红褐色,具有众多黄色纤维束,有的呈针刺状。气香,味辛、微苦。（图 2-111）

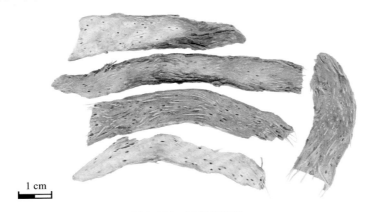

1 cm

图 2-111　千年健饮片

【性味功效】苦、辛,温。祛风湿,壮筋骨。

百部

百部为百部科植物直立百部 *Stemona sessilifolia*（Miq.）Miq.、蔓生百部 *Stemona japonica*（Bl.）Miq. 或对叶百部 *Stemona tuberosa* Lour. 的干燥块根。直立百部主产于安徽、江苏、湖北、浙江、山东,蔓生百部主产于浙江、江苏,对叶百部主产于湖南、湖北、广东、福建、四川、贵州。春、秋二季采挖,除去须根,洗净,置沸水中略烫或蒸至无白心,取出,晒干。

【基础知识】

1. 药材

(1)直立百部。

形状大小:呈纺锤形,上端较细长,皱缩弯曲,长 5～12 cm,直径 0.5～1 cm。

表面特征:表面黄白色或淡棕黄色,有不规则深纵沟,间或有横皱纹。

质地:质脆,易折断。

断面:平坦,角质样,淡黄棕色或黄白色,皮部较宽,中柱扁缩。

气味:气微,味甘、苦。（图 2-112(a)）

(2)蔓生百部:两端稍狭细,表面多不规则皱褶和横皱纹。

(3)对叶百部:呈长纺锤形或长条形,长 8～24 cm,直径 0.8～2 cm。表面浅黄棕色至灰棕色,具浅纵皱纹或不规则纵槽。质坚实,断面黄白色至暗棕色,中柱较大,髓部类白色。

以根条粗壮、质坚实、色灰白者为佳。

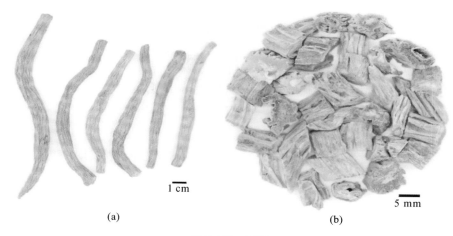

图 2-112　百部

（a）药材；（b）饮片

2. 饮片

不规则厚片或不规则条形斜片；表面灰白色、棕黄色，有深纵皱纹；切面灰白色、淡黄棕色或黄白色，角质样；皮部较厚，中柱扁缩。质韧软。气微，味甘、苦。（图 2-112（b））

蜜百部：形同百部片，表面棕黄色或褐棕色，略带焦斑，稍有黏性。味甜。

【性味功效】甘、苦，微温。润肺下气止咳，杀虫灭虱。

香附

香附别名香附子。莎草科植物莎草 *Cyperus rotundus* L. 的干燥根茎。主产于山东、浙江、福建、河南、湖南等地。秋季采挖，燎去毛须，置沸水中略煮或蒸透后晒干，或燎后直接晒干。

【基础知识】

1. 药材

形状大小：多呈纺锤形，有的略弯曲，长 2～3.5 cm，直径 0.5～1 cm。

表面特征：表面棕褐色或黑褐色，有纵皱纹，并有 6～10 个略隆起的环节，节上有未除净的棕色毛须和须根断痕；去净毛须者较光滑，环节不明显。

质地：质硬。

断面：经蒸煮者断面黄棕色或红棕色，角质样；生晒者断面色白而显粉性，内皮层环纹明显，中柱色较深，点状维管束散在。

气味：气香，味微苦。（图 2-113（a））

以个大、去净毛须、棕褐色、质坚实、香气浓者为佳。

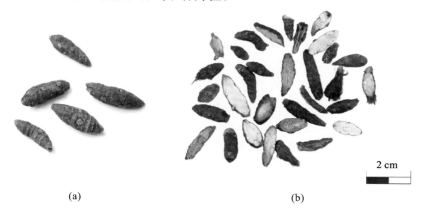

图 2-113　香附

（a）药材；（b）饮片

2. 饮片

不规则厚片或颗粒状。外表皮棕褐色或黑褐色,有时可见环节。切面白色或黄棕色,质硬,内皮层环纹明显。气香,味微苦。(图 2-113(b))

醋香附:形如香附片(粒),表面黑褐色。微有醋香气,味微苦。

【性味功效】辛、微苦、微甘、平。疏肝解郁,理气宽中,调经止痛。

白及

白及为兰科植物白及 *Bletilla striata*(Thunb.)Reichb. f. 的干燥块茎。主产于贵州、四川、湖南、湖北等地。以贵州产量大,质量优。夏、秋二季采挖,除去须根,洗净,置沸水中煮或蒸至无白心,晒至半干,除去外皮,晒干。

【基础知识】

1. 药材

形状大小:呈不规则扁圆形,多有 2~3 个爪状分枝,少数具 4~5 个爪状分枝。长 1.5~6 cm,厚 0.5~3 cm。

表面特征:表面灰白色至灰棕色或黄白色,有数圈同心环节和棕色点状须根痕,上面有突起的茎痕,下面有连接另一块茎的痕迹。

质地:质坚硬,不易折断。

断面:类白色,角质样。

气味:气微,味苦,嚼之有黏性。(图 2-114(a))

以个大、饱满、色白、半透明、质坚实者为佳。

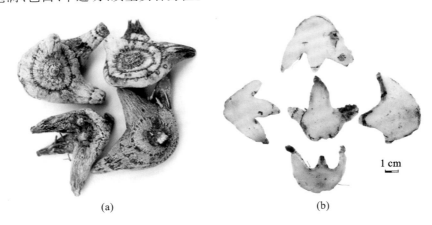

图 2-114　白及

(a)药材;(b)饮片

2. 饮片

不规则的薄片。外表皮灰白色至灰棕色,或黄白色。切面类白色至黄白色,角质样,半透明,维管束小点状,散生。质脆。气微,味苦,嚼之有黏性。(图 2-114(b))

【性味功效】苦、甘、涩、微寒。收敛止血,消肿生肌。

【相关链接】

常见伪品:同属植物黄花白及 *Bletilla ochracea* Schltr. 的块茎,在四川西部和北部产量较大,曾作为白及使用。药材性状与白及相似,但形较小,表面呈淡红棕色。应注意鉴别。

山慈菇

山慈菇为兰科植物杜鹃兰 *Cremastra appendiculata*(D. Don)Makino、独蒜兰 *Pleione bulbocodioides*(Franch.)Rolfe 或云南独蒜兰 *Pleione yunnanensis* Rolfe 的干燥假鳞茎。前者习称"毛慈菇",后二者习称"冰球子"。杜鹃兰主产于云南、贵州;独蒜兰和云南独蒜兰主产于云南。夏、秋二季采挖,除去地上部分及泥沙,分开大小置沸水锅中蒸煮至透心,干燥。

【基础知识】

1. 药材

(1)毛慈菇。

形状大小:呈不规则扁球形或圆锥形,顶端渐突起,基部有须根痕。长 1.8~3 cm,膨大部直径1~2 cm。

表面特征:表面黄棕色或棕褐色,有纵皱纹或纵沟,中部有 2~3 条微突起的环节,节上有鳞片叶干枯腐烂后留下的丝状纤维。

质地:质坚硬,难折断。

断面:灰白色或黄白色,略呈角质。

气味:气微,味淡,带黏性。(图 2-115(a))

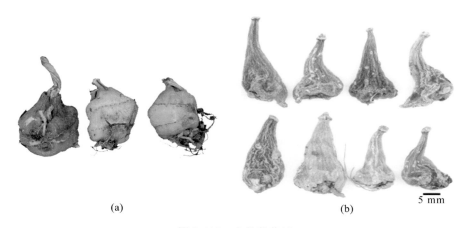

(a)　　　　　　　　　　　　　　(b)　　　5 mm

图 2-115　山慈菇药材

(a)毛慈菇;(b)冰球子

(2)冰球子。

形状大小:呈圆锥形,瓶颈状或不规则团块,直径 1~2 cm,高 1.5~2.5 cm。

表面特征:顶端渐尖,尖端断头处呈盘状,基部膨大且圆平,中央凹入,有 1~2 条环节,多偏向一侧。撞去外皮者表面黄白色,带表皮者浅棕色,光滑,有不规则皱纹。

断面:浅黄色,角质半透明。(图 2-115(b))

以个大、饱满、断面黄白色、质坚实者为佳。

2. 饮片

切薄片,干燥或洗净干燥。其余同药材。

【性味功效】甘、微辛,凉。清热解毒,化痰散结。

天麻

天麻别名赤箭。兰科植物天麻 *Gastrodia elata* Bl. 的干燥块茎。主产于云南、贵州、四川、陕西、湖北等地。立冬后至次年清明前采挖,立即洗净,蒸透,敞开低温(60 ℃以下)干燥。清明节前(3—5月间)采者称"春麻",立冬后(10—12月间)采者称"冬麻",以冬麻的质量较佳。

【基础知识】

1. 药材

形状大小:呈椭圆形或长条形,略扁,皱缩而稍弯曲,长 3~15 cm,宽 1.5~6 cm,厚 0.5~2 cm。

表面特征:表面黄白色至黄棕色,有纵皱纹及由点状潜伏芽排列而成的横环纹多轮(习称"点环纹"),有时可见棕褐色菌索。顶端有红棕色至深棕色鹦嘴状的芽,习称"鹦哥嘴"或"红小辫"(冬麻),或残留茎基(春麻);另一端有圆脐形疤痕,习称"肚脐疤"。(图 2-116、图 2-117)

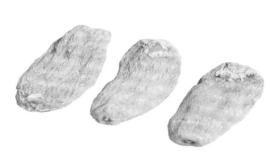

图 2-116　冬麻

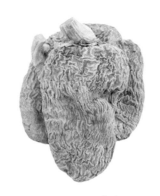

图 2-117　春麻

质地:质坚硬,不易折断。

断面:较平坦,黄白色至淡棕色,角质样。

气味:气微,味甘。(图 2-118(a))

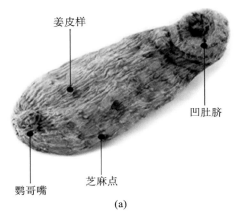

姜皮样

凹肚脐

鹦哥嘴

芝麻点

(a)

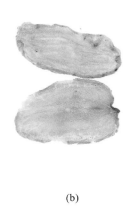

(b)

图 2-118　天麻

(a)药材;(b)饮片

以个大、有鹦哥嘴、质坚实、断面明亮、无空心者(冬麻)质佳。质地轻泡、有残留茎基、断面色晦暗、空心者(春麻)质次。

2. 饮片

不规则的薄片。外表皮淡黄色至黄棕色,有时可见点状排成的横环纹。切面黄白色至淡棕色。角质样,半透明。气微,味甘。(图 2-118(b))

【性味功效】甘,平。息风止痉,平抑肝阳,祛风通络。

【相关链接】

常见伪品:①马铃薯为茄科植物马铃薯的干燥块茎。加工成压扁状冒充天麻。本品呈扁椭圆形。表面较光滑,无环节,无环列的点状突起,无圆脐形疤痕。质坚硬,断面角质。无臭、味淡。②紫茉莉为紫茉莉科植物紫茉莉的干燥根。其根蒸煮后去皮晒干,以混充天麻。本品呈长圆锥形或纺锤形,多已压扁。须根痕下陷如小洞,在两侧排列成纵行,有纵纹无环纹,灰白色或黄白色,不透明。断面无光泽,可见纤维的断头。气无,味微苦而后麻,嚼之有刺喉感。③大丽花为菊科植物大丽花的干燥块根。本品呈长纺锤形,略扁。表面灰白色至灰黄白色,断面类白色至浅棕色。气微,味淡,嚼之黏牙。

莪术

莪术为姜科植物蓬莪术 *Curcuma phaeocaulis* Val.、广西莪术 *Curcuma kwangsiensis* S. G. Lee et C. F. Liang 或温郁金 *Curcuma wenyujin* Y. H. Chen et C. Ling 的干燥根茎。依次习称"蓬莪术"

"桂莪术""温莪术"。主产于四川、广西、浙江等地。冬季茎叶枯萎后采挖,洗净,蒸或煮至透心,晒干或低温干燥后除去须根和杂质。

【基础知识】

1. 药材

(1)蓬莪术。

形状大小:呈卵圆形、长卵形、圆锥形或长纺锤形,顶端多钝尖,基部钝圆,长 2～8 cm,直径 1.5～4 cm。

表面特征:表面灰黄色至灰棕色,上部环节突起,有圆形微凹的须根痕或残留的须根,有的两侧各有 1 列下陷的芽痕和类圆形的侧生根茎痕,有的可见刀削痕。

质地:体重,质坚实。

断面:灰褐色至蓝褐色,蜡样,常附有灰棕色粉末,皮层与中柱易分离,内皮层环纹棕褐色。

气味:气微香,味微苦而辛。(图 2-119(a))

(2)广西莪术:环节稍突起,断面黄棕色至棕色,常附有淡黄色粉末,内皮层环纹黄白色。

(3)温莪术:断面黄棕色至棕褐色,常附有淡黄色至黄棕色粉末。气香或微香。

以个均匀、质坚实、香气浓者为佳。

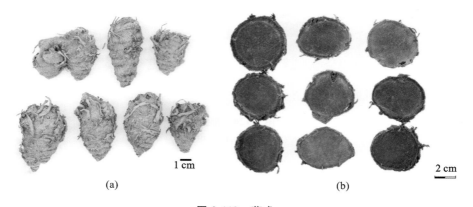

(a) (b)

图 2-119 莪术

(a)药材;(b)饮片

2. 饮片

类圆形或椭圆形的厚片。外表皮灰黄色或灰棕色,有时可见环节或须根痕。切面黄绿色、黄棕色或棕褐色,内皮层环纹明显,散在"筋脉"小点。气微香,味微苦而辛。(图 2-119(b))

醋莪术:形如莪术片,色泽加深,角质样,微有醋香气。

【性味功效】辛、苦,温。行气破血,消积止痛。

郁金

郁金为姜科植物温郁金 *Curcuma wenyujin* Y. H. Chen et C. Ling、姜黄 *Curcuma longa* L.、广西莪术 *Curcuma kwangsiensis* S. G. Lee et C. F. Liang 或蓬莪术 *Curcuma phaeocaulis* Val. 的干燥块根。前两者分别习称"温郁金"和"黄丝郁金",其余按性状不同习称"桂郁金"或"绿丝郁金"。温郁金主产于浙江,为著名的道地药材;黄丝郁金、绿丝郁金主产于四川,习称"川郁金";桂郁金主产于广西。冬季茎叶枯萎后采挖,除去泥沙和细根,蒸或煮至透心,干燥。

【基础知识】

1. 药材

(1)温郁金。

形状大小:呈长圆形或卵圆形,稍扁,有的微弯曲,两端渐尖,长 3.5～7 cm,直径 1.2～2.5 cm。

表面特征:表面灰褐色或灰棕色,具不规则的纵皱纹,纵皱纹隆起处色较浅。

质地:质坚实。

断面:灰棕色,角质样;内皮层环明显。

气味:气微香,味微苦。(图 2-120(a))

(2)黄丝郁金:呈纺锤形,有的一端细长,长 2.5～4.5 cm,直径 1～1.5 cm。表面棕灰色或灰黄色,具细皱纹。断面橙黄色,外周棕黄色至棕红色。气芳香,味辛辣。

(3)桂郁金:呈长圆锥形或长圆形,长 2～6.5 cm,直径 1～1.8 cm。表面具疏浅纵皱纹或较粗糙网状皱纹。气微,味微辛苦。

(4)绿丝郁金:呈长椭圆形,较粗壮,长 1.5～3.5 cm,直径 1～1.2 cm。气微,味淡。

以个大、肥满者为佳。一般认为黄丝郁金质量为优。

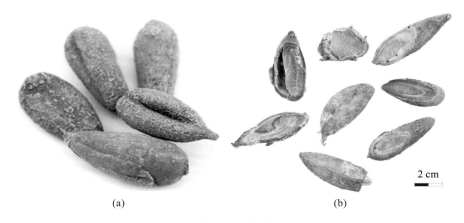

2 cm

(a)   (b)

图 2-120　郁金

(a)药材;(b)饮片

2. 饮片

椭圆形或长条形薄片。外表皮灰黄色、灰褐色至灰棕色,具不规则的纵皱纹。切面灰棕色、橙黄色至灰黑色。角质样,内皮层环明显。(图 2-120(b))

【性味功效】辛、苦,寒。活血止痛,行气解郁,清心凉血,利胆退黄。

姜黄

姜黄为姜科植物姜黄 *Curcuma longa* L. 的干燥根茎。主产于四川、福建、江西等地。冬季茎叶枯萎时采挖,洗净,煮或蒸至透心,晒干,除去须根。

【基础知识】

1. 药材

形状大小:呈不规则卵圆形、圆柱形或纺锤形(称"圆形姜黄"),常弯曲。有的具短叉状分枝(称"指形姜黄"),长 2～5 cm,直径 1～3 cm。

表面特征:表面深黄色,粗糙,有皱缩纹理和明显环节,并有圆形分枝痕及须根痕。

质地:质坚实,不易折断。

断面:棕黄色至金黄色,角质样,有蜡样光泽,内皮层环纹明显,维管束呈点状散在。

气味:气香特异,味苦、辛。(图 2-121(a))

以质坚实、断面色橙黄者为佳。

2. 饮片

不规则或类圆形的厚片。外表皮深黄色,有时可见环节。切面棕黄色至金黄色,角质样,内皮层环纹明显,维管束呈点状散在。气香特异,味苦、辛。(图 2-121(b))

【性味功效】辛、苦,温。破血行气,通经止痛。

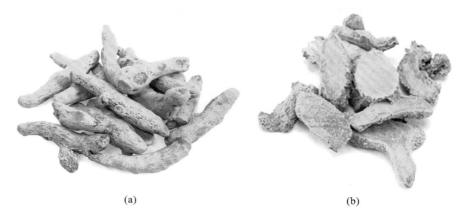

(a)　　　　　　　　　　　　　　(b)

图 2-121　姜黄

(a)药材;(b)饮片

片姜黄

片姜黄为姜科植物温郁金 *Curcuma wenyujin* Y. H. Chen et C. Ling 的干燥根茎。主产于浙江。冬季茎叶枯萎后采挖,洗净,除去须根,趁鲜纵切厚片,晒干。

【基础知识】

1.药材

形状大小:呈长圆形或不规则的片状,大小不一,长 3~6 cm,宽 1~3 cm,厚 0.1~0.4 cm。

表面特征:外皮灰黄色,粗糙皱缩,有时可见环节及须根痕。切面黄白色至棕黄色,有一圈环纹及多数筋脉小点。

质地:质脆而坚实。

断面:灰白色至棕黄色,略粉质。

气味:气香特异,味微苦而辛凉。(图 2-122)

以片大、色黄白、质重、有粉性者为佳。

2.饮片

同药材。

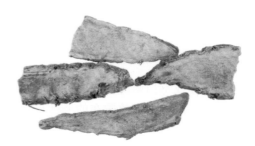

图 2-122　片姜黄饮片

【性味功效】辛、苦,温。破血行气,通经止痛。

【相关链接】

莪术、郁金、姜黄、片姜黄的关系见表 2-3。

表 2-3　莪术、郁金、姜黄、片姜黄的关系

原植物	入药部位	加工方法	商品名称
蓬莪术	根茎	蒸或煮至透心	莪术
	块根	蒸或煮至透心	郁金
广西莪术	根茎	蒸或煮至透心	莪术
	块根	蒸或煮至透心	郁金
温郁金	根茎	蒸或煮至透心	莪术
	根茎	趁鲜切厚片晒干	片姜黄
	块根	蒸或煮至透心	郁金
姜黄	根茎	蒸或煮至透心	姜黄
	块根	蒸或煮至透心	郁金

高良姜

高良姜别名良姜、小良姜。姜科植物高良姜 *Alpinia officinarum* Hance 的干燥根茎。主产于广东、海南、广西等地。夏末秋初采挖,除去须根和残留的鳞片,洗净,切段,晒干。

【基础知识】

1. 药材

形状大小:呈圆柱形,多弯曲,有分枝。长 5～9 cm,直径 1～1.5 cm。

表面特征:表面棕红色至暗褐色,有细密的纵皱纹和灰棕色的波状环节,节间长 0.2～1 cm,一面有圆形的根痕。

质地:质坚韧,不易折断。

断面:灰棕色或红棕色,纤维性,中柱约占 1/3。

气味:气香,味辛辣。(图 2-123(a))

以分枝少、色红棕、气味浓者为佳。

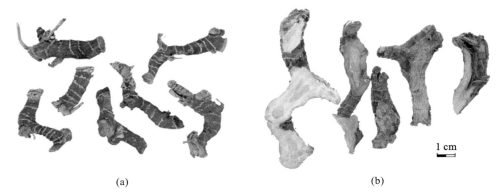

(a)   (b)

图 2-123　高良姜
(a)药材;(b)饮片

2. 饮片

类圆形或不规则的薄片。外表皮棕红色至暗棕色,有的可见环节和须根痕。切面灰棕色至红棕色,外周色较淡,具多数散在的筋脉小点,中心圆形,约占 1/3。气香,味辛辣。(图 2-123(b))

【性味功效】辛,热。温胃止呕,散寒止痛。

【相关链接】

常见伪品:同属植物大高良姜 *Alpinia galanga* Willd. 的根茎,又名山姜、大良姜。药材呈圆柱形,多弯曲,多数有分枝,较高良姜粗大,长 8～12 cm,直径 2～3 cm。表面淡红棕色或暗紫色,具纵皱纹,较粗糙,有波浪形的淡黄色或灰棕色叶痕,形成环节,节间长 3～6 mm。根茎下侧有圆形须根痕。质坚韧,难折断,折断面淡黄色,呈纤维状。切面多无油性,皮部约占 2/3,内皮层明显,维管束小点散在,色稍深,木质部易与皮部分离,气香味辛,气味较淡。其挥发油含量低,不可药用。

茎木类中药鉴定技术

任务 1　茎木类中药概述

扫码看 PPT

　　茎类中药主要指木本植物的茎，以及少数草本植物的茎。包括木本植物的茎藤，如木通、川木通、大血藤、鸡血藤等；茎枝，如桑枝、桂枝等；带叶茎枝，如络石藤、桑寄生、槲寄生等；带钩茎枝，如钩藤；茎刺（变态茎），如皂角刺；茎的翅状附属物，如鬼箭羽；茎髓，如通草、小通草、灯心草等；草本植物茎藤，如天仙藤。

　　木类中药是指木本植物茎形成层以内的部分，通称木材。木材又分边材和心材，边材形成较晚，一般颜色较浅；心材由于形成较早，积累了较多的物质，如树脂类、树胶类油类、油类等，颜色较深，质地较致密。木类中药多采用心材部分，如苏木、降香等，少数用木材部分，如沉香。

一、性状鉴定

　　茎木类中药的性状鉴定，主要观察药材的形状、大小、表面特征、质地、断面特征、气味等。木类中药还常采用水试和火试的方法鉴别。

1. 观察形状

　　①茎类中药多呈圆柱形或扁圆柱形，有的扭曲不直，粗细不一，多有明显的节和节间，节膨大。②木类中药多为不规则的块状、厚片状或长条状，形状多样，颜色一般较深，如降香；含树脂较多的，有的有棕黑色斑块、斑纹或斑点。

2. 观察表面

　　①茎类中药通常外表粗糙，有纵横裂纹与皮孔，并残存叶痕和芽痕。颜色因品种而异（如鸡血藤红紫色，桑枝灰黄色）。②木类中药表面常有刀削痕，有的具棕褐色树脂状条纹或斑块（如沉香），颜色各不相同（如降香紫色，苏木红黄色）。

3. 观察质地

　　质地因品种不同而各异，有的质脆疏松易折断，有的坚硬不易折断，有的质重（如沉香），有的质轻（如白木香）。

4. 观察断面

　　①茎类中药断面有髓或空洞（如桑枝），有的可见明显导管小孔（如川木通、青风藤），有的射线呈放射状，显车轮纹（如大血藤），有的可见特殊的环纹（如鸡血藤）。②木类中药断面有的可见年轮（如苏木）。

5. 嗅气尝味

　　气味常可以帮助鉴别，如海风藤味苦，有辛辣感；青风藤味苦，无辛辣感。

　　茎木类中药饮片多为片状（如大血藤、青风藤）、段状（如槲寄生、小通草）、槽状或卷筒状（如合欢皮、厚朴）等。鉴别时注意观察其形状、颜色、表面、断面、质地、气味等特征。其中切面特征是药材断面特征的直观反映，是重要的鉴别特征。

二、显微鉴定

1. 茎类中药的组织构造

　　一般应制横切片、纵切片、解离组织片、粉末制片等进行观察。目前以茎入药的大部分为双子叶木本植物,应注意下列组织特征。

(1)周皮或表皮:木质茎最外方为周皮,有的具明显的落皮层,应注意木栓细胞的形状、层数、增厚情况等。

(2)皮层:注意其存在与否及在横切面所占比例,应注意观察纤维、石细胞等的形态、分泌组织类型及细胞后含物的特点。

(3)韧皮部:注意薄壁组织、筛管群、射线、厚壁组织的细胞形态和排列情况。

(4)形成层:注意是否明显,一般呈环状。

(5)木质部:注意导管、管胞、纤维、薄壁细胞、射线细胞的形状和排列情况。

(6)髓部:大多由薄壁细胞构成,多具明显的细胞间隙,有的细胞可见圆形单纹孔。

2.木类中药的组织构造

一般分别制作三个方向的切片,即横切片、径向纵切片、切向纵切片。观察时应注意下列组织特征。

(1)导管:注意导管分子的形状、宽度及长度,导管壁上纹孔的类型。

(2)木纤维:占木材的大部分,纵切面观为狭长的厚壁细胞,长度为宽度的 30~50 倍,细胞腔狭小,壁厚,有斜裂隙状的单纹孔(大多向左倾斜)。

(3)木薄壁细胞:储藏养料的生活细胞,有时增厚或有单纹孔,大多木质化。

(4)木射线:细胞形状与木薄壁细胞相似。

任务 2　常用茎木类中药材(饮片)的鉴定

青风藤

青风藤为防己科植物青藤 *Sinomenium acutum* (Thunb.)Rehd. et Wils. 和毛青藤 *Sinomenium acutum* (Thunb.)Rehd. et Wils. var. *cinereum* Rehd. et Wils. 的干燥藤茎。主产于华东、西南、华中及陕西等地。秋末冬初采割,扎把或切长段,晒干。

【基础知识】

1.药材

形状大小:呈长圆柱形,常微弯曲,长 20~70 cm 或更长,直径 0.5~2 cm。

表面特征:表面绿褐色至棕褐色,有的灰褐色,有细纵纹和皮孔。节部稍膨大,有分枝。

质地:体轻,质硬而脆,易折断。

断面:不平坦,灰黄色或淡灰棕色,皮部窄,木质部射线呈放射状排列,髓部淡黄白色或黄棕色。

气味:气微,味苦。

以条匀、外皮绿褐色、断面灰黄色、粗如指者为佳。

2.饮片

类圆形的厚片。外表面绿褐色至棕褐色,有的灰褐色,有纵纹,有的可见皮孔。切面灰黄色至淡灰黄色,皮部窄,木质部有明显的放射状纹理,其间有多数小孔,髓部淡黄白色至棕黄色。气微,味苦。(图 3-1)

【性味功效】苦、辛,平。祛风湿,通经络,利小便。

桂枝

桂枝为樟科植物肉桂 *Cinnamomum cassia* Presl 的干燥嫩枝。主产于广东、广西等地,云南、福建等地亦产,多为栽培。春、夏二季采收,除去叶,晒干,或切片晒干。

【基础知识】

1.药材

形状大小:呈长圆柱形,多分枝,长 30~75 cm,粗端直径 0.3~1 cm。

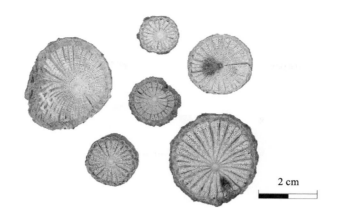

图 3-1　青风藤饮片

表面特征：表面红棕色至棕色，有纵棱线、细皱纹及小疙瘩状的叶痕、枝痕和芽痕，皮孔点状。

质地：质硬而脆，易折断。

断面：切片厚 2～4 mm，切面皮部红棕色，木质部黄白色至浅黄棕色，髓部略呈方形。

气味：有特异香气，味甜、微辛，皮部味较浓。（图 3-2(a)）

以枝嫩、色红棕、香气浓者为佳。

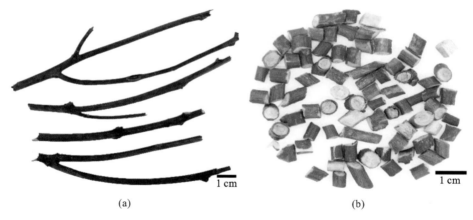

(a)　　　　　　　　　　　　　　　　　(b)

图 3-2　桂枝

(a)药材；(b)饮片

2. 饮片

类圆形或椭圆形的厚片。表面红棕色至棕色，有时可见点状皮孔或纵棱线。切面皮部红棕色，木质部黄白色或浅黄棕色，髓部类圆形或略呈方形，有特异香气，味甜、微辛。（图 3-2(b)）

【性味功效】辛、甘，温。发汗解肌，温通经脉，助阳化气，平冲降气。

槲寄生

槲寄生为桑寄生科植物槲寄生 *Viscum coloratum*（Komar.）Nakai 的干燥带叶茎枝。主产于河北、辽宁、吉林、内蒙古等地。冬季至次春采割，除去粗茎，切段，干燥，或蒸后干燥。

【基础知识】

1. 药材

形状大小：茎枝呈圆柱形，2～5 叉状分枝。长约 30 cm，直径 0.3～1 cm。

表面特征：表面黄绿色、金黄色或黄棕色，有纵皱纹；节膨大，节上有分枝或枝痕。

质地：体轻，质脆，易折断。

断面：不平坦，皮部黄色，木质部色较浅，射线放射状，髓部常偏向一边。

叶:对生于枝梢,易脱落,无柄;叶片呈长椭圆状披针形,长 2～7 cm,宽 0.5～1.5 cm;先端钝圆,基部楔形,全缘;表面黄绿色,有细皱纹,主脉 5 出,中间 3 条明显;革质。

气味:气微,味微苦。(图 3-3(a))

以枝嫩、色黄绿、叶多者为佳。

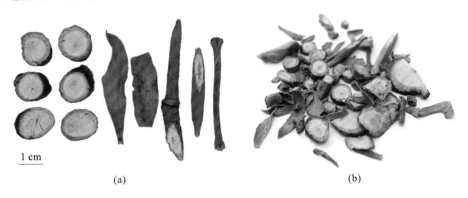

图 3-3　槲寄生

(a)药材;(b)饮片

2. 饮片

不规则的厚片。茎外皮黄绿色、黄棕色或棕褐色。切面皮部黄色,木质部浅黄色,有放射状纹理,髓部常偏向一边。叶片黄绿色或黄棕色,全缘,有细皱纹;革质。气微,味微苦,嚼之有黏性。(图 3-3(b))

【性味功效】苦,平。祛风湿,补肝肾,强筋骨,安胎元。

桑枝

桑枝为桑科植物桑 *Morus alba* L. 的干燥嫩枝。全国大部分地区有野生或栽培。春末夏初采收,去叶,晒干,或趁鲜切片,晒干。

【基础知识】

1. 药材

形状大小:呈长圆柱形,少有分枝,长短不一,直径 0.5～1.5 cm。

表面特征:表面灰黄色或黄褐色,有多数黄褐色点状皮孔及细纵纹,并有灰白色略呈半圆形的叶痕和黄棕色的腋芽。

质地:质坚韧,不易折断。

断面:纤维性。切片厚 0.2～0.5 cm,皮部较薄,木质部黄白色,射线放射状,髓部白色或黄白色。

气味:气微,味淡。(图 3-4(a))

以枝细质嫩、断面色黄白者为佳。

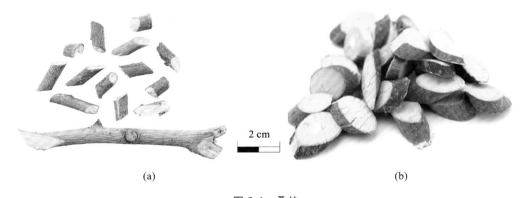

图 3-4　桑枝

(a)药材;(b)饮片

2.饮片

类圆形或椭圆形厚片。外表皮灰黄色或黄褐色,有点状皮孔。切面皮部较薄,木质部黄白色,射线放射状,髓部白色或黄白色。气微,味淡。(图 3-4(b))

【性味功效】微苦,平。祛风湿,利关节。

木通

木通为木通科植物木通 *Akebia quinata* (Thunb.)Decne.、三叶木通 *Akebia trifoliata* (Thunb.) Koidz. 或白木通 *Akebia trifoliata* (Thunb.)Koidz. var. *australis* (Diels)Rehd. 的干燥藤茎。木通主产于江苏、浙江、安徽、江西等地;三叶木通主产于浙江省;白木通主产于四川省。秋季采收,截取茎部,除去细枝,阴干。

【基础知识】

1.药材

形状大小:呈圆柱形,常稍扭曲,长 30～70 cm,直径 0.5～2 cm。

表面特征:表面灰棕色至灰褐色,外皮粗糙而有许多不规则的裂纹或纵沟纹,具突起的皮孔。节部膨大或不明显,具侧枝断痕。

质地:体轻,质坚实,不易折断。

断面:不整齐,皮部较厚,黄棕色,可见淡黄色颗粒状小点,木质部黄白色,射线呈放射状排列,髓小或有时中空,黄白色或黄棕色。

气味:气微,味微苦而涩。

以条匀、断面色黄者为佳。

2.饮片

圆形、椭圆形或不规则形片。外表皮灰棕色或灰褐色。切面射线呈放射状排列,髓小或有时中空。气微,味微苦而涩。(图 3-5)

【性味功效】苦,寒。利尿通淋,清心除烦,通经下乳。

【相关链接】

常见伪品:关木通为马兜铃科植物东北马兜铃 *Aristolochia manshuriensis* Kom. 的干燥藤茎。因含具肾毒性的马兜铃酸,故《中国药典》已将其删除,应注意鉴别。药材呈长圆柱形,略扭曲,直径 1～6 cm。表面灰黄色或棕黄色。断面黄色或淡黄色,木质部宽广,众多小孔状导管整齐排列成同心环层,与类白色射线相交呈蜘蛛网状,髓部扁缩呈条状。摩擦残余粗皮,有樟脑样臭。气微,味苦。(图 3-6)

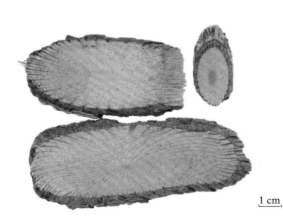

1 cm

图 3-5　木通饮片

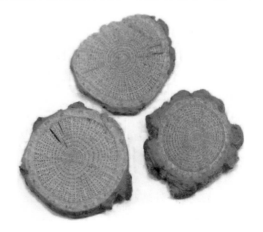

图 3-6　关木通饮片

川木通

川木通为毛茛科植物小木通 *Clematis armandii* Franch. 或绣球藤 *Clematis montana* Buch. -Ham. 的干燥藤茎。小木通主产于四川、湖南、陕西、贵州、湖北等地亦产;绣球藤主产于四川,陕西、湖北、甘肃、安徽、广西、云南、贵州等地亦产。春、秋二季采收，除去粗皮，晒干，或趁鲜切薄片，晒干。

【基础知识】

1. 药材

形状大小：长圆柱形，略扭曲，长 50～100 cm，直径 2～3.5 cm。

表面特征：表面黄棕色或黄褐色，有纵向凹沟及棱线；节处多膨大，有叶痕及侧枝痕。残存皮部易撕裂。

质地：质坚硬，不易折断。

断面：切片厚 2～4 mm，边缘不整齐，残存皮部黄棕色，木质部浅黄棕色或浅黄色，有黄白色放射状纹理及裂隙，其间布满导管孔，髓部较小，类白色或黄棕色，偶有空腔。

气味：气微，味淡。

以茎条均匀、断面色黄白、无黑心者为佳。

2. 饮片

类圆形厚片。切面边缘不整齐，残存皮部黄棕色，木质部浅黄棕色或浅黄色，有黄白色放射状纹理及裂隙，其间密布细孔状导管，髓部较小，类白色或黄棕色，偶有空腔。气微，味淡。（图 3-7）

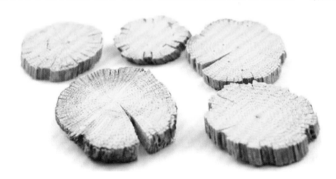

图 3-7 川木通饮片

【性味功效】苦，寒。利尿通淋，清心除烦，通经下乳。

大血藤

大血藤别名红藤、血藤、红血藤。木通科植物大血藤 *Sargentodoxa cuneata*（Oliv.）Rehd. et Wils. 的干燥藤茎。主产于江西、湖北、四川、浙江、江苏等地。秋、冬二季采收，除去侧枝，截段，干燥。

【基础知识】

1. 药材

形状大小：圆柱形，略弯曲，长 30～60 cm，直径 1～3 cm。

表面特征：表面灰棕色，粗糙，外皮常呈鳞片状剥落，剥落处显暗红棕色，有的可见膨大的节和略凹陷的枝痕或叶痕。

质地：质硬。

断面：皮部红棕色，有数处向内嵌入木质部，木质部黄白色，有多数细孔状导管，射线呈放射状排列。

气味：气微，味微涩。

以条均匀、外表棕红、直径 1～2 cm 者为佳。

2. 饮片

类椭圆形的厚片。外表皮灰棕色，粗糙。切面皮部红棕色，有数处向内嵌入木质部，木质部黄白色，有多数导管孔，射线呈放射状排列。气微，味微涩。（图 3-8）

【性味功效】苦，平。清热解毒，活血，祛风止痛。

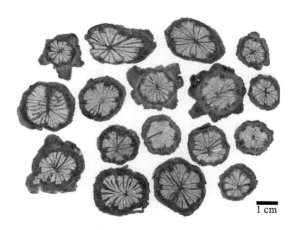

图 3-8　大血藤饮片

苏木

苏木别名苏方木、赤木。豆科植物苏木 *Caesalpinia sappan* L. 的干燥心材。主产于广西、云南、台湾、广东等地。多于秋季采收,除去白色边材,干燥。

【基础知识】

1. 药材

形状大小:长圆柱形或对剖半圆柱形,长 10～100 cm,直径 3～12 cm。

表面特征:表面黄红色至棕红色,具刀削痕,常见纵向裂缝。

质地:质坚硬。

断面:略具光泽,年轮明显,有的可见暗棕色、质松、带亮星的髓部。

气味:气微,味微涩。(图 3-9(a))

以粗大、质坚实、色黄红、不带白色边材者为佳。

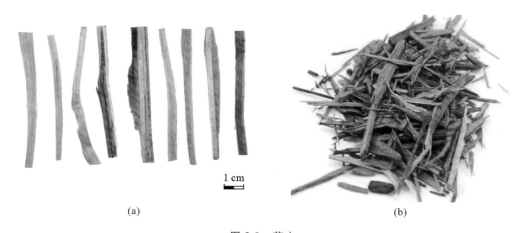

(a)　　　　　　　　　　　　　　　　　　　(b)

图 3-9　苏木

(a)药材;(b)饮片

2. 饮片

细条状、不规则片状,或为粗粉。片、条表面黄红色至棕红色,常见纵向纹理。质坚硬。有的可见暗棕色、质松、带亮星的髓部。气微,味微涩。(图 3-9(b))

【拓展知识】

(1)水试:取本品碎片投入热水,水被染成桃红色,加酸变成黄色,再加碱液,变成红色。

(2)火试:以火烧之,其灰呈白色。

【性味功效】甘、咸,平。活血祛瘀,消肿止痛。

【相关链接】

常见伪品:市场上有用其他木材染色的伪制苏木,该品加水煮沸,水染成粉红色、浅黄色、黄色,取出木材后发现木材已脱色。应注意鉴别。

鸡血藤

鸡血藤为豆科植物密花豆 *Spatholobus suberectus* Dunn 的干燥藤茎。主产于广东、广西、云南等地。秋、冬二季采收,除去枝叶,切片,晒干。

【基础知识】

1. 药材

形状大小:椭圆形、长矩圆形或不规则的斜切片,厚 0.3~1 cm。

表面特征:栓皮灰棕色,有的可见灰白色斑,栓皮脱落处显红棕色。

质地:质坚硬。

断面:切面木质部红棕色或棕色,导管孔多数;韧皮部有树脂状分泌物,呈红棕色或黑棕色,与木质部相间排列,呈数个同心性椭圆形或偏心性半圆形环;髓部偏向一侧。

气味:气微,味涩。

以树脂状分泌物多者为佳。

2. 饮片

长矩圆形或不规则的斜切片,厚 0.3~1 cm。其余同药材。(图 3-10)

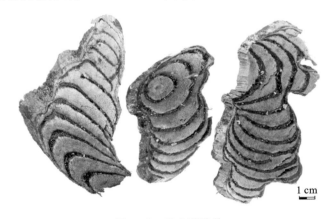

图 3-10 鸡血藤饮片

【性味功效】苦、甘,温。活血补血,调经止痛,舒筋活络。

【相关链接】

常见伪品:①大血藤:为木通科植物大血藤 *Sargentodoxa cuneata*(Oliv.)Rehd. et Wils. 的干燥藤茎。在一些地区作鸡血藤使用,应予纠正。②山鸡血藤:又称红血藤、丰城鸡血藤,为豆科植物香花崖豆藤 *Millettia dielsiana* Harms 的干燥藤茎。药材断面皮部狭,密布红棕色物,木质部淡黄色,有多数呈放射状排列的小孔。③常春油麻藤:为豆科植物常春油麻藤 *Mucuna sempervirens* Hemsl. 的干燥藤茎。茎呈圆柱形,有的扭曲。表面灰褐色,粗糙,具有纵向的陷沟,横环状和疣状突起的皮孔。横切面皮部薄,韧皮部具树脂状分泌物呈棕褐色,木质部灰黄色,导管呈孔洞状,多放射性整齐排列。韧皮部与木质部相间排列,呈数层同心性环,髓部细小,射线致密呈放射状。折断面呈纤维性。气微弱,味涩而微甜。

降香

降香别名降真香。豆科植物降香 *Dalbergia odorifera* T. Chen 的树干和根的干燥心材。主产于广东、海南等地。全年均可采收,除去边材,阴干。

【基础知识】

1. 药材

形状大小:类圆柱形或不规则块状,大小不一。

表面特征:表面紫红色或红褐色,切面有致密的纹理。

质地:质坚硬,有油性。

气味:气微香,味微苦。

火试:火烧有黑烟及油冒出,残留白色灰烬。(图 3-11(a))

以色紫红、质坚硬、富油性、无白色边材、入水下沉、香气浓者为佳。

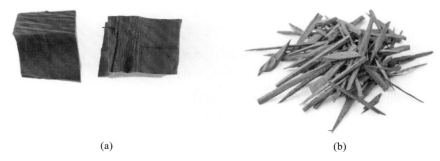

(a) (b)

图 3-11 降香

(a)药材;(b)饮片

2. 饮片

除去杂质,劈成小块,碾成细粉或镑片。(图 3-11(b))

【性味功效】辛,温。化瘀止血,理气止痛。

皂角刺

皂角刺别名皂刺、天丁。豆科植物皂荚 *Gleditsia sinensis* Lam. 的干燥棘刺。主产于吉林、辽宁、河北、山东、江苏、安徽、浙江、河南等地。全年均可采收,干燥,或趁鲜切片,干燥。

【基础知识】

1. 药材

形状大小:由主刺和 1～2 次分枝的棘刺组成。主刺长圆锥形,长 3～15 cm 或更长,直径 0.3～1 cm;分枝刺长 1～6 cm,刺端锐尖。

表面特征:表面紫棕色或棕褐色,光滑。

质地:体轻,质坚硬,不易折断。

断面:木质部黄白色,髓部疏松,淡红棕色。

气味:气微,味淡。(图 3-12(a))

2. 饮片

切片厚 0.1～0.3 cm,常带有尖细的刺端。其余同药材。(图 3-12(b))

【性味功效】辛,温。消肿脱毒,排脓,杀虫。

【相关链接】

猪牙皂:豆科植物皂荚 *Gleditsia sinensis* Lam. 的干燥不育果实。秋季采收,除去杂质,干燥。药材呈圆柱形,略扁而弯曲。表面紫棕色或紫褐色,被灰白色蜡质粉霜,擦去后有光泽,并有细小的疣状突起和线状或网状的裂纹。顶端有鸟喙状花柱残基,基部具果梗残痕。质硬而脆,易折断,断面棕黄色,中间疏松,有淡绿色或淡棕黄色的丝状物,偶有发育不全的种子。气微,有刺激性,味先甜而后辣。(图 3-13)

大皂角:豆科植物皂荚 *Gleditsia sinensis* Lam. 的干燥成熟果实。秋季果实成熟时采摘,晒干。药材呈扁长的剑鞘状,有的略弯曲。表面棕褐色或紫褐色,被灰色粉霜,擦去后有光泽,种子所在处隆

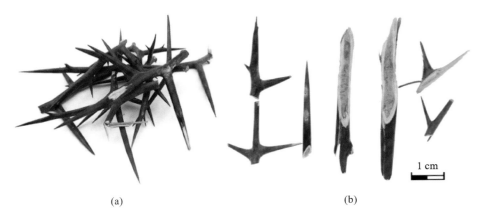

图 3-12　皂角刺

（a）药材；（b）饮片

起。基部渐窄而弯曲,有短果柄或果柄痕,两侧有明显的纵棱线。质硬,摇之有声,易折断,断面黄色,纤维性。种子多数,扁椭圆形,黄棕色至棕褐色,光滑。气特异,有刺激性,味辛辣。（图 3-14）

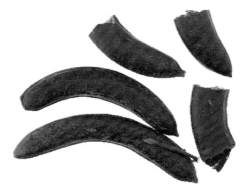

图 3-13　猪牙皂

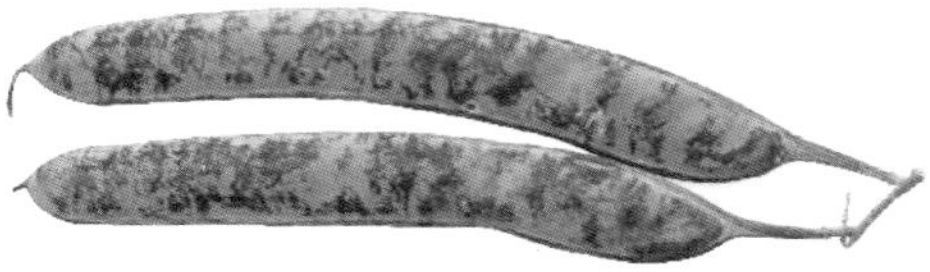

图 3-14　大皂角

小通草

　　小通草为旌节花科植物喜马山旌节花 *Stachyurus himalaicus* Hook. f. et Thoms.、中国旌节花 *Stachyurus chinensis* Franch. 或山茱萸科植物青荚叶 *Helwingia japonica*（Thunb.）Dietr. 的干燥茎髓。喜马山旌节花主产于西南地区及陕西、甘肃、广西等地;青荚叶主产于湖南、湖北、云南等地。秋季割取茎,截成段,趁鲜取出髓部,理直,晒干。

【基础知识】

1. 药材

（1）旌节花。

形状大小:圆柱形,长 30～50 cm,直径 0.5～1 cm。

表面特征:表面白色或淡黄色,无纹理。

质地:体轻,质松软,捏之能变形,有弹性,易折断。

断面:平坦,无空心,显银白色光泽。

气味:气微,味淡。

水试:水浸后有黏滑感。（图 3-15（a））

（2）青荚叶:表面有浅纵条纹。质较硬,捏之不易变形。水浸后无黏滑感。

2. 饮片

长 0.5～2 cm 的段。其余同药材。（图 3-15（b））

【性味功效】甘、淡,寒。清热,利尿,下乳。

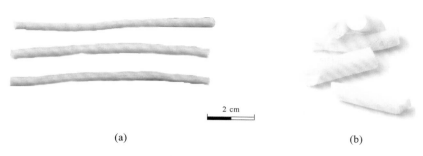

2 cm

(a)　　　　　　　　　　　　　　(b)

图 3-15　小通草

（a）药材；（b）饮片

通草

通草别名大通草、空心通草。五加科植物通脱木 *Tetrapanax papyrifer*（Hook.）K. Koch 的干燥茎髓。主产于贵州、云南、四川、湖北等地。秋季割取茎，截成段，趁鲜取出髓部，理直，晒干。

【基础知识】

1. 药材

形状大小：圆柱形，长 20～40 cm，直径 1.0～2.5 cm。

表面特征：表面白色或淡黄色，有浅纵沟纹。

质地：体轻，质松软，稍有弹性，易折断。

断面：平坦，显银白色光泽，中部有直径 0.3～1.5 cm 的空心或半透明的薄膜，纵剖面呈梯状排列，实心者少见。

气味：味甘、淡。（图 3-16（a））

以条粗、色洁白、有弹性者为佳。

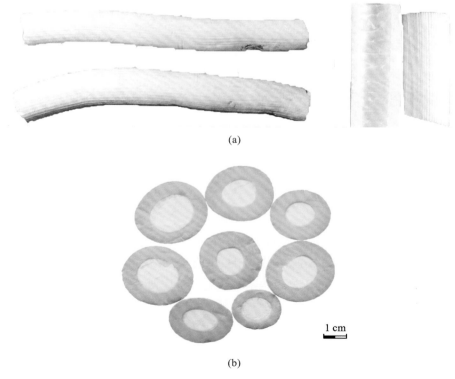

(a)

1 cm

(b)

图 3-16　通草

（a）药材；（b）饮片

2. 饮片

圆形或类圆形厚片。表面白色或淡黄色,有浅纵沟纹。体轻,质松软,稍有弹性,切面平坦,有银白色光泽,中部空心或有半透明的薄膜,实心者少见。气微,味淡。(图 3-16(b))

【性味功效】甘、淡。性微寒。清热利尿,通气下乳。

【相关链接】

实心大通草:同科植物盘叶掌叶树的茎髓。主产于四川、云南、贵州等地。与通草的不同点如下:表面黄白色,粗糙,质坚硬,断面实心。

灯心草

灯心草别名灯心、灯草。灯心草科植物灯心草 *Juncus effusus* L. 的干燥茎髓。生于海拔 1650～3400 m 的河边、池旁、水沟、稻田旁、草地及沼泽湿处。全国温暖地区有产。夏末至秋季割取茎,晒干,取出茎髓,理直,扎成小把。

【基础知识】

1. 药材

形状大小:细圆柱形,长达 90 cm,直径 0.1～0.3 cm。

表面特征:表面白色或淡黄白色,有细纵纹。

质地:体轻,质软,略有弹性,易拉断。

断面:白色。

气味:气微,味淡。(图 3-17(a))

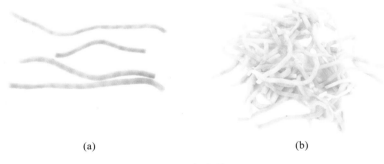

(a)   (b)

图 3-17 灯心草

(a)药材;(b)饮片

2. 饮片

形如药材,呈段状,2～5 cm。体轻,质软,断面白色。气微,味淡。(图 3-17(b))

【性味功效】甘、淡、微寒。清心火,利小便。

钩藤

钩藤为茜草科植物钩藤 *Uncaria rhynchophylla*(Miq.)Miq. ex Havil.、大叶钩藤 *Uncaria macrophylla* Wall.、毛钩藤 *Uncaria hirsuta* Havil.、华钩藤 *Uncaria sinensis*(Oliv.)Havil. 或无柄果钩藤 *Uncaria sessilifructus* Roxb. 的干燥带钩茎枝。主产于广西、广东、湖北、湖南、云南、福建、台湾等地。秋、冬二季采收有钩的嫩枝,去叶,剪成短段,晒干。

【基础知识】

1. 药材

形状大小:茎枝呈圆柱形或类方柱形,长 2～3 cm,直径 0.2～0.5 cm。

表面特征:表面红棕色至紫红色者具细纵纹,光滑无毛;黄绿色至灰褐色者有的可见白色点状皮孔,被黄褐色柔毛。多数枝节上对生两个向下弯曲的钩(不育花序梗),或仅一侧有钩,另一侧为突起的疤痕;钩略扁或稍圆,先端细尖,基部较阔;钩基部的枝上可见叶柄脱落后的窝点状痕迹和环状的托叶痕。

质地:质坚韧。

断面:黄棕色,皮部纤维性,髓部黄白色或中空。

气味:气微,味淡。(图 3-18(a))

以双钩、茎细、钩结实、光滑、色紫红、无枯枝者为佳。

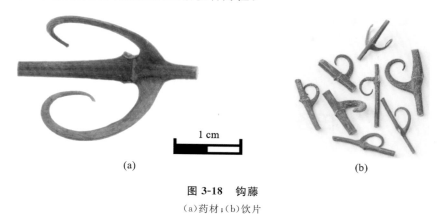

图 3-18　钩藤

(a)药材;(b)饮片

2. 饮片

段状或者纵片。段状,一般长 1～2 cm,结上一侧有钩或双侧对生两个向下弯曲的钩。片状,为机器纵切成的薄片,厚度 0.1～0.2 cm。其余同药材。(图 3-18(b))

【性味功效】甘,凉。息风定惊,清热平肝。

皮类中药鉴定技术

任务 1　皮类中药的概述

扫码看 PPT

皮类中药通常是指来源于裸子植物或被子植物(多为双子叶植物)的茎干、枝和根的形成层以外部分的药材。其中大多为木本植物茎干的皮(干皮)或枝皮,少数为根皮。

一、性状鉴定

皮类中药因植物来源、取皮部位、采集和加工干燥的方法不同,形成了外表形态上的变化特征,在鉴定时,仔细观察,正确运用术语是十分重要的。

1. 观察形状

从粗大老树上剥的皮,大多宽大而厚,呈长条状或板片状;枝皮则呈细条状或卷筒状;根皮多数呈短片状或筒状。一般描述术语如下。

(1)平坦状:皮片呈板片状,较平整。如杜仲、黄柏。

(2)弯曲状:皮片多向内表面弯曲。通常取自枝干或较小茎干的皮,易收缩而呈弯曲状,由于弯曲的程度不同,又分为以下形状。

①槽状或半管状:皮片向内弯曲呈槽状、浅槽状半圆形,如企边桂。

②筒状或管状:皮片向内弯曲至两侧相接近呈管状,这类形状常见于加工时用抽心法抽去木心的皮类中药,如牡丹皮。

③单卷筒状:皮片向一面卷曲,以至两侧重叠,如肉桂。

④双卷筒状:皮片两侧各自向内卷成筒状,如厚朴。

⑤复卷筒状:几个单卷或双卷的皮重叠在一起呈筒状,如锡兰桂皮。

⑥反曲状:皮片向外表面略弯曲,皮的外层呈凹陷状,如石榴树皮。

2. 观察表面

(1)外表面:多为灰黑色、灰褐色、棕褐色或棕黄色等,有的树干外表面常有斑片状的地衣、苔藓等附生物,呈现不同的颜色等。有的外表面常有片状剥离的落皮层和纵横深浅不同的裂纹,有时亦有各种形状的突起物而使树皮表面呈现不同程度的粗糙。多数树皮尚可见到皮孔,通常是横向的,也有纵向延长的,皮孔的形状、颜色、分布的密度,常是鉴别皮类中药的特征之一;如合欢皮的皮孔呈椭圆形,棕红色;牡丹皮的皮孔呈灰褐色,横长略凹陷状;杜仲的皮孔呈斜方形。少数皮类中药的外表面有刺,如红毛五加皮;或有钉状物,如海桐皮等。有些皮类中药,木栓层已除去或已部分除去而较光滑,如桑白皮、黄柏等。

(2)内表面:颜色各不相同,如肉桂呈红棕色,杜仲呈紫褐色,黄柏呈黄色,苦楝皮呈黄白色。有些含油的皮类中药,内表面经刻划,出现油痕,可根据油痕的情况结合气味等,判断该药材的质量,如肉桂、厚朴等。一般较平滑或具粗细不同的纵向皱纹,有的有网状纹理,如椿白皮。

3. 观察折断面

皮类中药横向折断面的特征与皮的各组织的组成和排列方式有密切关系,因此其是皮类中药重要的鉴别特征,折断面的性状特征主要有以下几种。

（1）平坦状：组织中富有薄壁细胞而无石细胞群或纤维束，折断面较平坦，无明显突起物，如牡丹皮。

（2）颗粒状：组织中富有石细胞群，折断面常呈颗粒状突起，如肉桂。

（3）纤维状：组织中富含纤维，折断面多有细的纤维状物或刺状物突出，如合欢皮。

（4）层状：组织构造中的纤维束和薄壁组织呈环带状间隔排列，折断时形成明显的层片状，如苦楝皮、黄柏等。

有些断面外层较平坦或呈颗粒状，内层呈纤维状，说明纤维主要存在于初皮部，如厚朴。有的皮类药材在折断时有细密、银白色、富弹性的橡胶丝相连，如杜仲。有的皮类药材在折断时有粉尘出现，这些皮的组织较疏松，含有较多的淀粉，如白鲜皮。

4. 嗅气尝味

气味也是鉴别中药的重要方面，它和皮所含成分有密切关系，各种皮的外形有时很相似，但气味却完全不同。如香加皮和地骨皮，前者有特殊香气，味苦而有刺激感，后者气味较微弱。肉桂与桂皮外形亦较相似，但肉桂味甜而辛辣，桂皮则味辛辣而凉。

二、显微鉴定

皮类中药的构造一般可分为周皮、皮层、韧皮部。首先观察横切面各部分组织的界限和宽厚度，然后进行各部组织的详细观察，观察时应注意的特征如下。

1. 周皮

包括木栓层、木栓形成层与栓内层三部分。木栓层细胞多整齐地径向排列成行，细胞呈扁平形，切向延长，壁薄，木栓化或木化，黄棕色或含红棕色物质。有的木栓细胞壁均匀或不均匀增厚并木化，如肉桂的最内一列木栓细胞的外壁特别厚。木栓形成层细胞常为扁平而薄壁的细胞，在一般的皮类药材中不易区别。栓内层存在于木栓形成层的内侧，径向排列成行，细胞壁不木栓化，少数含叶绿体而显绿色，又称绿皮层。

2. 皮层

细胞大多是薄壁性的，略切向延长，常可见细胞间隙，靠近周皮部分常分化成厚角组织。皮层中常可见到纤维、石细胞和各种分泌组织（如油细胞、乳管、黏液细胞等）及常见的细胞后含物（如淀粉粒和草酸钙结晶）。

3. 韧皮部

包括韧皮部束和射线两部分。韧皮部束外方，为初生韧皮部，其筛管群常呈颓废状而皱缩，最外方常有厚壁组织，如纤维束、石细胞群或纤维束和石细胞群形成环带或断续的环带（过去也称为柱鞘纤维）。次生韧皮部占大部分，除筛管和伴胞外，常有厚壁组织、分泌组织等，应注意其分布位置、分布特点和细胞特征，有些薄壁细胞内常可见到各种结晶体或淀粉粒。

射线可分为髓射线和韧皮射线两种。髓射线较长，常呈弯曲状，外侧渐宽呈喇叭口状；韧皮射线较短，两者都由薄壁细胞构成，不木化，细胞中常含有淀粉粒和草酸钙结晶。射线的宽度和形状在鉴别时较为重要。

粉末显微观察，各种细胞（木栓细胞、纤维、晶纤维、石细胞、分泌细胞、薄壁细胞等）、形状、长度、宽度、细胞壁的性质等，以及细胞后含物，如淀粉粒、草酸钙结晶等，均为鉴定的中药依据。

任务 2　常用皮类中药材（饮片）的鉴定

桑白皮

桑白皮别名桑皮、桑根皮。桑科植物桑 *Morus alba* L. 的干燥根皮。全国各地均有野生或栽培，以江苏、浙江等地为多。生于向阳、土层较深厚肥沃的土壤。秋末叶落至次春发芽前采挖根部，刮去黄棕色粗皮,纵向剖开,剥取根皮,晒干。

【基础知识】

1. 药材

形状大小:扭曲的卷筒状、槽状或板片状,长短宽窄不一,厚 1～4 mm。

表面特征:外表面白色或淡黄白色,较平坦,有的残留橙黄色或棕黄色鳞片状粗皮;内表面黄白色或灰黄色,有细纵纹。

质地:体轻,质韧,难折断。

断面:纤维性强,易纵向撕裂,撕裂时有粉尘飞扬。

气味:气微,味微甘。(图 4-1(a))

以色白、皮厚、粉性足者为佳。

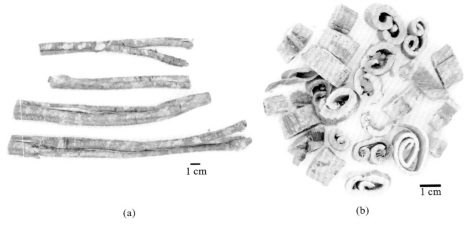

(a)   (b)

图 4-1　桑白皮

(a)药材;(b)饮片

2. 饮片

丝条状,外表面白色或淡黄白色,有的残留橙黄色或棕黄色鳞片状粗皮;内表面黄白色或灰黄色,有细纵纹。体轻,质韧,纤维性强。气微,味微甘。(图 4-1(b))

蜜桑白皮:呈不规则的丝条状。表面深黄色或棕黄色,略具光泽,滋润,纤维性强,易纵向撕裂。气微,味甜。

【性味功效】甘,寒。泻肺平喘,利水消肿。

【相关链接】

常见伪品:①同属植物华桑 *Morus cathayana* Hemsl.、鸡桑 *Morus australis* Poir. 的根皮。②同科植物构树 *Broussonetia papyrifera* (L.) L'Heritier ex Ventenat 及拓树 *Cudrania tricuspidata* (Carr.) Bur. ex Lavallee. 的根皮。其主要特点为略具豆腥气,味微苦涩。具晶纤维。均非正品。

牡丹皮

牡丹皮别名丹皮。毛茛科植物牡丹 *Paeonia suffruticosa* Andr. 的干燥根皮。主产于安徽、四川、河南及山东等地。以安徽、四川产量较大,安徽铜陵凤凰山产的"凤丹皮"质量最佳。秋季采挖根部,除去细根和泥沙,剥取根皮,晒干或刮去粗皮,除去木心,晒干。前者习称"连丹皮"(原丹皮),后者习称"刮丹皮"(粉丹皮)。

【基础知识】

1. 药材

(1)连丹皮。

形状大小:筒状或半圆状块片,有纵剖开的裂缝,略向内卷曲或张开,长 5～20 cm,直径 0.5～1.2 cm,厚 0.1～0.4 cm。

表面特征：外表面灰褐色或黄褐色，有多数横长皮孔样突起及细根痕，栓皮脱落处粉红色。内表面淡灰黄色或浅棕色，有明显的细纵纹，常见发亮的结晶（为针状、柱状结晶，习称"亮银星"）。

质地：质硬而脆，易折断。

断面：较平坦，粉性，淡粉红色。

气味：气芳香，味微苦而涩。（图 4-2(a)）

（2）刮丹皮：外表面有刮刀削痕，外表面红棕色或淡灰黄色，有时可见灰褐色斑点状残存外皮。

以条粗长、皮厚、无木心、断面白色，粉性足、结晶多、香气浓者为佳。

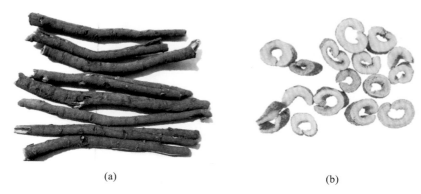

(a)   (b)

图 4-2　牡丹皮
（a）药材；（b）饮片

2. 饮片

圆形或卷曲形的薄片。连丹皮外表面灰褐色或黄褐色，栓皮脱落处粉红色；刮丹皮外表面红棕色或淡灰黄色。内表面有时可见发亮的结晶。切面淡粉红色，粉性。气芳香，味微苦而涩。（图 4-2(b)）

【拓展知识】

微量升华：取粉末微量升华，升华物在镜下呈长柱形、针形、羽状结晶。于结晶上滴加三氯化铁醇溶液，结晶溶解而呈暗紫色。

【性味功效】苦、辛，微寒。清热凉血，活血化瘀。

厚朴

厚朴别名紫油厚朴、川朴。木兰科植物厚朴 *Magnolia officinalis* Rehd. et Wils. 或凹叶厚朴 *Magnolia officinalis* Rehd. et Wils. var. *biloba* Rehd. et Wils. 的干燥干皮、枝皮和根皮。主产于四川、湖北、浙江等地。4—6 月剥取，根皮和枝皮直接阴干；干皮置沸水中微煮后，堆置阴湿处，"发汗"至内表面变紫褐色或棕褐色时，蒸软，取出，卷成筒状，干燥。

【基础知识】

1. 药材

（1）干皮。

形状大小：卷筒状或双卷筒状，长 30～35 cm，厚 0.2～0.7 cm，习称"筒朴"；近根部的干皮一端展开如喇叭口，长 13～25 cm，厚 0.3～0.8 cm，习称"靴筒朴"。

表面特征：外表面灰棕色或灰褐色，粗糙，有时呈鳞片状，较易剥落，有明显椭圆形皮孔和纵皱纹，刮去粗皮者显黄棕色。内表面紫棕色或深紫褐色，较平滑，具细密纵纹，划之显油痕。

质地：质坚硬，不易折断。

断面：显颗粒性，外层灰棕色，内层紫褐色或棕色，有油性，有的可见多数小亮星（厚朴酚与和厚朴酚结晶）。

气味：气香，味辛辣、微苦。（图 4-3(a)）

（2）根皮（根朴）：单筒状或不规则块片状；有的弯曲似鸡肠，习称"鸡肠朴"。质硬，较易折断，断面纤维性。

（3）枝皮（枝朴）：单筒状，长 10～20 cm，厚 0.1～0.2 cm。质脆，易折断，断面纤维性。

以皮厚、肉细、油性足、内表面紫棕色而有发亮结晶物、香气浓者为佳。

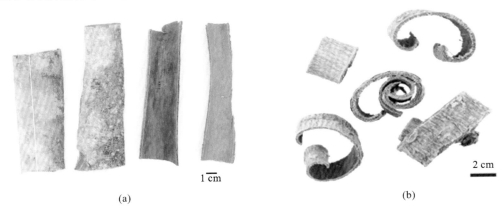

(a)   (b)

图 4-3　厚朴

(a)药材；(b)饮片

2.饮片

弯曲的丝条状或单、双卷筒状。外表面灰褐色，有时可见椭圆形皮孔或纵皱纹。内表面紫棕色或深紫褐色，较平滑，具细密纵纹，划之显油痕。切面颗粒性，有油性，有的可见小亮星。气香，味辛辣、微苦。（图 4-3(b)）

姜厚朴：形如厚朴丝，表面灰褐色，偶见焦斑。略有姜辣气。

【性味功效】苦、辛，温。燥湿消痰，下气除满。

肉桂

肉桂为樟科植物肉桂 *Cinnamomum cassia* Presl 的干燥树皮。主产于广东、广西等地，云南、福建等地亦产，多为栽培。多于秋季剥取，阴干，加工成不同规格。

（1）桂通（官桂）：剥取栽培 5～6 年生幼树的干皮和粗枝皮，或老树枝皮，不经压制，自然卷曲呈筒状，阴干，长约 30 cm，直径 2～3 cm。

（2）企边桂：剥取 10 年生以上肉桂的干皮，将两端削成斜面，突出桂心，夹在木制的凹凸板中间，压成两侧向内卷曲的浅槽状。长约 40 cm，宽 6～10 cm。

（3）板桂：剥取老树最下部近地面的干皮，夹在木制的桂夹内，晒至九成干，经纵横堆叠，加压，约 1 个月完全干燥，呈扁平板状。

（4）桂碎：在肉桂加工过程中的碎块。

【基础知识】

1.药材

形状大小：槽状或卷筒状，长 30～40 cm，宽或直径为 3～10 cm，厚 0.2～0.8 cm。

表面特征：外表面灰棕色，稍粗糙，有不规则的细皱纹及横向突起的皮孔，有的可见灰白色的地衣斑；内表面红棕色，略平坦，有细纵纹，划之显油痕。

质地：质硬而脆，易折断。

断面：不平坦，外层棕色而较粗糙，内层红棕色而油润，中间有 1 条黄棕色的线纹（石细胞环带）。

气味：气香浓烈，味甜、辣。（图 4-4(a)）

以皮细肉厚、油性大、香气浓厚、味甜辣、嚼之渣少者为佳。

2.饮片

单卷丝状或双卷丝状，宽 1～2 cm，直径 3～10 cm，厚 0.2～0.8 cm。其余同药材。（图 4-4(b)）

【性味功效】辛、甘，大热。补火助阳，散寒止痛，温通经脉。

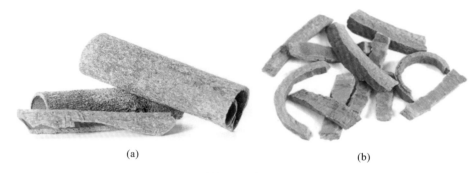

图 4-4　肉桂

(a)药材;(b)饮片

【相关链接】

常见伪品:市场上有将调味用的桂皮作肉桂使用,应注意鉴别。桂皮为同属植物阴香、天竺桂及细叶香桂的树皮。槽板片状或不规则块状,厚 0.1～0.6 cm。外表面灰棕色或灰褐色,内表面红棕色,划之油痕不明显。质硬而脆,易折断,断面红棕色,粗糙,无黄棕色线纹(石细胞环带)。具丁香气,味辛辣而不甜。主要用作香料或调味品。

杜仲(附:杜仲叶)

杜仲为杜仲科植物杜仲 *Eucommia ulmoides* Oliv. 的干燥树皮。主产于湖北、四川、贵州、云南、陕西和广西等地,多为栽培。4—6月剥取,刮去粗皮,堆置“发汗”至内皮呈紫褐色,晒干。

【基础知识】

1. 药材

形状大小:板片状或两边稍向内卷,大小不一,厚 3～7 mm。

表面特征:外表面淡棕色或灰褐色,有明显的皱纹或纵裂槽纹,有的树皮较薄,未去粗皮,可见明显的皮孔。内表面暗紫色,光滑。

质地:质脆,易折断。

断面:有细密、银白色、富弹性的橡胶丝相连。

气味:气微,味稍苦,嚼之有胶状残余物。(图 4-5(a))

以皮厚、块大、去净粗皮、内表面暗紫色、断面丝多者为佳。

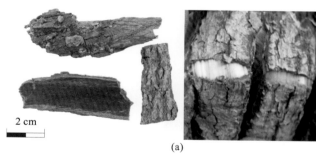

2 cm

(a)　　　　　　　　　　　　　　　(b)

图 4-5　杜仲

(a)药材;(b)饮片

2. 饮片

小方块或丝状。外表面淡棕色或灰褐色,有明显的皱纹。内表面暗紫色,光滑。断面有细密、银白色、富弹性的橡胶丝相连。气微,味稍苦。(图 4-5(b))

盐杜仲:形如杜仲块或丝,表面黑褐色,内表面褐色,折断时橡胶丝弹性较差。味微咸。

【性味功效】甘,温。补肝肾,强筋骨,安胎。

杜仲叶

　　杜仲科植物杜仲 *Eucommia ulmoides* Oliv. 的干燥叶。夏、秋二季枝叶茂盛时采收,晒干或低温烘干。药材多破碎,完整叶片展平后呈椭圆形或卵形,长 7～15 cm,宽 3.5～7 cm。表面黄绿色或黄褐色,微有光泽,先端渐尖,基部圆形或广楔形,边缘有锯齿,具短叶柄。质脆,搓之易碎,折断面有少量银白色橡胶丝相连。气微,味微苦。(图 4-6)

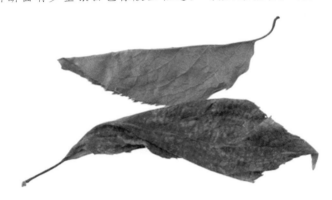

图 4-6　杜仲叶

黄柏

　　黄柏别名川黄柏。芸香科植物黄皮树 *Phellodendron chinense* Schneid. 的干燥树皮。主产于四川、贵州、湖北等地。一般 3—6 月采收,剥取适龄树皮,除去粗皮,晒干。

【基础知识】

1. 药材

　　形状大小:板片状或浅槽状,长宽不一,厚 1～6 mm。

　　表面特征:外表面黄棕色或黄褐色,平坦或具纵沟纹,有的可见皮孔痕及残存的灰褐色粗皮;内表面暗黄色或淡棕色,具细密的纵棱纹。

　　质地:体轻,质硬。

　　断面:深黄色,显纤维性,呈裂片状分层。

　　气味:气微,味极苦,嚼之有黏性。(图 4-7(a))

　　以皮厚、色黄、无粗皮者为佳。

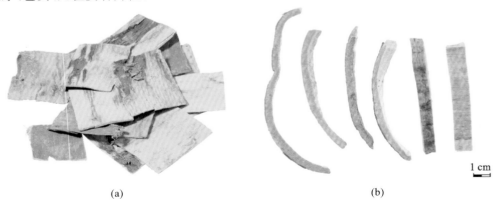

1 cm

(a)　　　　　　　　　　　　　　　　(b)

图 4-7　黄柏

(a)药材;(b)饮片

2. 饮片

丝条状。外表面黄褐色或黄棕色。内表面暗黄色或淡棕色,具纵棱纹。切面纤维性,呈裂片状分层,深黄色。味极苦。(图 4-7(b))

盐黄柏:形如黄柏丝,表面深黄色,偶有焦斑。味极苦,微咸。

黄柏炭:形如黄柏丝,表面焦黑色,内部深褐色或棕黑色。体轻,质脆,易折断。味苦涩。

【拓展知识】

(1)取黄柏断面,置紫外光灯下观察,显亮黄色荧光。

(2)取粉末 1 g,加乙醚 10 mL,振摇后,过滤,待滤液挥干后,残渣中加冰醋酸 1 mL 使其溶解,再加浓硫酸 1 滴,放置,溶液呈紫棕色。(检查黄柏酮)

【性味功效】苦,寒。清热燥湿,泻火除蒸,解毒疗疮。

关黄柏

关黄柏别名东黄柏、关柏。芸香科植物黄檗 *Phellodendron amurense* Rupr. 的干燥树皮。主产于辽宁、吉林、河北等地。以辽宁产量最大。剥取树皮,除去粗皮,晒干。

【基础知识】

1. 药材

形状大小:板片状或浅槽状,长宽不一,厚 2～4 mm。

表面特征:外表面黄绿色或淡棕黄色,较平坦,有不规则的纵裂纹,皮孔痕小而少见,偶有灰白色的粗皮残留;内表面黄色或黄棕色。

质地:体轻,质较硬。

断面:纤维性,有的呈裂片状分层,鲜黄色或黄绿色。

气味:气微,味极苦,嚼之有黏性。(图 4-8(a))

以皮厚、色黄者为佳。

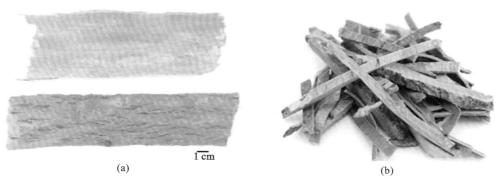

(a)　　　　　　　　　　　　(b)

图 4-8　关黄柏

(a)药材;(b)饮片

2. 饮片

丝状。外表面黄绿色或淡棕黄色,较平坦。内表面黄色或黄棕色。切面鲜黄色或黄绿色,有的呈片状分层。气微,味极苦。(图 4-8(b))

盐关黄柏:形如关黄柏丝,深黄色,偶有焦斑。略具咸味。

关黄柏炭:形如关黄柏丝,表面焦黑色,断面焦褐色。质轻而脆。味微苦、涩。

【性味功效】苦,寒。清热燥湿,泻火除蒸,解毒疗疮。

白鲜皮

白鲜皮为芸香科植物白鲜 *Dictamnus dasycarpus* Turcz. 的干燥根皮。主产于辽宁、河北、山东等地。春、秋二季采挖根部,除去泥沙和粗皮,剥取根皮,干燥。

【基础知识】

1. 药材

形状大小:卷筒状,长 5~15 cm,直径 1~2 cm,厚 0.2~0.5 cm。

表面特征:外表面灰白色或淡灰黄色,具细纵皱纹和细根痕,常有突起的颗粒状小点;内表面类白色,有细纵纹。

质地:质脆,折断时有粉尘飞扬。

断面:不平坦,略呈层片状,剥去外层,迎光可见闪烁的小亮点。

气味:有羊膻气,味微苦。(图 4-9(a))

以条大、肉厚、色灰白、断面分层、气味浓者为佳。

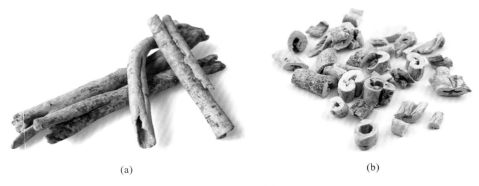

(a)　　　　　　　　　　　　(b)

图 4-9　白鲜皮

(a)药材;(b)饮片

2. 饮片

不规则的厚片。其余同药材。(图 4-9(b))

【性味功效】苦,寒。清热燥湿,祛风解毒。

【相关链接】

常见伪品:①八角枫皮:为八角枫科植物八角枫 *Alangium chinense*(Lour.)Harms 的根皮。呈卷筒状或片块状,长 5~20 cm,直径 1~3 cm,厚 1~2 mm。外表面青灰白色或灰褐色,具有细纵纹,内表面黄白色,光滑。质脆,断面黄白色。气腥,味苦,有小毒。②鸡根皮:为远志科植物黄花倒水莲 *Polygala aureocauda* Dunn 的干燥根皮。呈卷筒状。外表面褐色或淡棕黄色,有较深纵纹或纵沟,可见明显圆形脱落的侧根痕。内表面黄白色,具细纵纹。质韧,折断面棕黄色。气微,味微甜、略苦。

苦楝皮

苦楝皮别名川楝皮。楝科植物川楝 *Melia toosendan* Sieb. et Zucc. 或楝 *Melia azedarach* L. 的干燥树皮和根皮。川楝主产于四川、云南、贵州、甘肃等地;楝主产于山西、甘肃、山东、江苏等地。春、秋二季剥取,晒干,或除去粗皮,晒干。

【基础知识】

1. 药材

形状大小:不规则板片状、槽状或半卷筒状,长宽不一,厚 2~6 mm。

表面特征:外表面灰棕色或灰褐色,粗糙,有交织的纵皱纹和点状灰棕色皮孔,除去粗皮者淡黄色;内表面类白色或淡黄色。

质地:质韧,不易折断。

断面:纤维性,呈层片状,易剥离。

气味:气微,味苦。(图 4-10(a))

以皮细、可见多数皮孔的幼嫩树皮为佳。

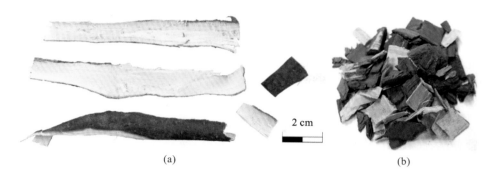

图 4-10 苦楝皮

（a）药材；（b）饮片

2. 饮片

不规则的丝状。外表面灰棕色或灰褐色,除去粗皮者呈淡黄色。内表面类白色或淡黄色。切面纤维性,略呈层片状,易剥离。气微,味苦。(图 4-10(b))

【拓展知识】

(1)主要成分为川楝素、苦楝萜酮内酯等。川楝素为驱虫的有效成分,含量以冬季较高。根皮含量较高,干皮次之,枝皮较低。

(2)取本品一段,用手折叠揉搓,可分为多层薄片,层层黄白相间,每层薄片有极细的网纹。

【性味功效】苦,寒;有毒。杀虫,疗癣。

五加皮

五加皮别名南五加皮、刺五加皮。五加科植物细柱五加 *Acanthopanax gracilistylus* W. W. Smith 的干燥根皮。主产于湖北、河南、安徽、四川等地。夏、秋二季采挖根部,洗净,剥取根皮,晒干。

【基础知识】

1. 药材

形状大小:不规则卷筒状。长 5～15 cm,直径 0.4～1.4 cm,厚约 0.2 cm。

表面特征:外表面灰褐色,有稍扭曲的纵皱纹和横长皮孔样斑痕;内表面淡黄色或灰黄色,有细纵纹。

质地:体轻,质脆,易折断。

断面:不整齐,灰白色。

气味:气微香,味微辣而苦。(图 4-11(a))

以皮厚、粗大、断面灰白色、气香、无木心者为佳。

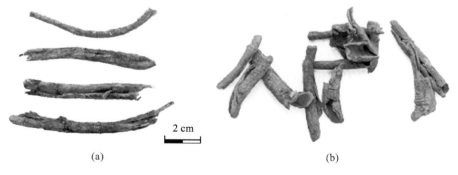

图 4-11 五加皮

（a）药材；（b）饮片

2. 饮片

不规则的厚片。外表面灰褐色,有稍扭曲的纵皱纹及横长皮孔样斑痕;内表面淡黄色或灰黄色,有细纵纹。切面不整齐,灰白色。气微香,味微辣而苦。(图 4-11(b))

【性味功效】辛、苦,温。祛风除湿,补益肝肾,强筋壮骨,利水消肿。

香加皮

香加皮别名北五加皮。本品为萝藦科植物杠柳 *Periploca sepium* Bge. 的干燥根皮。主产于山西、河南、河北、山东等地。春、秋二季采挖，剥取根皮，晒干。

【基础知识】

1. 药材

形状大小：卷筒状或槽状，少数呈不规则块片状，长 3～10 cm，直径 1～2 cm，厚 0.2～0.4 cm。

表面特征：外表面灰棕色或黄棕色，栓皮松软常呈鳞状，易剥落。内表面淡黄色或淡黄棕色，较平滑，有细纵纹。

质地：体轻，质脆，易折断。

断面：黄白色，不整齐。

气味：有特异香气，味苦。（图 4-12（a））

以块大、皮厚、香气浓、无木心者为佳。

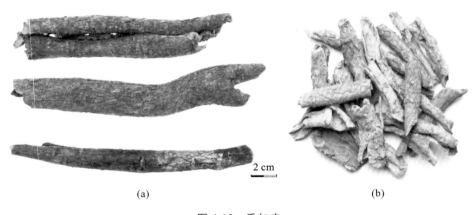

图 4-12　香加皮

（a）药材；（b）饮片

2. 饮片

不规则的厚片。外表面灰棕色或黄棕色，栓皮常呈鳞片状。内表面淡黄色或淡黄棕色，有细纵纹。切面黄白色。有特异香气，味苦。（图 4-12（b））

【性味功效】辛、苦，温；有毒。利水消肿，祛风湿，强筋骨。

【相关链接】

香加皮与五加皮虽然为不同科属的植物，但因其药用部位、成品性状、作用相似，临床上又习惯称五加皮和香加皮分别为"南五加皮""北五加皮"，所以有些地区出现了混淆，甚至代用等现象，这是极其错误的。五加皮、香加皮虽然均具有祛风湿之功效，但由于来源不同，其性状和作用等均有很大的差异。五加皮是临床常用的祛风湿、强筋骨之药。香加皮有毒，用于治疗风寒湿痹，腰膝酸软，更长于利水，可用于治疗水肿（尤宜适用于心衰性水肿），小便不利。

秦皮

秦皮别名蜡树皮。本品为木犀科植物苦枥白蜡树 *Fraxinus rhynchophylla* Hance、白蜡树 *Fraxinus chinensis* Roxb.、尖叶白蜡树 *Fraxinus szaboana* Lingelsh. 或宿柱白蜡树 *Fraxinus stylosa* Lingelsh. 的干燥枝皮或干皮。苦枥白蜡树主产于东北三省。白蜡树主产于四川。尖叶白蜡树及宿柱白蜡树主产于陕西。春、秋二季剥取，晒干。

【基础知识】

1. 药材

（1）枝皮。

形状大小：卷筒形或槽状。长 10～60 cm，厚 1.5～3 mm。

表面特征：外表面灰白色，灰棕色至黑棕色或相间呈斑状，平坦或稍粗糙，并有圆点状灰白色的皮孔及细斜皱纹，有的具分枝痕。内表面黄白色或棕色，平滑。

质地：质硬而脆。

断面：纤维性，黄白色。

气味：气微，味苦。

水试：取本品，加热水浸泡，浸出液在日光下可见碧蓝色荧光。

（2）干皮：为长条状块片，厚 3～6 mm。外表面灰棕色，具龟裂状沟纹及红棕色圆形或横长的皮孔。质坚硬，断面纤维性较强。（图 4-13（a)）

以条长、外皮薄而光滑者为佳。

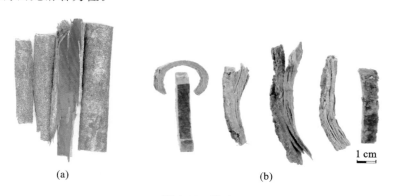

图 4-13　秦皮

（a）药材；（b）饮片

2. 饮片

长短不一的丝条状。外表面灰白色、灰棕色或黑棕色。内表面黄白色或棕色，平滑。切面纤维性。质硬。气微，味苦。（图 4-13（b)）

【性味功效】苦、涩、寒。清热燥湿，收涩止痢，止带，明目。

地骨皮

地骨皮为茄科植物枸杞 *Lycium chinense* Mill. 或宁夏枸杞 *Lycium barbarum* L. 的干燥根皮。枸杞主产于河南、山西、陕西、江苏、浙江、河北等地，多为野生。宁夏枸杞主产于宁夏、甘肃等地，为栽培品。春初或秋后采挖根部，洗净，剥取根皮，晒干。

【基础知识】

1. 药材

形状大小：筒状或槽状。长 3～10 cm，直径 0.5～1.5 cm，厚 0.1～0.3 cm。

表面特征：外表面灰黄色至棕黄色，粗糙，有不规则纵裂纹，易成鳞片状剥落（习称"糟皮"）。内表面黄白色至灰黄色，较平坦，有细纵纹（习称"白里"）。

质地：体轻，质脆，易折断。

断面：不平坦，外层黄棕色，内层灰白色。

气味：气微，味微甘而后苦。（图 4-14）

以块大、肉厚、无木心者为佳。

2. 饮片

筒状或槽状，长短不一。其余同药材。

【性味功效】甘，寒。凉血除蒸，清肺降火。

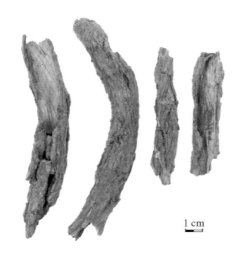

图 4-14 地骨皮药材

合欢皮

合欢皮为豆科植物合欢 *Albizia julibrissin* Durazz. 的干燥树皮。主产于湖北、江苏、安徽、浙江等地。夏、秋二季剥取,晒干。

【基础知识】

1. 药材

形状大小:卷曲筒状或半筒状,长 40～80 cm,厚 0.1～0.3 cm。

表面特征:外表面灰棕色至灰褐色,稍有纵皱纹,有的成浅裂纹,密生明显的椭圆形横向皮孔,棕色或棕红色,偶有突起的横棱或较大的圆形枝痕,常附有地衣斑;内表面淡黄棕色或黄白色,平滑,有细密纵纹。

质地:质硬而脆,易折断。

断面:呈纤维性片状,淡黄棕色或黄白色。

气味:气微香,味淡、微涩、稍刺舌,而后喉头有不适感。(图 4-15(a))

以表皮细嫩、内皮色黄白、条长、味涩有刺舌感者为佳。

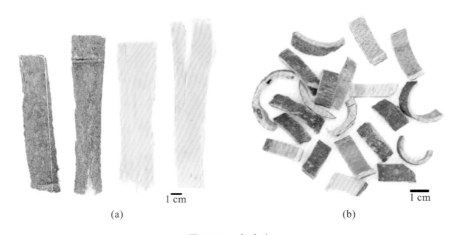

(a)   (b)

图 4-15 合欢皮

(a)药材;(b)饮片

2. 饮片

弯曲的丝状或块片状。其余同药材。(图 4-15(b))

【性味功效】甘,平。解郁安神,活血消肿。

叶类中药鉴定技术

任务 1　叶类中药的概述

扫码看 PPT

叶类中药常用已成熟且完整的干燥叶,也有的只用嫩叶,还有的药材连同嫩枝一并入药。

一、性状鉴定

叶类中药的鉴别,应从叶片的形状、大小、色泽、叶端、叶基、叶缘、叶脉、叶柄及质地、气味等方面开始。叶类药材一般呈暗绿色至灰绿色,也有其他颜色的,如紫色的紫苏叶。叶片的表面特征比较多样,有的具角质层,表面光滑无毛,有的一面或两面被毛,如枇杷叶。具油室的叶对光透视时可见无数透明小腺点,如桉叶。有的叶片在放大镜下可见凹点状的腺鳞。叶片的叶端、叶脉及叶缘也常有特点,如呈刺状的叶缘,呈放射状的叶脉。此外,叶柄的有无、平直或扭曲与否也要注意。

二、显微鉴定

叶类中药的显微鉴定依据主要是叶的表皮、叶肉、主脉、横切面及粉末的特征。

1. 叶的表皮

多数叶的表皮由一层细胞组成。表皮细胞常排列紧密,横切面观略扁平或近方形,表面观多为略等径的多边形,在叶脉部或叶脉附近及单子叶植物叶的表皮细胞则呈长方形,其长径与中脉相平行。禾本科植物叶的上表皮有较大的运动细胞,如淡竹叶等。各种表皮细胞的垂周壁呈不同程度的弯曲或平直。有的叶片的上、下表皮细胞的垂周壁均较弯曲,如薄荷叶;有的叶片上表皮细胞垂周壁较平直,而下表皮较弯曲,如枇杷叶;有的叶片的表皮细胞垂周壁呈念珠状增厚。表皮细胞垂周壁的情况在鉴定相似品种上具有一定意义。

2. 叶肉

通常分栅栏组织和海绵组织两部分。

(1)栅栏组织:由一层或数层长圆柱形的细胞组成,排列紧密,含大量叶绿体。多数植物的叶只在上表皮细胞的下方有栅栏组织,称异面叶;亦有上、下表皮细胞内侧均有栅栏组织的,称"等面型叶",如番泻叶。栅栏组织一般不通过主脉部分。

(2)海绵组织:位于栅栏组织的下方,由类圆形或不规则长圆形的薄壁细胞组成,细胞排列疏松,含叶绿体较少。海绵组织中是否有油细胞、油室、乳汁管、石细胞、黏液细胞、间隙腺毛及草酸钙结晶等,是鉴别叶类中药的重要特征。

3. 主脉

叶的主脉是叶片中最发达的维管束,多为外韧型维管束,木质部在上方排列成半月形,韧皮部在下方。主脉上、下表皮内侧往往有多层厚角细胞存在。叶片主脉横切面上、下表皮的凹凸程度在叶类中药鉴别上具有一定意义。

除了观察叶的横切面组织构造外,叶的表皮及其附属物也是叶类中药鉴别的重要特征。同时制作表面制片进行观察很容易。叶类中药一般不含淀粉粒,如有也极少。

任务 2　常用叶类中药材(饮片)的鉴定

石韦

石韦为水龙骨科植物庐山石韦 *Pyrrosia sheareri*(Bak.)Ching、石韦 *Pyrrosia lingua*(Thunb.)Farwell 或有柄石韦 *Pyrrosia petiolosa*(Christ)Ching 的干燥叶。前两者习称"大叶石韦",后者习称"小叶石韦"。主产于河北、陕西、江苏、安徽等地,大多为栽培品。全年均可采收,除去根茎和根,晒干或阴干。

【基础知识】

1.药材

(1)庐山石韦。

形状大小:叶片略皱缩,展平后呈披针形,长 10~25 cm,宽 3~5 cm。先端渐尖,基部耳状偏斜,全缘,边缘常向内卷曲。叶柄具四棱,长 10~20 cm,直径 1.5~3 mm,略扭曲,有纵槽。

表面特征:上表面黄绿色或灰绿色,散布有黑色圆形小凹点;下表面密生红棕色星状毛,有的侧脉间布满棕色圆点状的孢子囊群。

质地:叶片革质。

气味:气微,味微涩苦。(图 5-1(a))

(2)石韦:叶片披针形或长圆状披针形,长 8~12 cm,宽 1~3 cm。基部楔形,对称。孢子囊群在侧脉间,排列紧密而整齐。叶柄长 5~10 cm,直径约 1.5 mm。

(3)有柄石韦:叶片多卷曲呈筒状,展平后呈长圆形或卵状长圆形,长 3~8 cm,宽 1~2.5 cm。基部楔形,对称;下表面侧脉不明显,布满孢子囊群。叶柄长 3~12 cm,直径约 1 mm。(图 5-1(b))

均以叶厚、完整、杂质少者为佳。

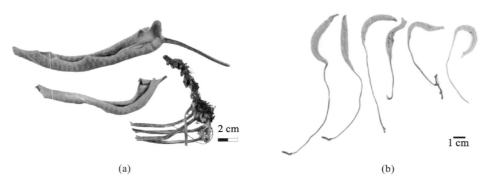

图 5-1　石韦

(a)庐山石韦;(b)有柄石韦

2.饮片

丝条状。上表面黄绿色或灰褐色,下表面密生红棕色星状毛。孢子囊群着生侧脉间或下表面布满孢子囊群。叶全缘。叶片革质。气微,味微涩苦。

【性味功效】甘、苦,微寒。利尿通淋,清肺止咳,凉血止血。

侧柏叶

侧柏叶为柏科植物侧柏 *Platycladus orientalis*(L.)Franco 的干燥枝梢和叶。全国各地有产。多在夏、秋二季采收,阴干。

【基础知识】

1.药材

形状大小:多分枝,小枝扁平。叶细小鳞片状,交互对生,贴伏于枝上。

表面特征:深绿色或黄绿色。

质地:质脆,易折断。

气味:气清香,味苦涩、微辛。(图 5-2(a))

以叶嫩、青绿色,无碎末者为佳。

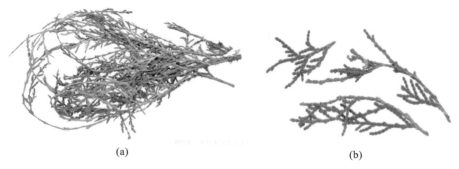

(a) (b)

图 5-2　侧柏叶

(a)药材;(b)饮片

2. 饮片

侧柏叶:除去硬梗及杂质。其余同药材。(图 5-2(b))

侧柏炭:形如侧柏叶,表面黑褐色。质脆,易折断,断面焦黄色。气香,味微苦涩。

【性味与归经】苦、涩,寒。凉血止血,化痰止咳,生发乌发。

桑叶

桑叶别名霜桑叶。本品为桑科植物桑 *Morus alba* L. 的干燥叶。全国各地均有栽培。初霜后采收,除去杂质,晒干。

【基础知识】

1. 药材

形状大小:多皱缩、破碎。完整者有柄,叶片展平后呈卵形或宽卵形,长 8～15 cm,宽 7～13 cm。先端渐尖,基部截形、圆形或心形,边缘有锯齿或钝锯齿,有的不规则分裂。

表面特征:上表面黄绿色或浅黄棕色,有的有小疣状突起;下表面颜色稍浅,叶脉突出,小脉网状,脉上被疏毛,脉基具簇毛。

质地:质脆。

气味:气微,味淡、微苦涩。(图 5-3)

以叶片完整、大而厚、色黄绿、质脆、无杂质者为佳。

2. 饮片

不规则的破碎叶片。其余同药材。

【性味功效】甘、苦,寒。疏散风热,清肺润燥,清肝明目。

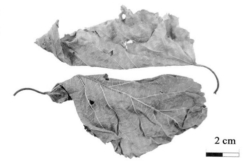

2 cm

图 5-3　桑叶药材

淫羊藿

淫羊藿别名仙灵脾。本品为小檗科植物淫羊藿 *Epimedium brevicornu* Maxim.、箭叶淫羊藿 *Epimedium sagittatum*(Sieb. et Zucc.)Maxim.、柔毛淫羊藿 *Epimedium pubescens* Maxim. 或朝鲜淫羊藿 *Epimedium koreanum* Nakai 的干燥叶。淫羊藿主产于陕西、山西、河南、广西等地。箭叶淫羊藿主产于湖北、四川、浙江等地。柔毛淫羊藿主产于四川。朝鲜淫羊藿主产于东北。夏、秋季茎叶茂盛时采收,晒干或阴干。

【基础知识】

1. 药材

(1)淫羊藿。

形状大小：二回三出复叶；小叶片卵圆形，长 3～8 cm，宽 2～6 cm；先端微尖，顶生小叶基部心形，两侧小叶较小，偏心形，外侧较大，呈耳状，边缘具黄色刺毛状细锯齿。

表面特征：上表面黄绿色，下表面灰绿色，主脉 7～9 条，基部有稀疏细长毛，细脉两面突起，网脉明显；小叶柄长 1～5 cm。

质地：叶片近革质。

气味：气微，味微苦。（图 5-4）

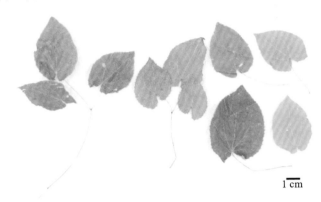

1 cm

图 5-4　淫羊藿药材

(2)箭叶淫羊藿：一回三出复叶，小叶片长卵形至卵状披针形，长 4～12 cm，宽 2.5～5 cm；先端渐尖，两侧小叶基部明显偏斜，外侧多呈箭形。下表面疏被粗短伏毛或近无毛。叶片革质。

(3)柔毛淫羊藿：一回三出复叶；叶下表面及叶柄密被茸毛状柔毛。

(4)朝鲜淫羊藿：二回三出复叶；小叶较大，长 4～10 cm，宽 3.5～7 cm，先端长尖。叶片较薄。

以色黄绿、叶整齐不碎、身干、杂质少者为佳。

2. 饮片

淫羊藿：丝片状。上表面绿色、黄绿色或浅黄色，下表面灰绿色，网脉明显，中脉及细脉突出，边缘具黄色刺毛状细锯齿。近革质。气微，味微苦。

炙淫羊藿：形如淫羊藿丝。表面浅黄色显油亮光泽。微有羊脂油气。

【性味功效】辛、甘、温。补肾阳，强筋骨，祛风湿。

大青叶（附：蓼大青叶）

大青叶为十字花科植物菘蓝 *Isatis indigotica* Fort. 的干燥叶。主产于河北、河南、四川、福建等地。夏、秋二季分 2～3 次采收，除去杂质，晒干。

【基础知识】

1. 药材

形状大小：多皱缩卷曲，有的破碎。完整叶片展平后呈长椭圆形至长圆状倒披针形，长 5～20 cm，宽 2～6 cm。

表面特征：上表面暗灰绿色，有的可见色较深稍突起的小点；先端钝，全缘或微波状，基部狭窄下延至叶柄呈翼状；叶柄长 4～10 cm，淡棕黄色。

质地：质脆。

气味：气微，味微酸、苦、涩。（图 5-5）

以叶大、完整、无枝梗、色黑绿者为佳。

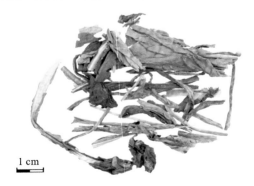

1 cm

图 5-5　大青叶药材

2. 饮片

不规则的碎段。叶片暗灰绿色,叶上表面有的可见色较深稍突起的小点;叶柄碎片淡棕黄色。质脆。气微,味微酸、苦、涩。

【拓展知识】

(1)粉末进行微量升华,可得蓝色或紫红色细小针状、片状或簇状结晶。

(2)粉末水浸液在紫外光灯下有蓝色荧光。

【性味功效】苦,寒。清热解毒,凉血消斑。

附

蓼大青叶

本品为蓼科植物蓼蓝的干燥叶。叶多皱缩、破碎。完整者展平后呈椭圆形,蓝绿色或蓝黑色,先端钝,基部渐狭,全缘。叶脉浅黄棕色,于下表面略突起。叶柄扁平,偶带膜质托叶鞘。质脆。气微,味微涩而稍苦。(图5-6)

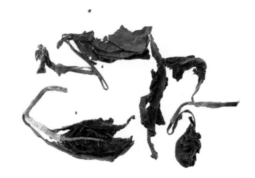

图5-6 蓼大青叶药材

枇杷叶

枇杷叶为蔷薇科植物枇杷 *Eriobotrya japonica*(Thunb.)Lindl. 的干燥叶。主产于江苏、浙江、广东等地。全年均可采收,晒至七、八成干时,扎成小把,再晒干。

【基础知识】

1. 药材

形状大小:长圆形或倒卵形,长12～30 cm,宽4～9 cm。先端尖,基部楔形,边缘有疏锯齿,近基部全缘。

表面特征:上表面灰绿色、黄棕色或红棕色,较光滑;下表面密被黄色茸毛,主脉于下表面显著突起,侧脉羽状;叶柄极短,被棕黄色茸毛。

质地:革质而脆,易折断。

气味:气微,味微苦。(图5-7(a))

以叶片完整、色灰绿者为佳。

2. 饮片

丝条状。表面灰绿色、黄棕色或红棕色,较光滑。下表面可见茸毛,主脉突出。革质而脆。气微,味微苦。(图5-7(b))

蜜枇杷叶:形如枇杷叶丝,表面黄棕色或红棕色,微显光泽,略带黏性。具蜜香气,味微甜。

【性味功效】苦,微寒。清肺止咳,降逆止呕。

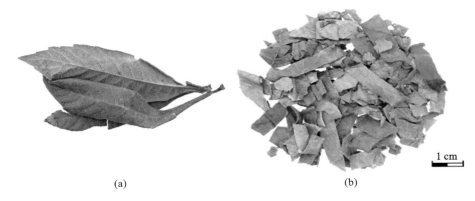

图 5-7 枇杷叶

(a)药材;(b)饮片

番泻叶

番泻叶别名泻叶。本品为豆科植物狭叶番泻 *Cassia angustifolia* Vahl 或尖叶番泻 *Cassia acutifolia* Delile 的干燥小叶。狭叶番泻主产于红海以东至印度一带;尖叶番泻主产于埃及尼罗河上游。现我国广东、海南和云南西双版纳等地均有栽培。狭叶番泻叶通常在开花前采摘,阴干后用水压机打包;尖叶番泻叶通常在7—8月果实近成熟时剪去枝条,摘取叶片,晒干,按全叶、碎叶分别包装。

【基础知识】

1.药材

(1)狭叶番泻叶。

形状大小:长卵形或卵状披针形,长1.5～5 cm,宽0.4～2 cm,叶端急尖,叶基稍不对称,全缘。

表面特征:上表面黄绿色,下表面浅黄绿色,无毛或近无毛,叶脉稍隆起。

质地:革质。

气味:气微弱而特异,味微苦,稍有黏性。(图5-8(a))

(2)尖叶番泻叶:呈披针形或长卵形,略卷曲,叶端短尖或微突,叶基不对称,两面均有细短茸毛。
(图5-8(b))

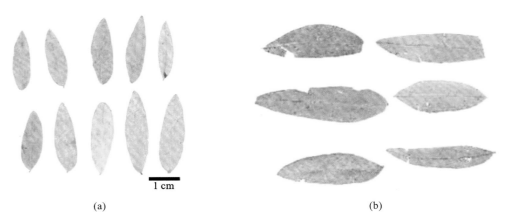

图 5-8 番泻叶

(a)狭叶番泻叶;(b)尖叶番泻叶

以叶大、完整、干燥、色绿、梗少、无黄叶、无碎叶及杂质者为佳。

2.饮片

同药材。

【性味功效】甘、苦,寒。泻热行滞,通便,利水。

罗布麻叶

罗布麻叶为夹竹桃科植物罗布麻 *Apocynum venetum* L. 的干燥叶。主产于东北、华北、西北及河南等地。夏季采收,除去杂质,干燥。

【基础知识】

1. 药材

形状大小:多皱缩卷曲,有的破碎,完整叶片展平后呈椭圆状披针形或卵圆状披针形,长 2～5 cm,宽 0.5～2 cm。

表面特征:淡绿色或灰绿色,先端钝,有小芒尖,基部钝圆或楔形,边缘具细齿,常反卷,两面无毛,叶脉于下表面突起;叶柄细,长约 4 mm。

质地:质脆。

气味:气微,味淡。(图 5-9(a))

以叶片完整、色绿者为佳。

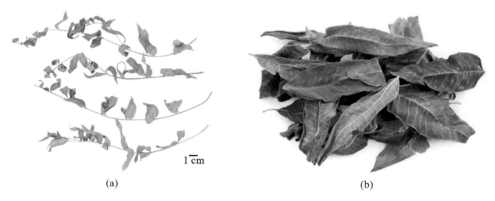

(a)　　　　　　　　　　　　　(b)

图 5-9　罗布麻叶

(a)药材;(b)饮片

2. 饮片

同药材。(图 5-9(b))

【性味功效】甘、苦,凉。平肝安神,清热利水。

紫苏叶

紫苏叶别名苏叶。本品为唇形科植物紫苏 *Perilla frutescens* (L.) Britt. 的干燥叶(或带嫩枝)。主产于江西、湖南等地。夏季枝叶茂盛时采收,除去杂质,晒干。

【基础知识】

1. 药材

形状大小:叶片多皱缩卷曲、破碎,完整者展平后呈卵圆形,长 4～11 cm,宽 2.5～9 cm。先端长尖或急尖,基部圆形或宽楔形,边缘具圆锯齿。

表面特征:两面紫色或上表面绿色,下表面紫色,疏生灰白色毛,下表面有多数凹点状的腺鳞。叶柄长 2～7 cm,紫色或紫绿色。

质地:质脆。

气味:气清香,味微辛。(图 5-10)

带嫩枝者,枝的直径 2～5 mm,紫绿色,断面中部有髓。

以叶完整、色紫、香气浓者为佳。

2. 饮片

不规则的段或未切叶。叶多皱缩卷曲、破碎,完整者展平后呈卵圆形。边缘具圆锯齿。两面紫色或上表面绿色,下表面紫色,疏生灰白色毛。叶柄紫色或紫绿色。带嫩枝者,枝的直径 2～5 mm,紫绿

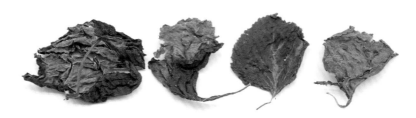

图 5-10　紫苏叶药材

色,切面中部有髓。气清香,味微辛。

【性味功效】辛,温。解表散寒,行气和胃。

艾叶

艾叶别名蕲艾、陈艾。本品为菊科植物艾 *Artemisia argyi* Lévl. et Vant. 的干燥叶。全国大部分地区有分布。夏季花未开时采摘,除去杂质,晒干。

【基础知识】

1. 药材

形状大小:多皱缩、破碎,有短柄。完整叶片展平后呈卵状椭圆形,羽状深裂,裂片椭圆状披针形,边缘有不规则的粗锯齿。

表面特征:上表面灰绿色或深黄绿色,有稀疏的柔毛和腺点;下表面密生灰白色茸毛。

质地:质柔软。

气味:气清香,味苦。(图 5-11(a))

以质柔软、香气浓者为佳。

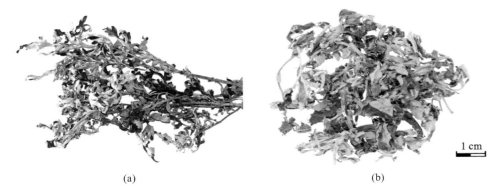

(a)　　　　　　　　　　　　　　　　(b)

图 5-11　艾叶

(a)药材;(b)饮片

2. 饮片

艾叶:除去杂质及梗,筛去灰屑。其余同药材。(图 5-11(b))

醋艾炭:呈不规则的碎片,表面黑褐色,有细条状叶柄。具醋香气。

【性味功效】辛、苦,温;有小毒。散寒止痛,温经止血。

花类中药鉴定技术

任务 1　花类中药概述

扫码看 PPT

花类中药通常包括完整的花、花序或花的一部分。完整的花包括已开放的花(如洋金花、红花)和未开放的花蕾(如辛夷、丁香、金银花、槐花);花序包括未开放的头状花序(如款冬花、密蒙花)和已开放的花序(如菊花、旋覆花);花的一部分,包括雄蕊(如莲须)、花柱(如玉米须)、柱头(如西红花)、花粉粒(蒲黄、松花粉)等。

一、性状鉴定

观察花类中药时,应注意其形态、大小、颜色、各部分的组成、气、味等特征。若以花序入药,要注意花序的种类及苞片或总苞的形状;若以花的某一部分入药,须注意观察其药用部分的特征。花类药材经过干燥后,其原来的形态及颜色常发生改变,尤其是小型的花朵或花序。当花类药材的各部分结构肉眼不易辨认时,可将其浸泡在水中使之展开,然后用放大镜或解剖镜进行观察。

花类中药的形状、颜色、气味一般较特异,易于鉴别;但同属植物的花较相近,应仔细观察。

二、显微鉴定

花类生药的显微鉴定一般只作表面制片和粉末片观察。

(1)苞片和萼片:与叶片构造类似,以观察表面为主。注意上、下表皮细胞的形态,有无气孔及茸毛等分布,气孔和茸毛的类型、形状及分布情况等。

(2)花瓣:有无茸毛及少数气孔及气孔类型。有无分泌组织,如油室(丁香)、管状分泌组织(红花)。导管类型。

(3)雄蕊:注意花粉粒的形状、大小、表面纹理,萌发孔的类型、数目等,有重要鉴定意义。

(4)雌蕊:主要观察子房壁表皮细胞、花柱表皮细胞、柱头表皮细胞。

(5)花梗和花托:与茎相似,注意表皮、皮层、内皮层、维管束及髓部是否明显,有无厚壁组织、分泌组织、草酸钙结晶、淀粉粒等。

任务 2　常用花类中药材(饮片)的鉴定

松花粉

松花粉为松科植物马尾松 *Pinus massoniana* Lamb.、油松 *Pinus tabuliformis* Carr. 或同属数种植物的干燥花粉。马尾松主产于长江流域各地;油松主产于东北、华北和西北各地。春季花刚开时,采摘花穗,晒干,收集花粉,除去杂质。

【基础知识】

1. 药材

形状颜色:淡黄色的细粉。

质地：体轻，易飞扬，手捻有滑润感。

气味：气微，味淡。

水试：入水不沉，加热亦不沉。

火试：置火中燃烧，不发生爆鸣声和闪光，燃烧后有烟雾和焦臭味，残留黑色灰烬。（图 6-1）

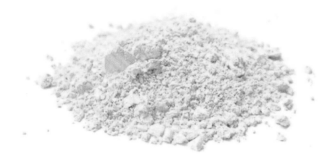

图 6-1　松花粉

2. 饮片

除去杂质。其余同药材。

【性味功效】甘，温。收敛止血，燥湿敛疮。

辛夷

辛夷别名木笔花、辛夷花。本品为木兰科植物望春花 *Magnolia biondii* Pamp.、玉兰 *Magnolia denudata* Desr. 或武当玉兰 *Magnolia sprengeri* Pamp. 的干燥花蕾。主产于湖南、湖北、安徽、浙江等地。冬末春初花未开放时采收，除去枝梗，阴干。

【基础知识】

1. 药材

（1）望春花。

形状大小：长卵形，似毛笔头，长 1.2～2.5 cm，直径 0.8～1.5 cm。基部常具短梗，长约 5 mm，梗上有类白色点状皮孔。

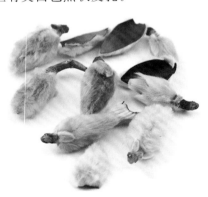

图 6-2　辛夷药材

苞片：2～3 层，每层 2 片，两层苞片间有小鳞芽，苞片外表面密被灰白色或灰绿色茸毛，内表面类棕色，无毛。

花被片：数目 9，棕色，外轮花被片 3，条形，约为内两轮长的 1/4，呈萼片状，内两轮花被片 6，每轮 3，轮状排列。

花蕊：雄蕊和雌蕊多数，螺旋状排列。

质地：体轻，质脆。

气味：气芳香，味辛凉而稍苦。（图 6-2）

（2）玉兰：长 1.5～3 cm，直径 1～1.5 cm。基部枝梗较粗壮，皮孔浅棕色。苞片外表面密被灰白色或灰绿色茸毛。花被片 9，内外轮同型。

（3）武当玉兰：长 2～4 cm，直径 1～2 cm。基部枝梗粗壮，皮孔红棕色。苞片外表面密被淡黄色或淡黄绿色茸毛，有的最外层苞片茸毛已脱落而呈黑褐色。花被片 10～12(15)，内、外轮无显著差异。

以完整、内瓣紧密、无枝梗、油性足、香气浓者为佳。

2. 饮片

除去杂质。其余同药材。

【性味功效】辛，温。散风寒，通鼻窍。

月季花

月季花为蔷薇科植物月季 *Rosa chinensis* Jacq. 的干燥花。主产于江苏、河南、山东等地。全年均可采收，花微开时采摘，阴干或低温干燥。

【基础知识】

1. 药材

形状大小：类球形，直径 1.5～2.5 cm。

花托：长圆形。

萼片：数目 5，暗绿色，先端尾尖。

花瓣：覆瓦状排列，有的散落，长圆形，紫红色或淡紫红色。

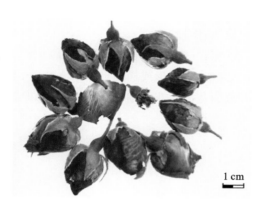

花蕊：雄蕊多数，黄色。

质地：体轻，质脆。

气味：气清香，味淡、微苦。（图 6-3）

以紫红色、半开放的花蕾、不散瓣、气味清香者为佳。

2. 饮片

除去杂质。其余同药材。

【性味功效】甘，温。活血调经，疏肝解郁。

图 6-3 月季花药材

玫瑰花

玫瑰花为蔷薇科植物玫瑰 *Rosa rugosa* Thunb. 的干燥花蕾。全国各地均有栽培，以山东、江苏、浙江及广东等地为多。春末夏初花将开放时分批采摘，及时低温干燥。

【基础知识】

1. 药材

形状大小：略呈半球形或不规则团状，直径 0.7～1.5 cm。

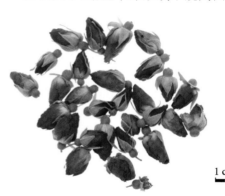

花托：半球形，与花萼基部合生。

萼片：数目 5，披针形，黄绿色或棕绿色，被有细柔毛。

花瓣：多皱缩，展平后宽卵形，呈覆瓦状排列，紫红色，有的黄棕色。

花蕊：雄蕊多数，黄褐色。

花柱：多数，柱头在花托口集成头状，略突出，短于雄蕊。

质地：体轻，质脆。

气味：气芳香浓郁，味微苦涩。（图 6-4）

以花朵大、完整、瓣厚、色紫、色泽鲜、不露蕊、香气浓者为佳。

图 6-4 玫瑰花药材

2. 饮片

除去杂质。其余同药材。

【性味功效】甘、微苦，温。行气解郁，和血，止痛。

槐花（附：槐角）

槐花为豆科植物槐 *Sophora japonica* L. 的干燥花及花蕾。主产于辽宁、河北、河南、山东等地。夏季花开放或花蕾形成时采收，及时干燥，除去枝、梗及杂质。前者习称"槐花"，后者习称"槐米"。

【基础知识】

1. 药材

（1）槐花。

形状：皱缩而卷曲，花瓣多散落。

花萼：完整者花萼钟状，黄绿色，先端 5 浅裂。

花瓣：数目 5，黄色或黄白色，1 片较大，近圆形，先端微凹，其余 4 片长圆形。

花蕊：雄蕊 10，其中 9 个基部连合，花丝细长。雌蕊圆柱形，弯曲。

质地：体轻。

气味：气微，味微苦。（图 6-5(a)）

（2）槐米：卵形或椭圆形，长 2～6 mm，直径约 2 mm。花萼下部有数条纵纹。萼的上方为黄白色未开放的花瓣。花梗细小。体轻，手捻即碎。气微，味微苦涩。（图 6-5(b)）

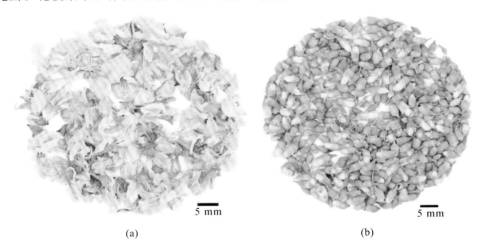

（a）　　　　　　　　　　　（b）

图 6-5　槐花药材

（a）槐花；（b）槐米

槐花以黄白色、整体、无枝梗为佳；槐米以粒大、色黄绿者为佳。

2. 饮片

槐花：除去杂质及灰屑。其余同药材。

炒槐花：表面深黄色。其余同药材。

槐花炭：表面焦褐色。其余同药材。

【性味功效】苦，微寒。凉血止血，清肝泻火。

附

槐角

本品为豆科植物槐 *Sophora japonica* L. 的干燥成熟果实。冬季采收，除去杂质，干燥。呈连珠状。长 1～6 cm，直径 0.6～1 cm。表面黄绿色或黄褐色，皱缩而粗糙，背缝线一侧呈黄色。质柔润，干燥皱缩，易在收缩处折断，断面黄绿色，有黏性。种子 1～6 粒，肾形，长约 8 mm，表面光滑，棕黑色，一侧有灰白色圆形种脐；质坚硬，子叶 2，黄绿色。质坚硬。果肉气微，味苦，种子嚼之有豆腥气。（图 6-6）

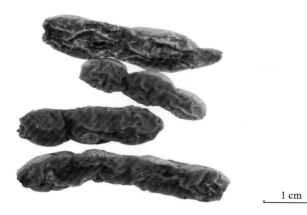

图 6-6　槐角药材

丁香（附：母丁香）

丁香别名公丁香。本品为桃金娘科植物丁香 *Eugenia caryophyllata* Thunb. 的干燥花蕾。主产于坦桑尼亚、马来西亚、印度尼西亚等地；我国海南、广东、广西等地有栽培。当花蕾由绿色转红色时采摘，晒干。

【基础知识】

1. 药材

形状大小：略呈研棒状，长 1～2 cm。

花冠：圆球形，直径 0.3～0.5 cm。

花瓣：数目 4，覆瓦状抱合，棕褐色或褐黄色，花瓣内为雄蕊和花柱，搓碎后可见众多黄色细粒状的花药。

萼筒：圆柱状，略扁，有的稍弯曲，长 0.7～1.4 cm，直径 0.3～0.6 cm，红棕色或棕褐色，上部有 4 枚三角状的萼片，十字状分开。

质地：质坚实，富油性。

气味：气芳香浓烈，味辛辣、有麻舌感。（图 6-7）

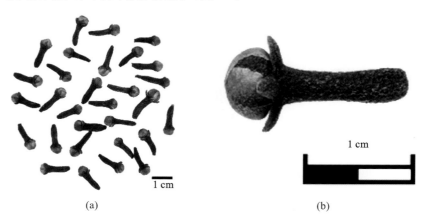

(a)　　　　　　　　　　　　　　(b)

图 6-7　丁香药材

（a）药材；（b）放大的药材

以完整、个大、油性足、色深红、香气浓郁、入水下沉者为佳。

2. 饮片

除去杂质，筛去灰屑。用时捣碎。其余同药材。

【性味功效】辛，温。温中降逆，补肾助阳。

母丁香

母丁香别名鸡舌香。本品为桃金娘科植物丁香 *Eugenia caryophyllata* Thunb. 的干燥近成熟果实。果实将熟时采摘,晒干。呈卵圆形或长椭圆形,长 1.5～3 cm,直径 0.5～1 cm。表面黄棕色或褐棕色,有细皱纹;顶端有四个宿存萼片向内弯曲成钩状;基部有果梗痕;果皮与种仁可剥离,种仁由两片子叶合抱而成,棕色或暗棕色,显油性,中央具一明显的纵沟;内有胚,呈细杆状。质较硬,难折断。气香,味麻辣。(图 6-8)

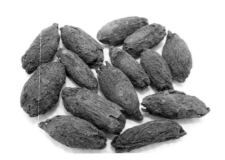

图 6-8　母丁香药材

密蒙花

密蒙花别名蒙花。本品为马钱科植物密蒙花 *Buddleja officinalis* Maxim. 的干燥花蕾和花序。全国各地均有栽培。春季花未开放时采收,除去杂质,干燥。

【基础知识】

1. 药材

形状大小:多为花蕾密聚的花序小分枝,呈不规则圆锥状,长 1.5～3 cm。

表面特征:表面灰黄色或棕黄色,密被茸毛。

花蕾:呈短棒状,上端略大,长 0.3～1 cm,直径 0.1～0.2 cm。

花萼:钟状,先端 4 齿裂。

花冠:筒状,与花萼等长或稍长,先端 4 裂,裂片卵形。

花蕊:雄蕊 4,着生在花冠管中部。

质地:质柔软。

气味:气微香,味微苦、辛。(图 6-9)

以花蕾密聚、色灰黄、有茸毛、质柔软者为佳。

2. 饮片

除去杂质。其余同药材。

【性味功效】甘,微寒。清热泻火,养肝明目,退翳。

图 6-9　密蒙花药材

洋金花

洋金花别名曼陀罗花。本品为茄科植物白花曼陀罗 *Datura metel* L. 的干燥花。主产于江苏、浙江、福建等地。4—11 月花初开时采收,晒干或低温干燥。

【基础知识】

1. 药材

形状大小:多皱缩成条状,完整者长 9～15 cm。

花萼:筒状,长为花冠的 2/5,灰绿色或灰黄色,先端 5 裂,基部具纵脉纹 5 条,表面微有茸毛。

花冠:喇叭状,淡黄色或黄棕色,先端 5 浅裂,裂片有短尖,短尖下有明显的纵脉纹 3 条,两裂片之间微凹。

花蕊:雄蕊 5,花丝贴生于花冠筒内,长为花冠的 3/4;雌蕊 1,柱头棒状。

质地:烘干品质柔韧,晒干品质脆。

气微:气微,味微苦。(图 6-10)

以朵大、不破碎、花冠肥厚者为佳。

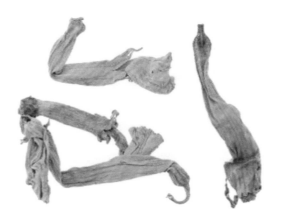

图 6-10 洋金花药材

2. 饮片

除去杂质。其余同药材。

【性味功效】辛,温;有毒。平喘止咳,解痉定痛。

金银花(附:忍冬藤)

金银花别名双花、银华。本品为忍冬科植物忍冬 *Lonicera japonica* Thunb. 的干燥花蕾或带初开的花。主产于山东、河南等地,多为栽培。以山东产量大、质量优,称"东银花";河南产者,称"密银花"。夏初花开放前采收,干燥。

【基础知识】

1. 药材

形状大小:棒状,上粗下细,略弯曲。长 2～3 cm,上部直径约 3 mm,下部直径约 1.5 mm。

表面特征:表面黄白色或绿白色(储久色渐深),密被短柔毛。偶见叶状苞片。

花萼花冠:花萼绿色,先端 5 裂,裂片有毛,长约 2 mm。开放者花冠筒状,先端二唇形。

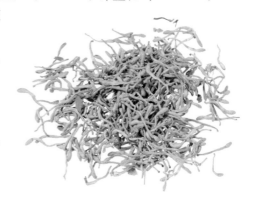

花蕊:雄蕊 5,附于筒壁,黄色;雌蕊 1,子房无毛。

气味:气清香,味淡、微苦。(图 6-11)

以花未开放、花蕾肥壮、色泽青绿微白、身干、无枝叶、气清香者为佳。

2. 饮片

除去杂质。其余同药材。

【性味功效】甘,寒。清热解毒,疏散风热。

图 6-11 金银花药材

 附

忍冬藤

本品为忍冬科植物忍冬 *Lonicera japonica* Thunb. 的干燥茎枝。秋、冬二季采割,晒干。呈长圆柱形,多分枝,常缠绕成束。直径 1.5～6 mm。表面棕红色至暗棕色,有的灰绿色,光滑或被茸毛;外皮易剥落。枝上多节,节间长 6～9 cm,有残叶和叶痕。质脆,易折断。断面黄白色,中空。气微,老枝味微苦,嫩枝味淡。(图 6-12)

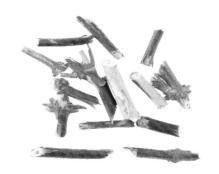

图 6-12　忍冬藤药材

红花

红花别名草红花。本品为菊科植物红花 *Carthamus tinctorius* L. 的干燥花。主产于河南、四川、重庆、云南、浙江等地。夏季花由黄变红时采摘,阴干或晒干。

【基础知识】

1. 药材

形状大小:为不带子房的管状花,红黄色或红色。长 1～2 cm。

花冠:筒部细长,先端 5 裂,裂片呈狭条形,长 5～8 mm。

花蕊柱头:雄蕊 5,花药聚合成筒状,黄白色;柱头长圆柱形,顶端微分叉。

质地:质柔软。

气味:气微香,味微苦。(图 6-13)

水试:红花浸入水中,水液染成金黄色。

以花冠色红黄而鲜艳、无枝叶杂质(不得过 2%)、质柔软者为佳。

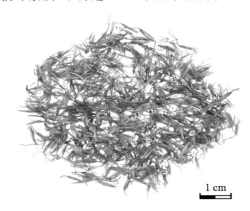

图 6-13　红花药材

2. 饮片

除去杂质。其余同药材。

【性味功效】辛,温。活血通经,散瘀止痛。

菊花(附:野菊花)

菊花为菊科植物菊 *Chrysanthemum morifolium* Ramat. 的干燥头状花序。主产于安徽、浙江、江苏、河南等地。9—11 月花盛开时分批采收,阴干或焙干,或熏、蒸后晒干。药材按产地和加工方法不同,分为"亳菊""滁菊""贡菊""杭菊""怀菊"。

【基础知识】

1. 药材

(1)亳菊:倒圆锥形或圆筒形,有时稍压扁呈扇形,直径 1.5～3 cm,离散。总苞碟状;总苞片 3～4 层,卵形或椭圆形,草质,黄绿色或褐绿色,外面被柔毛,边缘膜质。花托半球形,无托片或托毛。舌状花数层,雌性,位于外围,类白色,劲直,上举,纵向折缩,散生金黄色腺点;管状花多数,两性,位于中央,为舌状花所隐藏,黄色,顶端 5 齿裂。瘦果不发育,无冠毛。体轻,质柔润,干时松脆。气清香,味甘、微苦。(图 6-14(a))

(2)滁菊:不规则球形或扁球形,直径 1.5～2.5 cm。舌状花类白色,不规则扭曲,内卷,边缘皱缩,有时可见淡褐色腺点;管状花大多隐藏。(图 6-14(b))

(3)贡菊:扁球形或不规则球形,直径 1.5～2.5 cm。舌状花白色或类白色,斜升,上部反折,边缘稍内卷而皱缩,通常无腺点;管状花少,外露。(图 6-14(c))

(4)杭菊:碟形或扁球形,直径 2.5～4 cm,常数个相连成片。舌状花类白色或黄色,平展或微折叠,彼此粘连,通常无腺点;管状花多数,外露。(图 6-14(d))

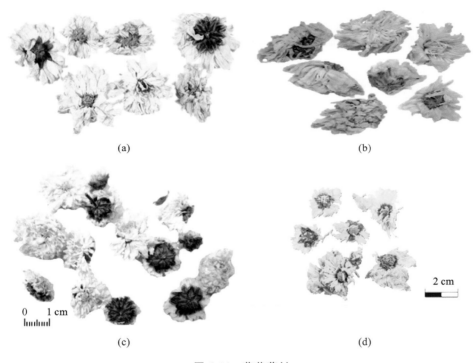

(a)   (b)

(c)   (d)

图 6-14 菊花药材

(a)亳菊;(b)滁菊;(c)贡菊;(d)杭菊

(5)怀菊:不规则球形或扁球形,直径 1.5～2.5 cm。多数为舌状花,舌状花类白色或黄色,不规则扭曲,内卷,边缘皱缩,有时可见腺点;管状花大多隐藏。

均以身干、花朵完整不散、颜色新鲜、气清香、少梗叶者为佳。

2. 饮片

除去杂质。其余同药材。

【性味功效】甘、苦,微寒。散风清热,平肝明目,清热解毒。

野菊花

本品为菊科植物野菊 *Chrysanthemum indicum* L. 的干燥头状花序。秋、冬二季花初开放时采摘,晒干,或蒸后晒干。药材呈类球形,直径 0.3～1 cm,棕黄色。总苞由 4～5 层苞片组成,外层苞片卵形或条形,外表面中部灰绿色或浅棕色,通常被白毛,边缘膜质;内层苞片长椭圆形,膜质,外表面无毛。总苞基部有的残留总花梗。舌状花 1 轮,黄色至棕黄色,皱缩卷曲;管状花多数,深黄色。体轻。味苦、辛,微寒。清热解毒,泻火平肝。(图 6-15)

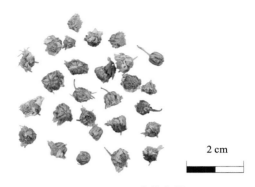

2 cm

图 6-15　野菊花药材

款冬花

款冬花别名冬花。本品为菊科植物款冬 *Tussilago farfara* L. 的干燥花蕾。主产于陕西、山西、河南、甘肃等地。12 月或地冻前花尚未出土时采挖,除去花梗和泥沙,阴干。

【基础知识】

1. 药材

形状大小:长圆棒状。单生或 2～3 个基部连生,长 1～2.5 cm,直径 0.5～1 cm。上端较粗,下端渐细或带有短梗,外面被有多数鱼鳞状苞片。

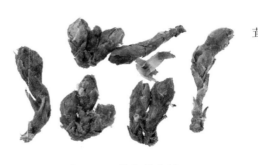

图 6-16　款冬花药材

苞片:外表面紫红色或淡红色,内表面密被白色絮状茸毛。

质地:体轻,撕开后可见白色茸毛。

气味:气香,味微苦而辛。(图 6-16)

以朵大、色紫红、无花梗者为佳。

2. 饮片

款冬花:除去杂质及残梗。其余同药材。

蜜款冬花:形如款冬花,表面棕黄色或棕褐色,稍带黏性。具蜜香气,味微甜。

【性味功效】辛、微苦、温。润肺下气,止咳化痰。

西红花

西红花别名番红花、藏红花。本品为鸢尾科植物番红花 *Crocus sativus* L. 的干燥柱头。原产于西班牙、法国、希腊等地,我国现已在浙江、江苏、上海等地引种成功。花期摘取柱头,摊放在竹匾内,上盖一张薄吸水纸后晒干,或 40～50 ℃烘干,或在通风处晾干。

【基础知识】

1. 药材

形状大小:线形,三分枝,长约 3 cm。

表面特征:暗红色,上部较宽而略扁平,顶端边缘显不整齐的齿状,内侧有一短裂隙,下端有时残留一小段黄色花柱。

质地:体轻,质松软,无油润光泽,干燥后质脆易断。

气味:气特异,微有刺激性,味微苦。(图 6-17)

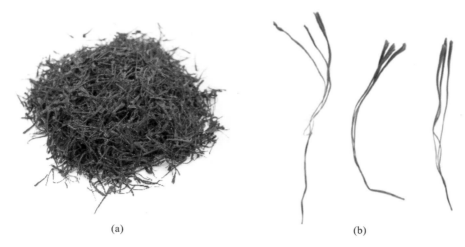

图 6-17 西红花
（a）药材；（b）放大的药材

以柱头色棕红、黄色花柱少、无杂质者为佳。

2. 饮片

除去杂质。其余同药材。

【拓展知识】

（1）取本品浸水中，可见橙黄色成直线下降，并逐渐扩散，水被染成黄色，无沉淀。柱头呈喇叭状，有短缝；在短时间内，用针拨之不破碎。

（2）取本品少量，置白瓷板上，加硫酸 1 滴，酸液显蓝色后经紫色缓缓变为红褐色或棕色。（检查西红花苷和苷元）

【性味功效】甘，平。活血化瘀，凉血解毒，解郁安神。

【相关链接】

西红花为进口药材，价格较为昂贵，伪品或掺伪较多，应注意鉴别。①用莲须、金针菜或菊花染色冒充者，呈条片状，而非花柱状或喇叭状。全体红色，无黄色部分，用水浸泡，水被染成红色。②用化学纸浆做成丝状，外包一层淀粉，经染色并加少许油质冒充者，浸在水中不成喇叭状，加碘试液可变成蓝色。③掺有合成染料或其他色素，则水溶液常呈红色或橙黄色，而非黄色。④若有矿物油或植物油掺杂，则在纸上留有油质。⑤若有甘油、硝酸铵等水溶性物质掺杂，则水溶性浸出物含量增高。⑥掺杂非挥发性盐类，则灰分含量增高。

蒲黄

蒲黄为香蒲科植物水烛香蒲 *Typha angustifolia* L.、东方香蒲 *Typha orientalis* Presl 或同属植物的干燥花粉。主产于江苏、浙江、山东、安徽等地。夏季采收蒲棒上部的黄色雄花序，晒干后碾轧，筛取花粉。

【基础知识】

1. 药材

形状：黄色粉末。

质地：体轻，手捻有滑腻感，易附着手指上。

气味：气微，味淡。

水试：放水中则飘浮水面。（图 6-18）

以粉细、质轻、色鲜黄、滑腻感强、杂质少者为佳。

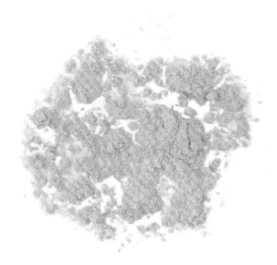

图 6-18　蒲黄药材

2. 饮片

蒲黄:揉碎结块,过筛。其余同药材。

蒲黄炭:形如蒲黄,表面棕褐色或黑褐色。具焦香气,味微苦、涩。

【性味功效】甘,平。止血,化瘀,通淋。

果实和种子类中药鉴定技术

任务 1　果实及种子类中药概述

扫码看 PPT

果实与种子是植物体两种不同的器官,果实由受精后的子房发育而成,其中包含种子,种子由受精后的胚珠发育而成。果实与种子在药材商品中并未严格分开,因此将果实与种子放在一章讲述。

果实类中药通常采用完全成熟或近成熟的果实。多数为完整果实,如五味子、枸杞子;少数为幼果,如枳实;有的用果实的部分果皮或全部果皮,如陈皮、大腹皮;有的用中果皮部分的维管束组织,如橘络、丝瓜络。

种子类中药通常采用成熟种子,包括种皮和种仁两部分;有的用种子的一部分,如种皮绿豆衣,假种皮肉豆蔻衣;有的用除去种皮的种仁,如肉豆蔻;有的用种子的胚,如莲子心。

一、性状鉴定

果实类中药的性状鉴定应注意其形状、大小、颜色、质地、顶端、基部、表面、断面及气味等。果实的顶端一般有柱基或其他附属物,下部有果柄或果柄脱落的痕迹。种子类中药的性状鉴定应注意其形状、大小、颜色、表面纹理、质地、纵横切面、气味及水试结果等,如葶苈子水浸后种皮显黏性,牵牛子水浸后种皮呈龟裂状。

(1)观察形状:果实类中药通常为类球形、长椭圆形,如五味子、山楂等;有的呈半球形或半椭圆形,如枳壳、木瓜等;有的呈不规则多角形,如八角茴香。种子类中药多呈不规则圆球形、类圆球形或扁圆球形,少数种子呈梭形、纺锤形或心形等。

(2)观察表面:果实及种子类中药表面常有各种纹理、皱纹或光泽;有的具凹下的油点,如吴茱萸;有的具隆起的棱线,如小茴香;或具纵直的棱角,如使君子。果实类中药顶端常有花柱基,基部残留果梗或果梗痕,有的具宿萼或花被;种子类中药表面通常可见合点、种脐和种脊,少数种子还有种阜存在。

(3)观察质地:果实及种子类中药的质地常因品种和药用部位不同而异。有的质坚硬(如木瓜),有的质软(如柏子仁),有的质脆(如橘红),有的质柔韧(如香橼)。

(4)观察断面特征:果实及种子类中药的断面特征常因品种和药用部位不同而异。完整果实的断面可观察果皮、子房室、种子等的特征。种子断面也因品种不同而异,有的白色、粉性(如芡实),有的显棕黄色相杂的大理石样花纹(如肉豆蔻),有的可见棕色种皮与白色胚乳相间的大理石样花纹(如槟榔)。

(5)嗅气尝味:某些特殊气味是果实及种子类中药的重要鉴别特征之一,如砂仁气芳香而浓烈,味辛、微苦;枸杞子味甜,鸦胆子味极苦,乌梅味极酸;五味子果肉气微,味酸,种子破碎后,有香气,味辛、微苦等。因此,嗅气尝味是果实及种子类中药性状鉴定的重要手段和方法。剧毒中药,如马钱子、巴豆等,不能口尝,应特别注意安全。

二、显微鉴定

果实类中药的显微鉴定应注意其外果皮、中果皮及内果皮的特点。外果皮通常为一列表皮细胞,外被角质层,有的具非腺毛,少数具腺毛,如吴茱萸,有的表皮细胞间嵌有油细胞,如五味子。中果皮大多由薄壁细胞组成,有的可见石细胞、油细胞、油室或油管等,如枳壳的中果皮内有油室,茴香的中果皮内可见油管。内果皮大多为一列薄壁细胞,有的内果皮细胞全为石细胞,如胡椒。伞形科植物果实的内果皮细胞常呈镶嵌状。

种子类中药的显微鉴定应注意种子的种皮特征,其最有鉴别意义。种皮常由表皮层、栅状细胞层、油细胞层、石细胞等其中的一种或数种组织构成。另外,胚乳通常由储藏大量脂肪油和糊粉粒的薄壁细胞组成,有时细胞中含淀粉粒,其中,糊粉粒是确定种子类粉末药材的主要标志。胚乳细胞中有的含草酸钙结晶;有时糊粉粒中也有小簇晶存在;有的则形成错入组织,如槟榔断面的大理石样花纹。

任务2 常用果实和种子类中药材(饮片)的鉴定

柏子仁

柏子仁别名柏仁、柏子。本品为柏科植物侧柏 *Platycladus orientalis*(L.)Franco 的干燥成熟种仁。主产于山东、河南、河北、山西、陕西、江苏等地。秋、冬二季采收成熟种子,晒干,除去种皮,收集种仁。

【基础知识】

1. 药材

形状大小:长卵形或长椭圆形。长 4～7 mm,直径 1.5～3 mm。

表面特征:表面黄白色或淡黄棕色,外包膜质内种皮,顶端略尖,有深褐色的小点,基部钝圆。

质地:质软,富油性。

气味:气微香,味淡。(图 7-1)

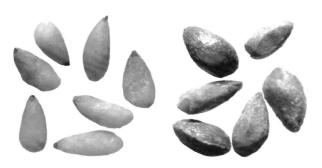

图 7-1 柏子仁药材

以粒饱满、色黄白、油性大而不泛油者为佳。

2. 饮片

柏子仁:除去杂质和残留的种皮。其余同药材。

柏子仁霜:为均匀、疏松的淡黄色粉末,微显油性,气微香。

【性味功效】甘,平。养心安神,润肠通便,止汗。

白果(附:银杏叶)

白果别名灵眼、银杏子。本品为银杏科植物银杏 *Ginkgo biloba* L. 的干燥成熟种子。主产于广西、四川、河南、山东、湖北、辽宁等地。秋季种子成熟时采收,除去肉质外种皮,洗净,稍蒸或略煮后,烘干。

【基础知识】

1. 药材

形状大小:略呈椭圆形,一端稍尖,另一端钝,长 1.5～2.5 cm,宽 1～2 cm,厚约 1 cm。

表面特征:表面黄白色或淡棕黄色,平滑,具 2～3 条棱线。中种皮(壳)骨质,坚硬。内种皮膜质。

种仁:宽卵球形或椭圆形,一端淡棕色,另一端金黄色,横断面外层黄色,胶质样,内层淡黄色或淡绿色,粉性,中间有空隙。

气味:气微,味甘、微苦。(图 7-2)

以颗粒大而均匀、黄白色、种仁不霉坏者为佳。

2. 饮片

白果仁:种仁宽卵球形或椭圆形,有残留膜质内种皮,一端淡棕色,另一端金黄色。质地较硬。横断面胶质样,外层黄色,内层淡黄色,粉性,中间有空隙。气微,味甘、微苦。

炒白果仁:形如白果仁,色泽加深,略有焦斑,横断面胶质样,外层黄色,内层淡黄色,粉性,中间有空隙。有香气,味甘、微苦。

【性味功效】甘、苦、涩,平;有毒。敛肺定喘,止带缩尿。

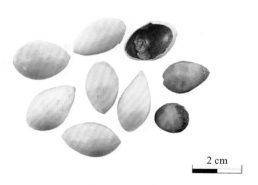

2 cm

图 7-2　白果药材

附

图 7-3　银杏叶药材

银杏叶

本品为银杏科植物银杏 *Ginkgo biloba* L. 的干燥叶。秋季叶尚绿时采收,及时干燥。本品多皱褶或破碎,完整者呈扇形,长 3～12 cm,宽 5～15 cm。黄绿色或浅棕黄色,上缘呈不规则的波状弯曲,有的中间凹入,深者可达叶长的 4/5。具二叉状平行叶脉,细而密,光滑无毛,易纵向撕裂。叶基楔形,叶柄长 2～8 cm。体轻。气微,味微苦。活血化瘀,通络止痛,敛肺平喘,化浊降脂。(图 7-3)

王不留行

王不留行别名王不留、麦篮子。本品为石竹科植物麦蓝菜 *Vaccaria segetalis* (Neck.) Garcke 的干燥成熟种子。主产于江苏、河北、河南、陕西等地。夏季果实成熟、果皮尚未开裂时采割植株,晒干,打下种子,除去杂质,再晒干。

【基础知识】

1. 药材

形状大小:球形,直径约 2 mm。

表面特征:表面黑色,少数红棕色,略有光泽,有细密颗粒状突起,一侧有 1 凹陷的纵沟。

质地:质硬。

胚乳:白色,胚弯曲成环,子叶 2。

气味:气微,味微涩、苦。

以粒均匀、饱满、色黑者为佳。(图 7-4(a))

2. 饮片

王不留行:除去杂质。其余同药材。

炒王不留行:类球形爆米花状,表面白色,质松脆。(图 7-4(b))

【性味功效】苦,平。活血通经,下乳消肿,利尿通淋。

肉豆蔻

肉豆蔻别名玉果、肉果。本品为肉豆蔻科植物肉豆蔻 *Myristica fragrans* Houtt. 的干燥种仁。

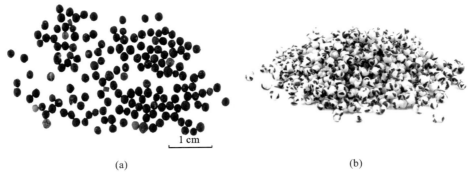

(a)   (b)

图 7-4 王不留行

（a）药材；（b）饮片

主产于马来西亚、印度尼西亚、斯里兰卡等国。此外西印度群岛亦产。4—6月和11—12月各采一次。清晨摘取成熟果实，剖开果皮，剥去假种皮，再打破壶状种皮，取出种仁，用石灰乳浸渍一天后，缓火焙干。

【基础知识】

1. 药材

形状大小：卵圆形或椭圆形。长2～3 cm，直径1.5～2.5 cm。

表面特征：表面灰棕色或灰黄色，有时外被白粉（石灰粉末）。全体有浅色纵行沟纹和不规则网状沟纹。种脐位于宽端，呈浅色圆形突起，合点呈暗凹陷。种脊呈纵沟状，连接两端。

质地：质坚实，胚富油性。

断面：显棕黄色相杂的大理石样花纹（为暗棕色的外胚乳伸入浅黄色的内胚乳中交错形成，又称错入组织）。

气味：气香浓烈，味辛。（图7-5）

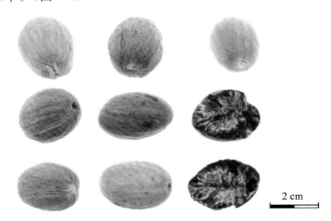

图 7-5 肉豆蔻药材

以个大、体重、质坚实、油性足、破开后香气强烈者为佳。

2. 饮片

肉豆蔻：除去杂质，洗净，干燥。其余同药材。

麸煨肉豆蔻：形如肉豆蔻，表面为棕褐色，有裂隙。气香，味辛。

【性味功效】辛，温。温中行气，涩肠止泻。

【相关链接】

肉豆蔻衣：又称"肉豆蔻花"或"玉果花"，为肉豆蔻的干燥假种皮。通常折合压扁呈分枝状，棕红色，质脆易碎；气芳香。

五味子（附：南五味子）

五味子别名北五味子。本品为木兰科植物五味子 *Schisandra chinensis*（Turcz.）Baill. 的干燥成熟果实。主产于辽宁、吉林、黑龙江等地，河北亦产。秋季果实成熟时采摘，晒干或蒸后晒干，除去果梗和杂质。

【基础知识】

1. 药材

形状大小：不规则的球形或扁球形，直径 5～8 mm。

表面特征：表面红色、紫红色或暗红色，皱缩，显油润；有的表面呈黑红色 或出现"白霜"。

果肉种子：果肉柔软；种子 1～2，肾形，表面棕黄色，有光泽。

质地：种皮薄而脆。

气味：果肉气微，味酸；种子破碎后，有香气，味辛、微苦。（图 7-6）

以粒大、果皮紫红、肉厚、柔润者为佳。

2. 饮片

五味子：除去杂质。用时捣碎。其余同药材。

醋五味子：形如五味子，表面乌黑色，油润，稍有光泽。有醋香气。

【性味功效】 酸、甘，温。收敛固涩，益气生津，补肾宁心。

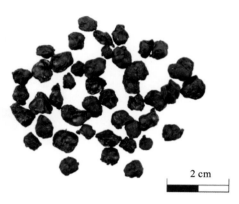

2 cm

图 7-6　五味子药材

 附

南五味子

本品为木兰科植物华中五味子 *Schisandra sphenanthera* Rehd. et Wils. 的干燥成熟果实。秋季果实成熟时采摘，晒干，除去果梗和杂质。药材呈球形或扁球形，直径 4～6 mm。表面棕红色至暗棕色，干瘪，皱缩，果肉常紧贴于种子上。种子 1～2，肾形，表面棕黄色，有光泽，种皮薄而脆。果肉气微，味微酸。（图 7-7）

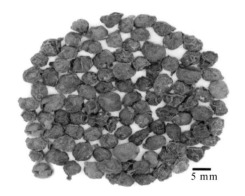

5 mm

图 7-7　南五味子药材

芡实

芡实别名鸡头米。本品为睡莲科植物芡 *Euryale ferox* Salisb. 的干燥成熟种仁。主产于江苏、山东、湖南、湖北、安徽。秋末冬初采收成熟果实，除去果皮，取出种子，洗净，再除去硬壳（外种皮），晒干。

【基础知识】

1.药材

形状大小:类球形,多为破粒,完整者直径 5~8 mm。

表面特征:表面有棕红色或红褐色内种皮,一端黄白色,约占全体 1/3,有凹点状的种脐痕,除去内种皮显白色。

质地:质较硬。

断面:白色,粉性。

气味:气微,味淡。(图 7-8)

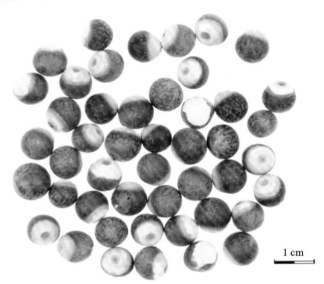

1 cm

图 7-8　芡实药材

以个大、粉性足者为佳。

2.饮片

芡实:除去杂质。其余同药材。

麸炒芡实:形如芡实,表面黄色或微黄色。味淡、微酸。

【性味功效】甘、涩,平。益肾固精,补脾止泻,除湿止带。

莲子

莲子别名莲米、莲实。本品为睡莲科植物莲 *Nelumbo nucifera* Gaertn. 的干燥成熟种子。主产于湖南、湖北、福建、江苏、浙江、江西、山东等地。以福建、湖南产者质佳。秋季果实成熟时采割莲房,取出果实,除去果皮,干燥,或除去莲子心后干燥。

【基础知识】

1.药材

形状大小:略呈椭圆形或类球形,长 1.2~1.8 cm,直径 0.8~1.4 cm。

表面特征:表面红棕色,有细纵纹和较宽的脉纹。一端中心呈乳头状突起,棕褐色,多有裂口,其周边略下陷。

子叶:数目 2,黄白色,肥厚,中有空隙,具绿色莲子心;或底部具有一小孔,不具莲子心。

质地:质硬,种皮薄,不易剥离。

气味:气微,味甘、微涩;莲子心味苦。(图 7-9(a))

以个大、饱满、无碎粒者为佳。

2.饮片

略呈椭圆形、类球形、类半球形或不规则碎块。表面红棕色,有细纵纹和较宽的脉纹。椭圆形、类

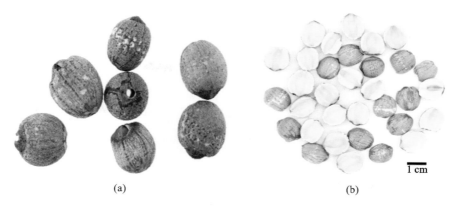

(a)   (b)

图 7-9　莲子

（a）药材；（b）饮片

球形、类半球形者一端中心呈乳头状突起,棕褐色,多有裂口,其周边略下陷。质硬,种皮薄,不易剥离。子叶黄白色,肥厚,中有空隙。气微,味微甘、微涩。（图 7-9（b））

【拓展知识】

（1）取本品粉末少许,加水适量,混匀,加碘试液数滴,呈蓝紫色,加热后逐渐褪色,放冷,蓝紫色复现。

（2）莲一身皆宝,除莲子外,尚有莲子心、莲房（成熟花托）、荷叶、荷梗、荷花（花瓣）、藕（肥大根茎）可供药用。

【性味功效】甘、涩,平。补脾止泻,止带,益肾涩精,养心安神。

【相关链接】

石莲子:又称甜石莲,为植物莲的干燥老熟果实。呈卵圆形或椭圆形,两端略尖。表面灰棕色或灰黑色,平滑,有白色霜粉,先端有圆孔状花柱残迹或有残留柱基,基部有果柄痕。质坚硬,不易破开,破开后内有 1 颗种子。（图 7-10）

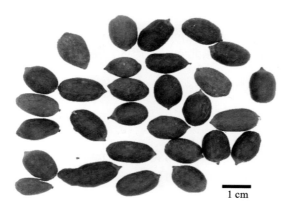

图 7-10　石莲子

胡椒

胡椒别名玉椒。本品为胡椒科植物胡椒 *Piper nigrum* L. 的干燥近成熟或成熟果实。主产于海南、广东、广西及云南等地。秋末至次春果实呈暗绿色时采收,晒干,为黑胡椒;果实变红时采收,用水浸渍数日,擦去果肉,晒干,为白胡椒。

【基础知识】

1.药材

（1）黑胡椒。

形状大小:呈球形,直径 3.5～5 mm。

表面特征:表面黑褐色,具隆起网状皱纹,顶端有细小花柱残迹,基部有自果轴脱落的疤痕。外果皮可剥离,内果皮灰白色或淡黄色。

质地:质硬。

断面:黄白色,粉性,中有小空隙。

气味:气芳香,味辛辣。(图7-11(a))

(2)白胡椒:表面灰白色或淡黄白色,平滑,顶端与基部间有多数浅色线状条纹。(图7-11(b))

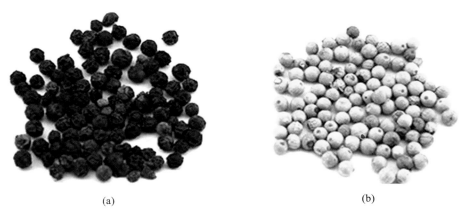

(a)   (b)

图7-11 胡椒药材
(a)黑胡椒;(b)白胡椒

以粒大、饱满、气味强烈者为佳。

2.饮片

除去杂质。其余同药材。

【性味功效】辛,热。温中散寒,下气,消痰。

葶苈子

葶苈子为十字花科植物播娘蒿 *Descurainia sophia*(L.)Webb. ex Prantl. 或独行菜 *Lepidium apetalum* Willd. 的干燥成熟种子。前者习称"南葶苈子",后者习称"北葶苈子"。"南葶苈子"主产于华东、中南等地区;"北葶苈子"以华北、东北为主要产区。夏季果实成熟时采割植株,晒干,搓出种子,除去杂质。

【基础知识】

1.药材

(1)南葶苈子。

形状大小:长圆形,略扁,长0.8~1.2 mm,宽约0.5 mm。

表面特征:表面棕色或红棕色,微有光泽,具纵沟2条,其中1条较明显。一端钝圆,另一端微凹或较平截。种脐类白色,位于凹入端或平截处。

气味:气微,味微辛、苦,略带黏性。(图7-12(a))

(2)北葶苈子:扁卵形,长1~1.5 mm,宽0.5~1 mm。一端钝圆,另一端尖而微凹,种脐位于凹入端。味微辛辣,黏性较强。(图7-12(b))

均以籽粒饱满、表面黄棕色、有光泽、黏性较强者为佳。

2.饮片

葶苈子:除去杂质和灰屑。其余同药材。

炒葶苈子:形如葶苈子,微鼓起,表面棕黄色。有油香气,不带黏性。

【拓展知识】

(1)膨胀度检查:称取本品约0.6 g,称定重量,按膨胀度测定法测定,南葶苈子不得低于3,北葶苈子不得低于12。

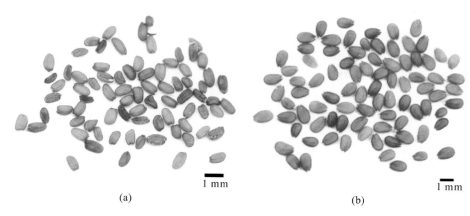

图 7-12　葶苈子

（a）南葶苈子；（b）北葶苈子

（2）黏液层检查：取本品少量加水浸泡后，用放大镜观察，南葶苈子透明状黏液层薄，厚度为种子宽度的 1/5 以下。北葶苈子透明状黏液层较厚，厚度多超过种子宽度的 1/2。

【性味功效】辛、苦，大寒。泻肺平喘，行水消肿。

莱菔子

莱菔子别名萝卜子。本品为十字花科植物萝卜 *Raphanus sativus* L. 的干燥成熟种子。主产于河北、河南、浙江、黑龙江等地。夏季果实成熟时采割植株，晒干，搓出种子，除去杂质，再晒干。

【基础知识】

1. 药材

形状大小：类卵圆形或椭圆形，稍扁，长 2.5～4 mm，宽 2～3 mm。

表面特征：表面黄棕色、红棕色或灰棕色。一端有深棕色圆形种脐，一侧有数条纵沟。

质地：种皮薄而脆。

子叶：数目 2，黄白色，有油性。

气味：气微，味淡、微苦辛。（图 7-13）

以颗粒大、饱满均匀、红棕色者为佳。

2. 饮片

莱菔子：除去杂质，洗净，干燥，用时捣碎。其余同药材。

炒莱菔子：形如莱菔子，表面微鼓起，色泽加深，质酥脆，气微香。

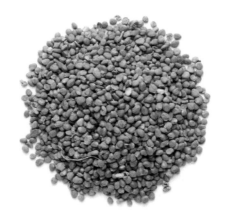

图 7-13　莱菔子药材

【性味功效】辛、甘，平。消食除胀，降气化痰。

芥子

芥子别名芥菜子。本品为十字花科植物白芥 *Sinapis alba* L. 或芥 *Brassica juncea*（L.）Czern. et Coss. 的干燥成熟种子。前者习称"白芥子"，后者习称"黄芥子"。白芥子主产于四川、安徽、河南、陕西等地，全国各地有栽培；黄芥子全国各地有栽培。夏末秋初果实成熟时采割植株，晒干，打下种子，除去杂质。

【基础知识】

1. 药材

（1）白芥子。

形状大小：球形，直径 1.5～2.5 mm。

表面特征：表面灰白色至淡黄色，具细微的网纹，有明显的点状种脐。

种皮子叶:种皮薄而脆,破开后种皮内有白色折叠的子叶,有油性。

气味:气微,味辛辣。(图 7-14(a))

(2)黄芥子:较小,直径 1～2 mm。表面黄色至棕黄色,少数呈暗红棕色。研碎后加水浸湿,则产生辛烈的特异臭气。(图 7-14(b))

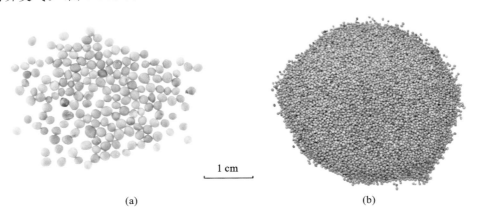

(a)   (b)

图 7-14　芥子

(a)白芥子;(b)黄芥子

以粒均匀、饱满、身干、无杂质者为佳。

2. 饮片

芥子:除去杂质。用时捣碎。其余同药材。

炒芥子:形如芥子,表面淡黄色至深黄色(炒白芥子)或深黄色至棕褐色(炒黄芥子),偶有焦斑。有香辣气。

【性味功效】辛,温。温肺豁痰利气,散结通络止痛。

桃仁

桃仁为蔷薇科植物桃 *Prunus persica*(L.)Batsch 或山桃 *Prunus davidiana*(Carr.)Franch. 的干燥成熟种子。全国大部分地区有产。果实成熟后采收,除去果肉和核壳,取出种子,晒干。

【基础知识】

1. 药材

(1)桃仁。

形状大小:扁长卵形,长 1.2～1.8 cm,宽 0.8～1.2 cm,厚 0.2～0.4 cm。

表面特征:表面黄棕色至红棕色,密布颗粒状突起。一端尖,中部膨大,另一端钝圆稍偏斜,边缘较薄。尖端一侧有短线形种脐,圆端有颜色略深不甚明显的合点,自合点处散出多数纵向维管束。

子叶:子叶 2,类白色,富油性。

气味:气微,味微苦。(图 7-15(a))

(2)山桃仁:类卵圆形,较小而肥厚,长约 0.9 cm,宽约 0.7 cm,厚约 0.5 cm。

均以颗粒饱满、均匀、完整者为佳。

2. 饮片

桃仁:除去杂质。用时捣碎。其余同药材。

㷸桃仁:扁长卵形,无种皮,表面浅黄白色。其余同药材。(图 7-15(b))

炒桃仁:扁长卵形,表面黄色至棕黄色,可见焦斑。其余同药材。

【性味功效】苦、甘,平。活血祛瘀,润肠通便,止咳平喘。

苦杏仁

苦杏仁别名杏仁。本品为蔷薇科植物山杏 *Prunus armeniaca* L. var. *ansu* Maxim.、西伯利亚杏 *Prunus sibirica* L.、东北杏 *Prunus mandshurica*(Maxim.)Koehne 或杏 *Prunus armeniaca* L. 的干燥

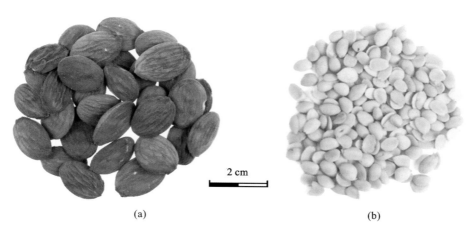

图 7-15 桃仁
(a)药材;(b)饮片

成熟种子。山杏主产于辽宁、河北、内蒙古、山东等地,多野生,亦有栽培。西伯利亚杏主产于东北、华北地区,系野生。东北杏主产于东北各地,系野生。杏主产于东北、华北及西北等地区,系栽培。夏季采收成熟果实,除去果肉和核壳,取出种子,晒干。

【基础知识】

1. 药材

形状大小:扁心形,长 1~1.9 cm,宽 0.8~1.5 cm,厚 0.5~0.8 cm。

表面特征:表面黄棕色至深棕色,一端尖,另一端钝圆,肥厚,左右不对称,尖端一侧有短线形种脐,圆端合点处向上具多数深棕色的脉纹。

子叶:子叶 2,乳白色,富油性。

气味:气微,味苦。(图 7-16(a))

以颗粒饱满、完整、味苦者为佳。

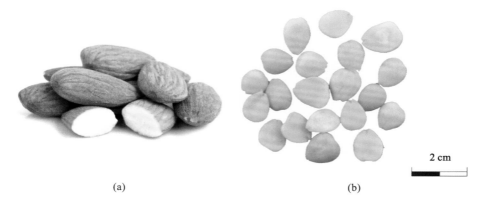

图 7-16 苦杏仁
(a)药材;(b)饮片

2. 饮片

苦杏仁:用时捣碎。其余同药材。

焯苦杏仁:扁心形。表面乳白色或黄白色,一端尖,另一端钝圆,肥厚,左右不对称,富油性。有特异的香气,味苦。(图 7-16(b))

炒苦杏仁:形如焯苦杏仁,表面黄色至棕黄色,微带焦斑。有香气,味苦。

【拓展知识】

(1)取本品数粒,加水共研,产生苯甲酸的特殊香气。

(2)苦杏仁有效成分包括苦杏仁苷、苦杏仁酶、脂肪油。苦杏仁苷经水解后产生氢氰酸、苯甲醛及葡萄糖。苦杏仁酶在热水或醇中煮沸即被破坏。

【性味功效】苦,微温;有小毒。降气止咳平喘,润肠通便。

【相关链接】

甜杏仁:杏的某些栽培品的种子。较苦杏仁稍大,味不苦,多用作副食品。本品含苦杏仁苷、脂肪油等。

郁李仁

郁李仁为蔷薇科植物欧李 *Prunus humilis* Bge.、郁李 *Prunus japonica* Thunb. 或长柄扁桃 *Prunus pedunculata* Maxim. 的干燥成熟种子。前两种习称"小李仁",后一种习称"大李仁"。欧李主产于辽宁、黑龙江、河北、山东等地。郁李主产于华东及河北、河南、山西、广东等地。长柄扁桃主产于内蒙古等地。夏、秋二季采收成熟果实,除去果肉和核壳,取出种子,干燥。

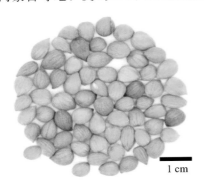

图 7-17　郁李仁药材

【基础知识】

1. 药材

(1)小李仁。

形状大小:卵形,长 5～8 mm,直径 3～5 mm。

表面特征:表面黄白色或浅棕色,一端尖,另一端钝圆。尖端一侧有线形种脐,圆端中央有深色合点,自合点处向上具多条纵向维管束脉纹。

子叶:子叶 2,乳白色,富油性。

气味:气微,味微苦。(图 7-17)

(2)大李仁:长 6～10 mm,直径 5～7 mm。表面黄棕色。

均以颗粒饱满、完整、色黄白者为佳。

2. 饮片

除去杂质。其余同药材。

【性味功效】辛、苦、甘,平。润肠通便,下气利水。

山楂

山楂为蔷薇科植物山里红 *Crataegus pinnatifida* Bge. var. *major* N. E. Br. 或山楂 *Crataegus pinnatifida* Bge. 的干燥成熟果实。主产于山东、河北、河南、辽宁等地,商品称"北山楂"。秋季果实成熟时采收,切片,干燥。

【基础知识】

1. 药材

形状大小:圆形片,皱缩不平,直径 1～2.5 cm,厚 0.2～0.4 cm。

表面特征:外皮红色,具皱纹,有灰白色小斑点。中部横切片具 5 粒浅黄色果核,但核多脱落而中空。有的片上可见短而细的果梗或花萼残迹。

果肉:深黄色至浅棕色。

气味:气微清香,味酸、微甜。(图 7-18(a))

2. 饮片

净山楂:除去杂质及脱落的核。其余同药材。(图 7-18(b))

炒山楂:形如山楂片,果肉黄褐色,偶见焦斑。气清香,味酸、微甜。

焦山楂:形如山楂片,表面焦褐色,内部黄褐色。有焦香气。

【性味功效】酸、甘,微温。消食健胃,行气散瘀,化浊降脂。

【相关链接】

南山楂为同属植物野山楂 *Crataegus cuneata* Sieb. et Zucc. 的干燥成熟果实,习称"南山楂"。主产于江苏、浙江、广东、广西等地。均为野生。南山楂果实较小,类球形,直径 0.8～1.4 cm,有的压成

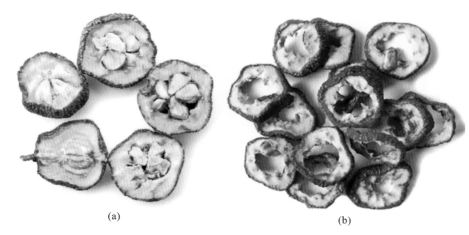

(a)　　　　　　　　　　　(b)

图 7-18　山楂

（a）药材；（b）饮片

饼状,常有种子露出。表面棕色至棕红色,有细纹和灰白色小点,有宿萼痕迹。质坚硬,核大,果肉薄,棕红色。气微,味酸、微涩。（图 7-19）

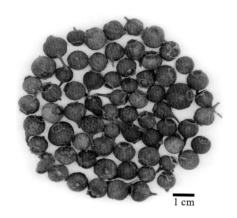

1 cm

图 7-19　南山楂药材

木瓜

木瓜别名皱皮木瓜。本品为蔷薇科植物贴梗海棠 *Chaenomeles speciosa* (Sweet) Nakai 的干燥近成熟果实。主产于安徽、湖北、重庆、浙江等地。以安徽宣城所产木瓜最为有名,习称"宣木瓜"。夏、秋二季果实绿黄时采收,置沸水中烫至外皮灰白色,对半纵剖,晒干。

【基础知识】

1. 药材

形状大小:长圆形,多纵剖成两半。长 4～9 cm,宽 2～5 cm,厚 1～2.5 cm。

表面特征:外表面紫红色或红棕色,有不规则的深皱纹;剖面边缘向内卷曲,果肉红棕色,中心部分凹陷,棕黄色。

种子:扁长三角形,多脱落。

质地:质坚硬。

气味:气微清香,味酸。（图 7-20(a)）

以外皮皱缩、颜色紫红、质坚实、味酸者为佳。

2. 饮片

类月牙形薄片。外表紫红色或棕红色,有不规则的深皱纹。切面棕红色。气微清香,味酸。（图 7-20(b)）

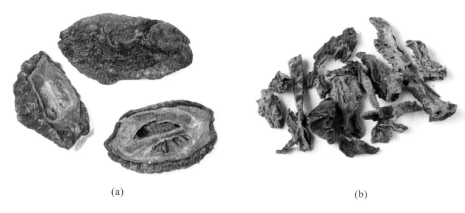

图 7-20　木瓜

（a）药材；（b）饮片

【性味功效】酸，温。舒筋活络，和胃化湿。

【相关链接】

光皮木瓜为同属植物木瓜（榠楂）*Chaenomeles sinensis*（Thouin）Koehne 的干燥成熟果实。多纵剖为 2～4 瓣，外表红棕色，光滑无皱或稍粗糙。剖面粗糙，显颗粒性。种子多数，扁三角形。气微，果肉微酸涩。（图 7-21）

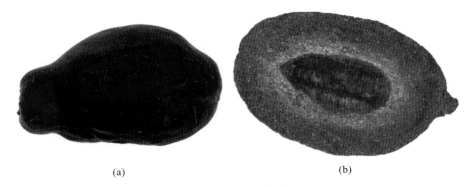

图 7-21　光皮木瓜

金樱子

金樱子为蔷薇科植物金樱子 *Rosa laevigata* Michx. 的干燥成熟果实。主产于江西、湖南、湖北、浙江、安徽、福建等地。10—11 月果实成熟变红时采收，干燥，除去毛刺。

【基础知识】

1. 药材

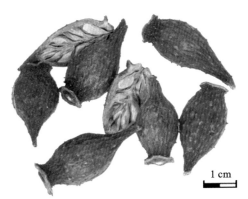

图 7-22　金樱子药材

形状大小：花托发育而成的假果，呈倒卵形。长 2～3.5 cm，直径 1～2 cm。

表面特征：表面红黄色或红棕色，有突起的棕色小点，系毛刺脱落后的残基。顶端有盘状花萼残基，中央有黄色柱基，下部渐尖。

切面特征：切开后，花托壁厚 1～2 mm，内有多数坚硬的小瘦果，内壁及瘦果均有淡黄色茸毛。

质地：质硬。

气味：气微，味甘、微涩。（图 7-22）

以个大、肥实、色红黄者为佳。

2. 饮片

金樱子肉:倒卵形纵剖瓣。表面红黄色或红棕色,有突起的棕色小点。顶端有花萼残基,下部渐尖。花托壁厚1~2 mm,内面淡黄色,残存淡黄色茸毛。气微,味甘、微涩。

【性味功效】酸、甘、涩,平。固精缩尿,固崩止带,涩肠止泻。

覆盆子

覆盆子别名硬覆盆子。本品为蔷薇科植物华东覆盆子*Rubus chingii* Hu 的干燥果实。主产于浙江、湖北、江西、福建等地。夏初果实由绿变绿黄时采收,除去梗、叶,置沸水中略烫或略蒸,取出,干燥。

【基础知识】

1. 药材

形状大小:聚合果,由多数小核果聚合而成,呈圆锥形或扁圆锥形,高0.6~1.3 cm,直径0.5~1.2 cm。

表面特征:表面黄绿色或淡棕色,顶端钝圆,基部中心凹入。宿萼棕褐色,下有果梗痕。

果实:小果易剥落,每个小果呈半月形,背面密被灰白色茸毛,两侧有明显的网纹,腹部有突起的棱线。

质地:体轻,质硬。

气味:气微,味微酸涩。(图7-23)

以粒完整、饱满、坚实、色黄绿、具酸味者为佳。

2. 饮片

除去杂质和灰屑。其余同药材。

【性味功效】甘、酸,温。益肾固精缩尿,养肝明目。

【相关链接】

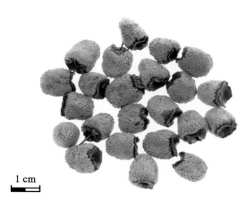

1 cm

图7-23　覆盆子药材

混用品:软覆盆子为同科植物桉叶悬钩子的果实。主产于陕西、甘肃、湖北、四川、重庆、贵州,当地习称"软覆盆子"。其特征:果实为半圆锥形或扁圆锥形,长8~14 mm,直径8~14 mm。表面颗粒状,密被灰黄色或灰棕色茸毛,并有多数棕色花丝残迹,顶端钝圆,基部中心深凹陷,体软。应注意鉴别。

乌梅

乌梅为蔷薇科植物梅*Prunus mume*(Sieb.)Sieb. et Zucc. 的干燥近成熟果实。主产于四川、云南、福建、浙江、广东等地。夏季果实近成熟时采收,低温烘干后闷至色变黑。

【基础知识】

1. 药材

形状大小:类球形或扁球形,直径1.5~3 cm。

表面特征:表面乌黑色或棕黑色,皱缩不平,基部有圆形果梗痕。

果核:坚硬,椭圆形,棕黄色,表面有凹点。

种子:扁卵形,淡黄色。

气味:气微,味极酸。(图7-24)

以个大、肉厚、柔润、外皮乌黑、味酸者为佳。

2. 饮片

乌梅:除去杂质,洗净,干燥。其余同药材。

乌梅肉:形如乌梅,皮肉鼓起,表面焦黑色。味酸略有苦味。

【性味功效】酸、涩,平。敛肺,涩肠,生津,安蛔。

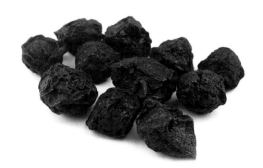

图 7-24　乌梅药材

【相关链接】

混用品:乌梅药材中常混杂有同属植物樱桃李、杏或山杏的果实加工品,主要区别如下:樱桃李的果实,直径小于 1.5 cm,表面紫褐色,无毛,果核表面无凹点;杏或山杏的果实,扁球形,直径在 1.5 cm 以上,表面灰棕色,被毛,果核近平滑,种子扁心形。

青果

青果为橄榄科植物橄榄 *Canarium album* Raeusch. 的干燥成熟果实。主产于福建、四川、广东等地。秋季果实成熟时采收,干燥。

【基础知识】

1. 药材

形状大小:纺锤形,两端钝尖,长 2.5～4 cm,直径 1～1.5 cm。

表面特征:表面棕黄色或黑褐色,有不规则皱纹。

果肉:灰棕色或棕褐色。

果核:梭形,暗红棕色,具纵棱;内分 3 室,各有种子 1 粒。

质地:质硬。

气味:气微,果肉味涩,久嚼微甜。(图 7-25)

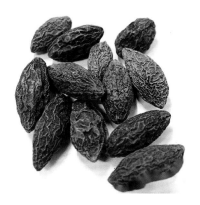

图 7-25　青果药材

以个粒均匀、无破碎、果肉厚者为佳。

2. 饮片

除去杂质,洗净,干燥。用时打碎。其余同药材。

【性味功效】甘、酸,平。清热解毒,利咽,生津。

沙苑子

沙苑子别名潼蒺藜、沙苑蒺藜。本品为豆科植物扁茎黄芪 *Astragalus complanatus* R. Br. 的干燥成熟种子。主产于陕西渭南的潼关、大荔、合阳。内蒙古、辽宁、河北等地亦产。秋末冬初果实成熟尚未开裂时采割植株,晒干,打下种子,除去杂质,晒干。

【基础知识】

1. 药材

形状大小:略呈肾形而稍扁。长 2～2.5 mm,宽 1.5～2 mm,厚约 1 mm。

表面特征:表面光滑,褐绿色或灰褐色,边缘一侧微凹处具圆形种脐。

子叶:数目 2,淡黄色,胚根弯曲,长约 1 mm。

质地:质坚硬,不易破碎。

气味:气微,味淡,嚼之有豆腥味。(图 7-26)

以颗粒饱满、色绿褐者为佳。

2. 饮片

沙苑子:除去杂质,洗净,干燥。其余同药材。

盐沙苑子:形如沙苑子,表面鼓起,深褐绿色或深灰褐色。气微,味微咸,嚼之有豆腥味。

【性味功效】甘,温。补肾助阳,固精缩尿,养肝明目。

【相关链接】

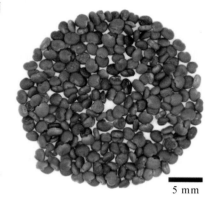

图 7-26 沙苑子药材

常见伪品:①同属植物华黄芪 *Astragalus chinensis* L. f. 的干燥成熟种子,为规则肾形而饱满,长 2～2.8 mm,宽 1.8～2 mm;表面暗绿色或棕绿色。②同属植物紫云英 *Astragalus sinicus* L. 的干燥成熟种子,为斜方状肾形,两侧压扁,长 3～3.5 mm,宽 1.5～2 mm。表面黄绿色或棕黄色;腹面中央内陷较深,一侧为沟状。③豆科植物猪屎豆 *Crotalaria mucronata* Desv. 的干燥成熟种子,为三角状肾形,长 2.5～3.5 mm,宽 2～2.5 mm;表面黄绿色或淡黄棕色;腹面中央内陷较深。此属种子含生物碱,对肝脏有害,应注意鉴别。

决明子

决明子别名草决明、马蹄决明。本品为豆科植物钝叶决明 *Cassia obtusifolia* L. 或决明(小决明) *Cassia tora* L. 的干燥成熟种子。主产于河南、河北、湖北、广西、安徽、四川等地。秋季采收成熟果实,晒干,打下种子,除去杂质。

【基础知识】

1. 药材

(1)决明。

形状大小:略呈菱方形或短圆柱形,两端平行倾斜,长 3～7 mm,宽 2～4 mm。

表面特征:表面绿棕色或暗棕色,平滑有光泽。一端较平坦,另一端斜尖,背腹面各有 1 条突起的棱线,棱线两侧各有 1 条斜向对称而色较浅的线形凹纹。

质地:质坚硬,不易破碎。

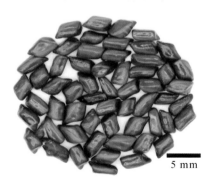

图 7-27 决明子药材

子叶:种皮薄,子叶 2,黄色,呈"S"形折曲并重叠。

气味:气微,味微苦。(图 7-27)

(2)小决明:短圆柱形,较小,长 3～5 mm,宽 2～3 mm。表面棱线两侧各有 1 片宽广的浅黄棕色带。

均以粒饱满、色绿棕者为佳。

2. 饮片

决明子:除去杂质,洗净,干燥。用时捣碎。其余同药材。

炒决明子:形如决明子,微鼓起,表面绿褐色或暗棕色,偶见焦斑。微有香气。

【性味功效】甘、苦、咸,微寒。清热明目,润肠通便。

【相关链接】

常见伪品:同属植物望江南 *Cassia occidentalis* L. 的干燥成熟种子混作决明子药用,习称"圆决明"。种子呈扁圆形,一端具突尖;表面灰棕色,中央凹陷;质坚硬;气微,味淡。

补骨脂

本品为豆科植物补骨脂 *Psoralea corylifolia* L. 的干燥成熟果实。全国大部分地区有产,以河南及四川所产质量较佳,近年此商品多从缅甸进口。秋季果实成熟时采收果序,晒干,搓出果实,除去杂质。

【基础知识】

1. 药材

形状大小:肾形,略扁。长 3～5 mm,宽 2～4 mm,厚约 1.5 mm。

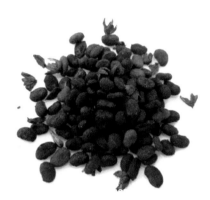

图 7-28　补骨脂药材

表面特征:表面黑色、黑褐色或灰褐色,具细微网状皱纹。顶端圆钝,有一小突起,凹侧有果梗痕。果皮薄,与种子不易分离。

种子:1 枚,子叶 2,黄白色,有油性。

质地:质硬。

气味:气香,味辛、微苦。(图 7-28)

以粒大、饱满、色黑者为佳。

2. 饮片

补骨脂:除去杂质。其余同药材。

盐补骨脂:形如补骨脂。表面黑色或黑褐色,微鼓起。气微香,味微咸。

【性味功效】辛、苦,温。温肾助阳,纳气平喘,温脾止泻;外用消风祛斑。

川楝子

川楝子别名金铃子。本品为楝科植物川楝 *Melia toosendan* Sieb. et Zucc. 的干燥成熟果实。主产于四川、重庆、云南、贵州等地。冬季果实成熟时采收,除去杂质,干燥。

【基础知识】

1. 药材

形状大小:类球形,直径 2～3.2 cm。

表面特征:表面金黄色至棕黄色,微有光泽,少数凹陷或皱缩,具深棕色小点。顶端有花柱残痕,基部凹陷,有果梗痕。

外果皮:革质,与果肉间常成空隙。果肉松软,淡黄色,遇水润湿显黏性。

果核:球形或卵圆形,质坚硬,两端平截,有 6～8 条纵棱,内分 6～8 室,每室含黑棕色长圆形的种子 1 粒。

气味:气特异,味酸、苦。(图 7-29)

以个大、饱满、外皮色金黄、果肉色黄白者为佳。

2. 饮片

川楝子:除去杂质。用时捣碎。其余同药材。

炒川楝子:半球状、厚片或不规则的碎块,表面焦黄色,偶见焦斑。气焦香,味酸、苦。

【性味功效】苦,寒;有小毒。疏肝泄热,行气止痛,杀虫。

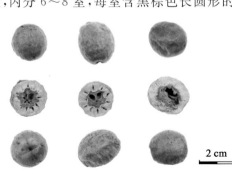

2 cm

图 7-29　川楝子药材

【相关链接】

部分地区习用同科植物楝 *Melia azedarach* L. 的干燥成熟果实,称"苦楝子"。果实椭圆形,较小,直径 1～2 cm,果核长椭圆形,表面具 4～5 条纵棱,内分 4～5 室,含种子 4～5 枚。非正品。

青皮

青皮别名个青皮、四花青皮。本品为芸香科植物橘 *Citrus reticulata* Blanco 及其栽培变种的干燥幼果或未成熟果实的果皮。主产于广东、福建、四川等地,均为栽培品。5—6 月收集自落的幼果,晒干,习称"个青皮";7—8 月采收未成熟的果实,在果皮上纵剖成四瓣至基部,除尽瓤瓣,晒干,习称"四花青皮"。

【基础知识】

1. 药材

(1)四花青皮。

形状大小:果皮剖成 4 裂片,裂片长椭圆形。长 4～6 cm,厚 0.1～0.2 cm。

表面特征:外表面灰绿色或黑绿色,密生多数油室。内表面类白色或黄白色,粗糙,附黄白色或黄棕色小筋络。

质地:质稍硬,易折断。

断面:断面外缘有油室 1～2 列。

气味:气香,味辛、苦。(图 7-30(a))

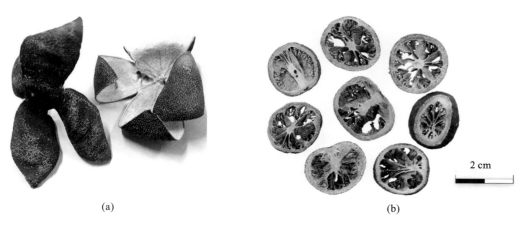

(a) (b)

图 7-30 青皮

(a)四花青皮;(b)个青皮

(2)个青皮

形状大小:类球形,直径 0.5～2 cm。

表面特征:表面灰绿色或黑绿色,微粗糙,有细密凹下的油室,顶端有稍突起的柱基,基部有圆形果梗痕。

质地:质硬。

断面:断面果皮黄白色或淡黄棕色,厚 0.1～0.2 cm,外缘有油室 1～2 列。瓤囊 8～10 瓣,淡棕色。

气味:气清香,味酸、苦、辛。(图 7-30(b))

2. 饮片

类圆形厚片或不规则丝状。表面灰绿色或黑绿色,密生多数油室,切面黄白色或淡黄棕色,有时可见瓤囊 8～10 瓣,淡棕色。气香,味苦、辛。

醋青皮:形如青皮片或丝,色泽加深,略有醋香气,味苦、辛。

【性味功效】苦、辛,温。疏肝破气,消积化滞。

陈皮

陈皮为芸香科植物橘 *Citrus reticulata* Blanco 及其栽培变种的干燥成熟果皮。药材分为"陈皮"和"广陈皮"。主产于广东、福建、四川、江苏等省,均为栽培品。采摘成熟果实,剥取果皮,晒干或低温干燥。

【基础知识】

1. 药材

(1)陈皮。

形状大小:常剥成数瓣,基部相连,有的呈不规则片状。厚 1~4 mm。

表面特征:外表面橙红色或红棕色,有细皱纹和凹下的点状油室。内表面浅黄白色,粗糙,附黄白色或黄棕色筋络状维管束。

质地:稍硬而脆。

气味:气香,味辛、苦。(图 7-31(a))

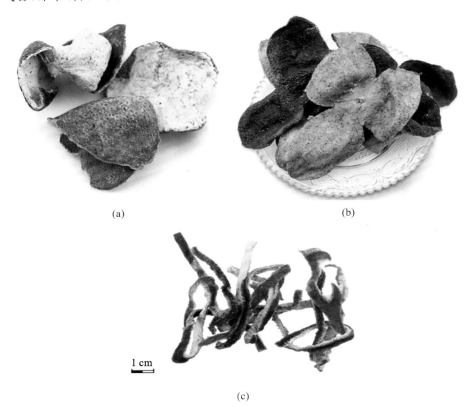

1 cm

(a)   (b)

(c)

图 7-31 陈皮药材

(a)陈皮;(b)广陈皮;(c)饮片

(2)广陈皮。

形状大小:常 3 瓣相连,形状整齐,厚度均匀,约 1 mm。

表面特征:外表面橙黄色至棕褐色,点状油室较大,对光照视,透明清晰。

质地:质较柔软。(图 7-31(b))

均以瓣大、完整、颜色鲜、质柔软、气浓、辛香、味稍甜后感苦辛者为佳。

2. 饮片

不规则的条状或丝状。外表面橙红色或红棕色,有细皱纹和凹下的点状油室。内表面浅黄白色,粗糙,附黄白色或黄棕色筋络状维管束。气香,味辛、苦。(图 7-31(c))

【性味功效】 苦、辛,温。理气健脾,燥湿化痰。

【相关链接】

①栽培变种主要有茶枝柑（广陈皮）、大红袍、温州蜜柑、福橘。

②甜橙（又名广柑）的外层果皮，果皮较厚而少皱。味辛、苦。不宜做陈皮药用。部分地区在陈皮货源不足时，有时以其代用或混杂，注意鉴别。

化橘红

化橘红别名化州橘红、柚子皮。本品为芸香科植物化州柚 *Citrus grandis* 'Tomentosa' 或柚 *Citrus grandis* (L.) Osbeck 的未成熟或近成熟的干燥外层果皮。前者习称"毛橘红"，后者习称"光七爪""光五爪"。主产于广东化州、广西玉林地区。多为栽培。夏季果实未成熟时采收，置沸水中略烫后，将果皮割成 5 或 7 瓣，除去果瓤和部分中果皮，压制成形，干燥。

【基础知识】

1. 药材

（1）化州柚。

形状大小：对折的七角或展平的五角星状，单片呈柳叶形。完整者展平后直径 15～28 cm，厚 0.2～0.5 cm。

表面特征：外表面黄绿色，密布茸毛，有皱纹及小油室。内表面黄白色或淡黄棕色，有脉络纹。

质地：质脆，易折断。

断面：不整齐，外缘有 1 列不整齐的下凹的油室，内侧稍柔而有弹性。

气味：气芳香，味苦、微辛。（图 7-32）

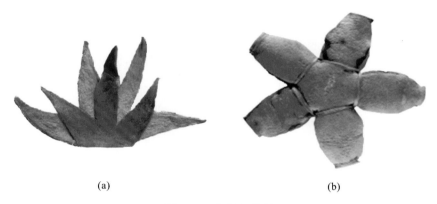

（a）　　　　　　　　　　　　　　（b）

图 7-32 化橘红药材

（a）光七爪；（b）光五爪

（2）柚：外表面黄绿色至黄棕色，无毛。

均以皮薄、均匀、气味浓者为佳。

2. 饮片

丝状或块状，其他特征同药材。

【性味功效】辛、苦，温。理气宽中，燥湿化痰。

【拓展知识】

"橘红胎"或"橘红珠"为化州柚的小幼果入药，一般收集落地之幼果干燥制得，直径 3～4 cm，黄绿色，密被较长茸毛。气微香，味苦涩，功效与化橘红相似。

枳实

枳实为芸香科植物酸橙 *Citrus aurantium* L. 及其栽培变种或甜橙 *Citrus sinensis* Osbeck 的干燥幼果。主产于江西、湖南、四川等地。5—6 月收集自落的果实，除去杂质，自中部横切为两半，晒干或低温干燥；较小者直接晒干或低温干燥（鹅眼枳实）。

【基础知识】

1. 药材

形状大小:半球形,少数为球形,直径 0.5～2.5 cm。

表面特征:外果皮黑绿色或棕褐色,具颗粒状突起和皱纹,有明显花柱残迹或果梗痕。

切面:中果皮略隆起,厚 0.3～1.2 cm,黄白色或黄褐色,边缘有 1～2 列油室,瓤囊棕褐色。

质地:质坚硬。

气味:气清香,味苦、微酸。(图 7-33)

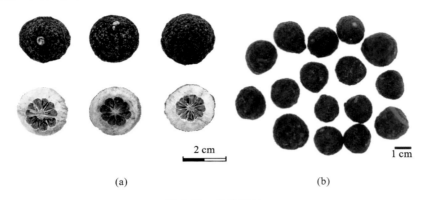

(a)   (b)

图 7-33   枳实药材

以外果皮黑绿色、肉厚色白、瓤小、质坚实、香气浓者为佳。

2. 饮片

枳实:不规则弧状条形或圆形薄片。其余同药材。

麸炒枳实:形如枳实片,色较深,有的有焦斑。气焦香,味微苦,微酸。

【性味功效】苦、辛、酸,微寒。破气消积,化痰散痞。

【相关链接】

混用品:①同科植物香圆 *Citrus wilsonii* Tanaka 的幼果。主产于陕西,直径 4～7 cm;外皮灰红棕色至暗棕绿色,大的果实顶端具金钱环。味酸而后微苦。②同科植物枸橘 *Poncirus trifoliata*(L.) Raf. 的幼小果实。幼果习称"绿衣枳实",主产于福建、广西等地。外皮绿色,有细柔毛,直径 0.8～1.2 cm,中果皮厚 2～3 mm,瓤囊数为 5～8 个。

枳壳

枳壳为芸香科植物酸橙 *Citrus aurantium* L. 及其栽培变种的干燥未成熟果实。主产于江西、四川、湖北、贵州等地,多栽培。以江西清江产者最为闻名,习称"江枳壳"。7 月果皮尚绿时采收,自中部横切为两半,晒干或低温干燥。

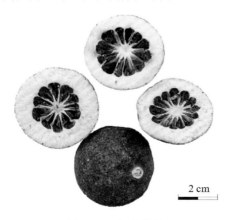

图 7-34   枳壳药材

【基础知识】

1. 药材

形状大小:半球形,直径 3～5 cm。

表面特征:外果皮棕褐色至褐色,有颗粒状突起,突起的顶端有凹点状油室。有明显的花柱残迹或果梗痕。

切面:中果皮光滑稍隆起,黄白色,厚 0.4～1.3 cm,边缘散有 1～2 列油室,瓤囊 7～12 瓣,少数至 15 瓣,汁囊干缩呈棕色至棕褐色,内藏种子。

质地:质坚硬,不易折断。

气味:气清香,味苦、微酸。(图 7-34)

以个大、外皮色绿褐、果肉厚、色白、质坚实、气味浓者为佳。

2. 饮片

枳壳:不规则弧状条形薄片。切面外果皮棕褐色至褐色,中果皮黄白色至黄棕色,近外缘有 1～2 列点状油室,内侧有的有少量紫褐色瓤囊。

麸炒枳壳:形如枳壳片,色较深,偶有焦斑。

【性味功效】苦、辛、酸,微寒。理气宽中,行滞消胀。

吴茱萸

吴茱萸别名吴萸。本品为芸香科植物吴茱萸 *Euodia rutaecarpa* (Juss.) Benth.、石虎 *Euodia rutaecarpa* (Juss.) Benth. var. *officinalis* (Dode) Huang 或疏毛吴茱萸 *Euodia rutaecarpa* (Juss.) Benth. var. *bodinieri* (Dode) Huang 的干燥近成熟果实。主产于贵州、广西、湖南、云南等地,多栽培。贵州、广西两省产量较大,湖南常德产者质量最好。8—11 月果实尚未开裂时,剪下果枝,晒干或低温干燥,除去枝、叶、果梗等杂质。

【基础知识】

1. 药材

形状大小:球形或略呈五角状扁球形,直径 2～5 mm。

表面特征:表面暗黄绿色至褐色,粗糙,有多数点状突起或凹下的油点。顶端有五角星状的裂隙,基部残留被有黄色茸毛的果梗。

质地:质硬而脆。

断面:横切面可见子房 5 室,每室有淡黄色种子 1 粒。

气味:芳香浓郁,味辛辣而苦。(图 7-35)

以粒小、饱满坚实、色绿、香气浓郁者为佳。

2. 饮片

吴茱萸:除去杂质。其余同药材。

制吴茱萸:形如吴茱萸,表面棕褐色至暗褐色。

【性味功效】辛、苦、热。散寒止痛,降逆止呕,助阳止泻。

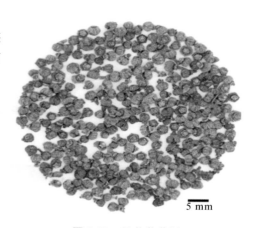

图 7-35 吴茱萸药材

鸦胆子

鸦胆子别名苦参子、鸭蛋子。本品为苦木科植物鸦胆子 *Brucea javanica* (L.) Merr. 的干燥成熟果实。主产于广西、广东等地,云南、贵州等地也有产。秋季果实成熟时采收,除去杂质,晒干。

【基础知识】

1. 药材

形状大小:卵形,长 6～10 mm,直径 4～7 mm。

表面特征:表面黑色或棕色,有隆起的网状皱纹,网眼呈不规则多角形,两侧有明显的棱线,顶端渐尖,基部有凹陷的果梗痕。果壳硬而脆。

种子:卵形,长 5～6 mm,直径 3～5 mm,表面类白色或黄白色,具网纹。

子叶:种皮薄,子叶乳白色,富油性。

气味:气微,味极苦。(图 7-36)

以粒大、饱满、色黑、种仁白色、油性足、味苦者为佳。

2. 饮片

除去果壳及杂质。其余同药材。

【性味功效】苦、寒。清热解毒,截疟,止痢;外用腐蚀赘疣。

【相关链接】

常见伪品:虎皮楠科植物牛耳枫 *Daphniphyllum*

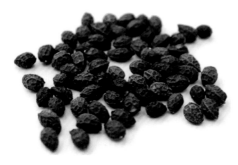

图 7-36 鸦胆子药材

calycinum Benth. 的果实。呈椭圆形或卵形,表面黑色或深棕色,被浅蓝色粉霜,皱缩不规则,无明显的网眼,无棱线,果皮硬脆,种子扁卵形,棕色,油性差,味微苦。

蒺藜

蒺藜别名刺蒺藜、白蒺藜。本品为蒺藜科植物蒺藜 *Tribulus terrestris* L. 的干燥成熟果实。主产于河南、河北、山东等地。秋季果实成熟时采割植株,晒干,打下果实,除去杂质。

【基础知识】

1.药材

形状大小:由 5 个分果瓣组成,呈放射状排列,直径 7～12 mm。常裂为单一的分果瓣,分果瓣呈斧状,长 3～6 mm。

表面特征:背部黄绿色,隆起,有纵棱和多数小刺,并有对称的长刺和短刺各 1 对,两侧面粗糙,有网纹,灰白色。

质地:质坚硬。

气味:气微,味苦、辛。(图 7-37(a))

以饱满、坚实、背部色黄绿、无杂质者为佳。

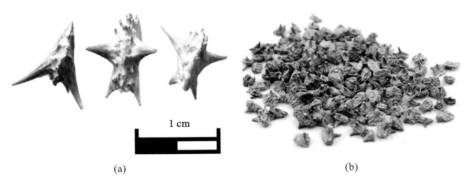

1 cm

(a)   (b)

图 7-37 蒺藜

(a)药材;(b)饮片

2.饮片

蒺藜:除去杂质。其余同药材。(图 7-37(b))

炒蒺藜:多为单一斧状分果瓣,背部棕黄色,隆起,有纵棱,两侧面粗糙,有网纹。气微香,味苦、辛。

【性味功效】辛、苦,微温。平肝解郁,活血祛风,明目,止痒。

木鳖子

木鳖子别名木鳖。本品为葫芦科植物木鳖 *Momordica cochinchinensis*(Lour.)Spreng. 的干燥成熟种子。主产于广西、四川、湖北等地。冬季采收成熟果实,剖开,晒至半干,除去果肉,取出种子,干燥。

【基础知识】

1.药材

形状大小:扁平圆板状,中间稍隆起或微凹陷,直径 2～4 cm,厚约 0.5 cm。

表面特征:表面灰棕色至黑褐色,有网状花纹,在边缘较大的一个齿状突起上有浅黄色种脐。

种皮:外种皮质硬而脆,内种皮灰绿色,茸毛样。

子叶:数目 2,黄白色,富油性。

气味:有特殊的油腻气,味苦。(图 7-38)

以饱满、大小均匀、外壳无破裂、种仁色黄白者为佳。

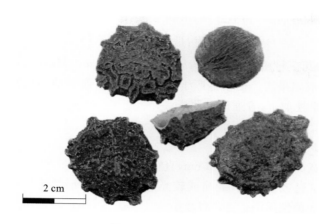

图 7-38　木鳖子药材

2. 饮片

木鳖子仁:内种皮灰绿色,茸毛样。子叶 2,黄白色,富油性。有特殊油腻气,味苦。

木鳖子霜:为白色或灰白色的松散粉末。有特殊的油腻气,味苦。

【性味功效】苦、微甘,凉;有毒。散结消肿,攻毒疗疮。

罗汉果

罗汉果为葫芦科植物罗汉果 *Siraitia grosvenorii* (Swingle) C. Jeffrey ex   A. M. Lu et Z. Y. Zhang 的干燥果实。主产于广西、江西、广东等地。秋季果实由嫩绿色变深绿色时采收,晾数天后,低温干燥。

【基础知识】

1. 药材

形状大小:卵形、椭圆形或球形。长 4.5～8.5 cm,直径 3.5～6 cm。

表面特征:表面褐色、黄褐色或绿褐色,有深色斑块和黄色柔毛,有的具 6～11 条纵纹。顶端有花柱残痕,基部有果梗痕。

质地:体轻,质脆,果皮薄,易破。

果瓤(中、内果皮):海绵状,浅棕色。

种子:浅红色至棕红色,扁圆形,多数,长约 1.5 cm,宽约 1.2 cm,两面中间微凹陷,四周有放射状沟纹,边缘有槽。

气味:气微,味甜。(图 7-39)

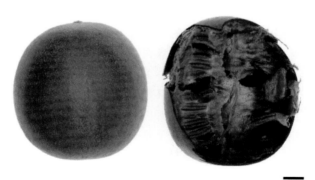

图 7-39　罗汉果药材

以个大、形圆、色泽黄褐、手摇不响、果壳不破不焦、甜味浓者为佳。

2. 饮片

同药材。

【性味功效】甘,凉。清热润肺,利咽开音,滑肠通便。

瓜蒌(附:瓜蒌皮、瓜蒌子)

瓜蒌别名全瓜蒌。为葫芦科植物栝楼 *Trichosanthes kirilowii* Maxim. 或双边栝楼 *Trichosanthes rosthornii* Harms 的干燥成熟果实。栝楼主产于山东、河北、山西等地;双边栝楼主产于江西、湖北等地。秋季果实成熟时,连果梗剪下,置通风处阴干。

【基础知识】

1. 药材

形状大小:类球形或宽椭圆形,长 7～15 cm,直径 6～10 cm。

表面特征:外表面橙红色或橙黄色,皱缩或较光滑,顶端有圆形的花柱残基,基部略尖,具残存的果梗。内表面黄白色,有红黄色丝络。

质地:轻重不一,质脆,易破开。

果瓤:橙黄色,黏稠,与多数种子黏结成团。

气味:具焦糖气,味微酸、甜。(图 7-40(a))

以完整、果皮厚、皱缩、糖分足者为佳。

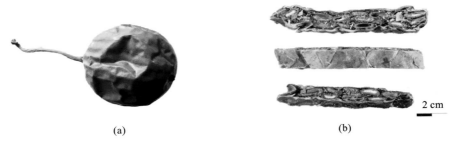

(a)　　　　　　　　　　　　　　(b)

图 7-40　瓜蒌

(a)药材;(b)饮片

2. 饮片

压扁,切丝或切块。呈不规则的丝状或块状。其余同药材。(图 7-40(b))

【性味功效】甘、微苦,寒。清热涤痰,宽胸散结,润燥滑肠。

 附

瓜蒌皮、瓜蒌子

1. 瓜蒌皮

本品为葫芦科植物栝楼或双边栝楼的干燥成熟果皮。秋季采摘成熟果实,剖开,除去果瓤及种子,阴干。药材常切成 2 至数瓣,边缘向内卷曲,长 6～12 cm。外表面橙红色或橙黄色,皱缩,有的有残存果梗。内表面黄白色。质较脆,易折断。具焦糖气,味淡、微酸。饮片呈丝条状,其余特征同药材。本品甘,寒。具有清热化痰,利气宽胸的功效(图 7-41)。

2. 瓜蒌子

本品为葫芦科植物栝楼或双边栝楼的干燥成熟种子。秋季采摘成熟果实,剖开,取出种子,洗净,晒干。①栝楼种子呈扁平椭圆形,长 12～15 mm,宽 6～10 mm,厚约 3.5 mm。表面浅棕色至棕褐色,平滑,沿边缘有 1 圈沟纹。顶端较尖,有种脐,基部钝圆或较狭。种皮坚硬。内种皮膜质,灰绿色,子叶 2,黄白色,富油性。气微,味淡。②双边栝楼种子较大而扁,长 15～19 mm,宽 8～10 mm,厚约 2.5 mm。表面棕褐色,沟纹明显而环边较宽。顶端平截。本品甘,寒。具有润肺化痰,滑肠通便的功效(图 7-42)。

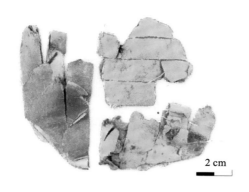

图 7-41　瓜蒌皮

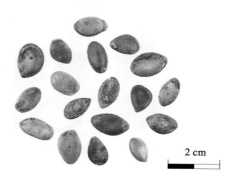

图 7-42　瓜蒌子

酸枣仁

酸枣仁别名枣仁。本品为鼠李科植物酸枣 *Ziziphus jujuba* Mill. var. *spinosa*（Bunge）Hu ex H. F. Chou 的干燥成熟种子。主产于河北、陕西、辽宁等地。秋末冬初采收成熟果实，除去果肉和核壳，收集种子，晒干。

【基础知识】

1. 药材

形状大小：扁圆形或扁椭圆形。长 5～9 mm，宽 5～7 mm，厚约 3 mm。

表面特征：表面紫红色或紫褐色，平滑有光泽，有的有裂纹。有的两面均呈圆隆状突起。有的一面较平坦，中间有 1 条隆起的纵线纹，另一面稍突起。一端凹陷，可见线形种脐。另一端有细小突起的合点。

子叶：数目 2，浅黄色，富油性。胚乳白色。

气味：气微，味淡。（图 7-43）

以粒大饱满、外皮紫红、有光泽、杂质少者为佳。

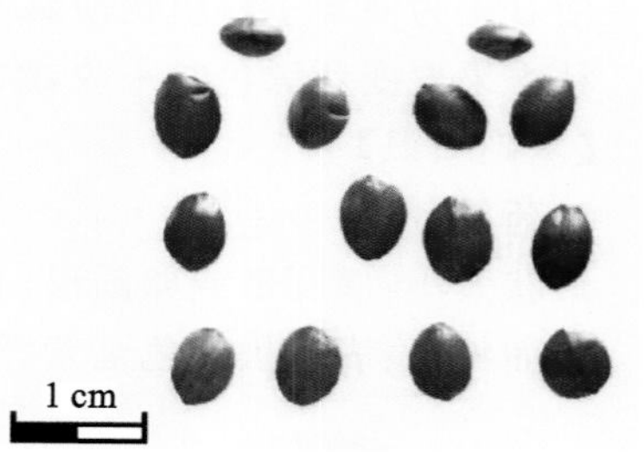

2. 饮片

酸枣仁：除去残留核壳。用时捣碎。其余同药材。

炒酸枣仁：表面微鼓起，微具焦斑。略有焦香气，味淡。

【性味功效】甘、酸，平。养心补肝，宁心安神，敛汗，生津。

图 7-43　酸枣仁药材

胖大海

胖大海别名通大海、安南子、大洞果等。本品为梧桐科植物胖大海 *Sterculia lychnophora* Hance 的干燥成熟种子。主产于越南、泰国、印度尼西亚和马来西亚等国。以越南产的品质最好。4—6 月摘取成熟的种子，晒干。

【基础知识】

1. 药材

形状大小：纺锤形或椭圆形，长 2～3 cm，直径 1～1.5 cm。先端钝圆，基部略尖而歪，具浅色的圆形种脐。

表面特征：表面棕色或暗棕色，微有光泽，具不规则的干缩皱纹。

种皮：外层种皮极薄，质脆，易脱落。中层种皮较厚，黑褐色，质松易碎，遇水膨胀成海绵状。断面可见散在的树脂状小点。内层种皮可与中层种皮剥离，稍革质，内有 2 片肥厚胚乳，广卵形。

子叶：2 枚，菲薄，紧贴于胚乳内侧，与胚乳等大。

气味：气微，味淡，嚼之有黏性。（图 7-44(a)）

水试：取本品数粒置于烧杯中，加沸水适量，放置数分钟即吸水膨胀成棕色半透明的海绵状物。

以个大、坚硬、外皮细、黄棕色、有细皱纹与光泽、不破皮者为佳。

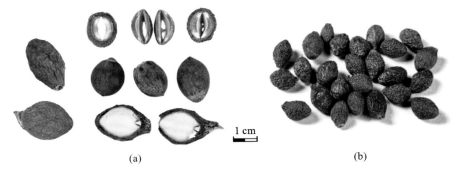

图 7-44　胖大海
（a）药材；（b）饮片

2. 饮片

同药材。（图 7-44(b)）

【性味功效】甘,寒。清热润肺,利咽开音,润肠通便。

【相关链接】

常见伪品:同科植物圆粒苹婆 *Sterculia scaphigera* Wall. 的干燥成熟种子。类圆球形,表面皱纹细密,表面棕黄色或黄褐色,手摇有响声,水浸泡膨胀较慢,可膨胀至原体积的 2～4 倍。

使君子

使君子为使君子科植物使君子 *Quisqualis indica* L. 的干燥成熟果实。主产于四川、广东、广西等地。秋季果皮变紫黑色时采收,除去杂质,干燥。

【基础知识】

1. 药材

形状大小:椭圆形或卵圆形,具 5 条纵棱,偶有 4～9 棱,长 2.5～4 cm,直径约 2 cm。

表面特征:表面黑褐色至紫黑色,平滑,微具光泽。顶端狭尖,基部钝圆,有明显圆形的果梗痕。

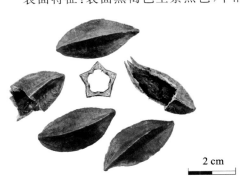

图 7-45　使君子药材

质地:质坚硬。

断面:横切面多为五角星形,棱角处壳较厚,中间呈类圆形空腔。

种子:长椭圆形或纺锤形,长约 2 cm,直径约 1 cm;棕褐色或黑褐色,有多数纵皱纹;种皮薄,易剥离。子叶 2,黄白色,有油性,断面有裂隙。

气味:气微香,味微甜。（图 7-45）

以个大成熟、种仁饱满、子叶黄白色者为佳。

2. 饮片

使君子:除去杂质。用时捣碎。其余同药材。

使君子仁:长椭圆形或纺锤形,长约 2 cm,直径约 1 cm。表面棕褐色或黑褐色,种皮脱落处为黄白色,有多数纵皱纹。种皮薄,易剥离,子叶 2,黄白色,有油性,断面有裂隙。气微香,味微甜。

炒使君子仁:形如使君子仁,表面黄白色,有多数纵皱纹;有时可见残留有棕褐色种皮。气香,味微甜。

【性味功效】甘,温。杀虫消积。

山茱萸

山茱萸别名山萸肉、肉枣。本品为山茱萸科植物山茱萸 *Cornus officinalis* Sieb. et Zucc. 的干燥成熟果肉。主产于浙江、河南、山西、安徽等地。以浙江产者品质优,有"杭萸肉""淳萸肉"之称。秋末冬初果皮变红时采收果实,用文火烘或置沸水中略烫后,及时除去果核,干燥。

【基础知识】

1. 药材

形状大小：不规则的片状或囊状。长 1～1.5 cm，宽 0.5～1 cm。

表面特征：表面紫红色至紫黑色，皱缩，有光泽。顶端有的有圆形宿萼痕，基部有果梗痕。

质地：质柔软。

气味：气微，味酸、涩、微苦。（图 7-46）

以肉厚、柔软、色紫红者为佳。

2. 饮片

山茱萸：除去杂质和残留果核。其余同药材。

酒萸肉：形如山茱萸，表面紫黑色或黑色，质滋润柔软。微有酒香气。

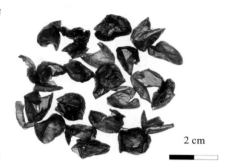

图 7-46　山茱萸药材

【性味功效】酸、涩，微温。补益肝肾，收涩固脱。

小茴香

小茴香别名谷茴香。本品为伞形科植物茴香 *Foeniculum vulgare* Mill. 的干燥成熟果实。原产于欧洲，我国各地均有栽培。秋季果实初熟时采割植株，晒干，打下果实，除去杂质。

【基础知识】

1. 药材

形状大小：为双悬果，呈圆柱形，有的稍弯曲。长 4～8 mm，直径 1.5～2.5 mm。

表面特征：表面黄绿色或淡黄色，两端略尖，顶端残留有黄棕色突起的柱基，基部有时有细小的果梗。分果呈长椭圆形，背面有纵棱 5 条，接合面平坦而较宽。

断面：横切面略呈五边形，背面的四边约等长。

气味：有特异香气，味微甜、辛。（图 7-47）

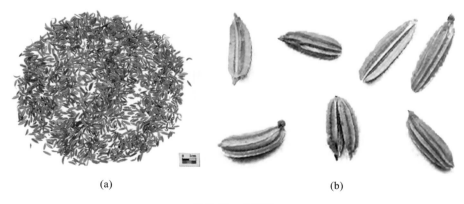

(a)　　　　　　　　　　　　　　　(b)

图 7-47　小茴香

（a）药材；（b）放大的药材

以果实饱满、色黄绿、身干、杂质少、气味浓者为佳。

2. 饮片

小茴香：除去杂质。其余同药材。

盐小茴香：形如小茴香，微鼓起，色泽加深，偶有焦斑。味微咸。

【性味功效】辛，温。散寒止痛，理气和胃。

【相关链接】

常见伪品：① 在吉林、甘肃、内蒙古、四川、贵州、山西、广西等地，有将同科莳萝 *Anethum graveolens* L. 的果实误作小茴香药用。莳萝性状特征：较小而圆，分果呈广椭圆形，扁平，长 3～4 mm，直径 2～3 mm，厚约 1 mm，背棱稍突起，侧棱延展成翅。② 同科葛缕子 *Carum carvi* L. 的果实，常称"野茴香"。其外形特征:细圆柱形,微弯曲,长 3～4 m,直径约 1 mm,表面黄绿色或灰棕色,顶端残留柱基,基部有细果柄,分果长椭圆形,背面纵棱 5 条,棱线色浅。应注意鉴别。

菟丝子

菟丝子为旋花科植物南方菟丝子 *Cuscuta australis* R. Br. 或菟丝子 *Cuscuta chinensis* Lam. 的干燥成熟种子。主产于江苏、辽宁、吉林等地。秋季果实成熟时采收植株,晒干,打下种子,除去杂质。

【基础知识】

1. 药材

形状大小:类球形,直径 1～2 mm。

表面特征:表面灰棕色至棕褐色,粗糙,种脐线形或扁圆形。

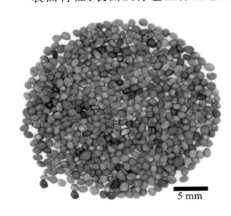

图 7-48　菟丝子药材

质地:坚实,不易用指甲压碎。

气味:气微,味淡。

水试:取本品少量,加沸水浸泡后,表面有黏性;加热煮至种皮破裂时,可露出黄白色卷旋状的胚,形如吐丝。(图 7-48)

以种子饱满、身干、无杂质者为佳。

2. 饮片

菟丝子:除去杂质,洗净,干燥。其余同药材。

盐菟丝子:形如菟丝子,表面棕黄色,裂开,略有香气。

【性味功效】辛、甘,平。补益肝肾,固精缩尿,安胎,明目,止泻;外用消风祛斑。

【相关链接】

常见伪品:①同属植物欧洲菟丝子的干燥成熟种子。种子多两粒黏结在一起,单粒呈卵圆形或不规则的多面体,直径约 1 mm。质不甚坚实,可以用指甲压碎。加热煮至种皮破裂,露出黄白色卷旋状的胚,形如吐丝。气微,味微苦。②同属植物日本菟丝子(金灯藤)的干燥种子,又称大菟丝子。呈类椭圆形,有明显的喙状突起,直径 2～3 mm,表面淡褐色或黄棕色,具光泽,可见条纹状纹理。沸水煮之不易破裂,无吐丝现象。气微,味苦,微甘。

牵牛子

牵牛子别名黑丑、白丑、二丑。本品为旋花科植物裂叶牵牛 *Pharbitis nil* (L.) Choisy 或圆叶牵牛 *Pharbitis purpurea* (L.) Voigt 的干燥成熟种子。全国各地均有野生或栽培,主产于辽宁。秋末果实成熟、果壳未开裂时采割植株,晒干,打下种子,除去杂质。

【基础知识】

1. 药材

形状大小:似橘瓣,长 4～8 mm,宽 3～5 mm。

表面特征:表面灰黑色或淡黄白色,背面有一条浅纵沟,腹面棱线的下端有一点状种脐,微凹。

质地:质硬。

断面:横切面可见淡黄色或黄绿色皱缩折叠的子叶,微显油性。

气味:气微,味辛、苦,有麻感。(图 7-49)

水试:取本品,加水浸泡后种皮呈龟裂状,手捻有明显的黏滑感。

以颗粒饱满者为佳。

2. 饮片

牵牛子:除去杂质。用时捣碎。其余同药材。

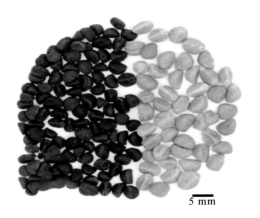

图 7-49　牵牛子药材(左黑丑,右白丑)

炒牵牛子:形如牵牛子,表面黑褐色或黄棕色,稍鼓起。微具香气。

【性味功效】苦,寒。消痰涤饮,杀虫攻积。

马钱子

马钱子别名番木鳖。本品为马钱科植物马钱 *Strychnos nux-vomica* L. 的干燥成熟种子。主产于印度、越南、泰国等。冬季采收成熟果实,取出种子,晒干。

【基础知识】

1. 药材

形状大小:纽扣状圆板形,常一面隆起,一面稍凹下。直径 1.5～3 cm,厚 0.3～0.6 cm。

表面特征:表面密被灰棕色或灰绿色绢状茸毛,自中间向四周呈辐射状排列,有丝样光泽。边缘稍隆起,较厚,有突起的珠孔,底面中心有突起的圆点状种脐。

质地:质坚硬。

断面:平行剖面可见淡黄白色胚乳,角质状,子叶心形,叶脉 5～7 条。

气味:气微,味极苦。(图 7-50)

以个大、肉厚饱满、表面灰棕色微带绿、有细密茸毛、质坚硬者为佳。

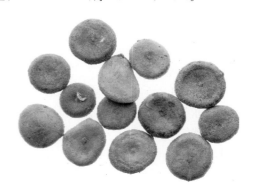

图 7-50 马钱子药材

2. 饮片

制马钱子:形如马钱子,两面均膨胀鼓起,边缘较厚。表面棕褐色或深棕色,质坚脆,平行剖面可见棕褐色或深棕色的胚乳。微有香气,味极苦。

【性味功效】苦,温;有大毒。通络止痛,散结消肿。

【相关链接】

同属植物云南马钱 *Strychnos pierriana* A. W. Hill 的干燥成熟种子,呈扁椭圆形或扁圆形,边缘较薄而微翘。种子表面茸毛平直或多少扭曲,毛肋常分散。子叶卵形,叶脉 3 条。为习用品,应注意鉴别。

连翘

连翘别名青翘、老翘。本品为木犀科植物连翘 *Forsythia suspensa*(Thunb.)Vahl 的干燥果实。主产于山西、陕西、河南等地,栽培与野生都有。秋季果实初熟尚带绿色时采收,除去杂质,蒸熟,晒干,习称"青翘";果实熟透时采收,晒干,除去杂质,习称"老翘"。

【基础知识】

1. 药材

形状大小:长卵形至卵形,稍扁,长 1.5～2.5 cm,直径 0.5～1.3 cm。

表面特征:表面有不规则的纵皱纹和多数突起的小斑点,两面各有 1 条明显的纵沟。顶端锐尖,基部有小果梗或已脱落。

青翘:多不开裂,表面绿褐色,突起的灰白色小斑点较少,质硬;种子多数,黄绿色,细长,一侧有翅。(图 7-51(a))

老翘:自顶端开裂或裂成两瓣,表面黄棕色或红棕色,内表面多为浅黄棕色,平滑,具一纵隔;质脆;种子棕色,多已脱落。(图 7-51(b))

气味:气微香,味苦。

青翘以色较绿、不开裂者为佳。老翘以色黄、瓣大、壳厚、杂质少者为佳。

2. 饮片

同药材。

【性味功效】苦,微寒。清热解毒,消肿散结,疏散风热。

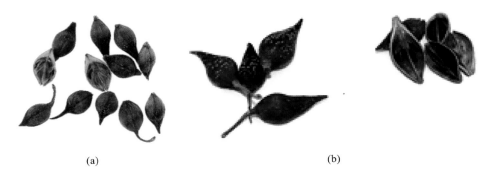

(a)   (b)

图 7-51 连翘药材

(a)青翘;(b)老翘

女贞子

女贞子别名女贞实。本品为木犀科植物女贞 *Ligustrum lucidum* Ait. 的干燥成熟果实。主产于浙江、江苏等地。冬季果实成熟时采收,除去枝叶,稍蒸或置沸水中略烫后,干燥;或直接干燥。

【基础知识】

1. 药材

形状大小:卵形、椭圆形或肾形,长 6～8.5 mm,直径 3.5～5.5 mm。

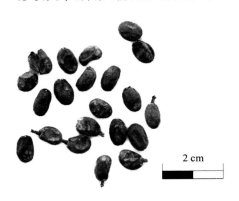

图 7-52 女贞子药材

表面特征:表面黑紫色或灰黑色,皱缩,基部有果梗痕或具宿萼及短梗。

果皮:外果皮薄,中果皮较松软,易剥离,内果皮木质,黄棕色,具纵棱。

种子:破开后种子通常为 1 粒,肾形,紫黑色,油性。

气味:气微,味甘、微苦涩。(图 7-52)

以粒大、饱满、色灰黑、质坚实者为佳。

2. 饮片

女贞子:除去杂质,洗净,干燥。其余同药材。

酒女贞子:形如女贞子,表面黑褐色或灰黑色,常附有白色粉霜。微有酒香气。

【性味功效】甘、苦,凉。滋补肝肾,明目乌发。

【相关链接】

常见伪品:同科植物小蜡的干燥果实,呈类球形,长 4～7 mm,直径 4～5 mm。表面黑紫色或灰黑色,皱缩,基部具宿萼,其下有果柄痕或短果柄。体轻。外果皮薄,中果皮松软,易剥离,内果皮木质,棕褐色,破开后种子通常为 2 粒,有时 1 粒,椭圆形,油性。气微,味甘、微苦涩。

栀子

栀子别名黄栀子、山栀。本品为茜草科植物栀子 *Gardenia jasminoides* Ellis 的干燥成熟果实。主产于湖南、江西、河北等地。9—11 月果实成熟呈红黄色时采收,除去果梗和杂质,蒸至上汽或置沸水中略烫,取出,干燥。

【基础知识】

1. 药材

形状大小:长卵圆形或椭圆形。长 1.5～3.5 cm,直径 1～1.5 cm。

表面特征:表面红黄色或棕红色,具 6 条翅状纵棱,棱间常有 1 条明显的纵脉纹,并有分枝。顶端残存萼片,基部稍尖,有残留果梗。

果皮:薄而脆,略有光泽;内表面色较浅,有光泽,具 2～3 条隆起的假隔膜。

种子:多数,扁卵圆形,集结成团,深红色或红黄色,表面密具细小疣状突起。

气味:气微,味微酸而苦。(图 7-53)

以果实完整、种子饱满、皮薄者为佳。

2. 饮片

栀子:不规则的碎块。果皮表面红黄色或棕红色,有的可见翅状纵棱。种子多数,扁卵圆形,深红色或红黄色。气微,味微酸而苦。

炒栀子:形如栀子碎块,黄褐色。

【性味功效】苦,寒。泻火除烦,清热利湿,凉血解毒;外用消肿止痛。

【相关链接】

常见伪品:水栀子为同属植物大花栀子 *Gardenia jasminoides* Ellis var. *grandiflora* Nakai 的干燥果实,又称大栀子。与栀子的主要区别为果大,长圆形,棱高,外敷作伤科药,不内服。主要用作工业染料。(图 7-54)

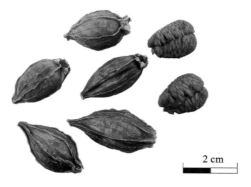

图 7-53　栀子药材

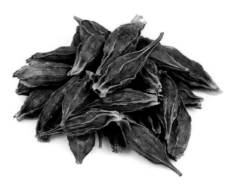

图 7-54　水栀子

蔓荆子

蔓荆子为马鞭草科植物单叶蔓荆 *Vitex trifolia* L. var. *simplicifolia* Cham. 或蔓荆 *Vitex trifolia* L. 的干燥成熟果实。单叶蔓荆主产于山东、江西等地,蔓荆主产于广东、广西等地。秋季果实成熟时采收,除去杂质,晒干。

【基础知识】

1. 药材

形状大小:球形,直径 4～6 cm。

表面特征:表面灰黑色或黑褐色,被灰白色粉霜状茸毛,有纵向浅沟 4 条,顶端微凹,基部有灰白色宿萼及短果梗。萼长为果实的 1/3～2/3,5 齿裂,其中 2 裂较深,密被茸毛。

质地:体轻,质坚韧,不易破碎。

断面:横切面可见 4 室,每室有种子 1 枚。

气味:气特异而芳香,味淡、微辛。(图 7-55)

以粒大、饱满、具灰白色粉霜、气辛香、杂质少者为佳。

2. 饮片

蔓荆子:除去杂质。其余同药材。

炒蔓荆子:形如蔓荆子,表面黑色或黑褐色,基部有的可见残留宿萼和短果梗。气特异而有芳香,味淡、微辛。

【性味功效】辛、苦,微寒。疏散风热,清利头目。

【相关链接】

常见伪品:同科植物黄荆 *Vitex negundo* L. 或牡荆 *Vitex negundo* var. *cannabifolia*(Sieb. et Zucc.)Hand. 的干燥成熟果实。较蔓荆子小,倒圆锥形;顶端稍大,萼片多紧抱果实,果皮薄,色泽浅,香气较弱。

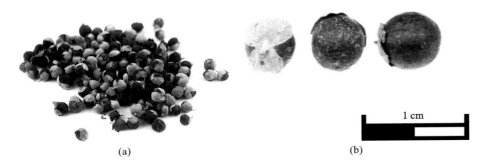

图 7-55 蔓荆子

(a)药材;(b)放大的药材

夏枯草

夏枯草为唇形科植物夏枯草 *Prunella vulgaris* L. 的干燥果穗。主产于江苏、安徽等地。夏季果穗呈棕红色时采收,除去杂质,晒干。

【基础知识】

1.药材

形状大小:圆柱形,略扁,长 1.5～8 cm,直径 0.8～1.5 cm。

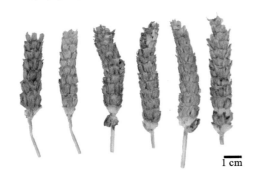

图 7-56 夏枯草药材

表面特征:淡棕色至棕红色。全穗由数轮至十数轮宿萼与苞片组成,每轮有对生苞片 2 片,呈扇形,先端尖尾状,脉纹明显,外表面有白毛。每一苞片内有花 3 朵,花冠多已脱落,宿萼二唇形,内有小坚果 4 枚,卵圆形,棕色,尖端有白色突起。

质地:体轻。

气味:气微,味淡。(图 7-56)

以穗大、色棕红、摇之作响者为佳。

2.饮片

同药材。

【性味功效】辛、苦,寒。清肝泻火,明目,散结消肿。

枸杞子

枸杞子别名西枸杞、枸杞。本品为茄科植物宁夏枸杞 *Lycium barbarum* L. 的干燥成熟果实。主产于宁夏、甘肃、青海等地。夏、秋二季果实呈红色时采收,热风烘干,除去果梗,或晾至皮皱后,晒干,除去果梗。

【基础知识】

1.药材

形状大小:类纺锤形或椭圆形,长 6～20 mm,直径 3～10 mm。

表面特征:表面红色或暗红色,顶端有小突起状的花柱痕,基部有白色的果梗痕。

质地:果皮柔韧,皱缩;果肉肉质,柔润。

种子:20～50 粒,类肾形,扁而翘,长 1.5～1.9 mm,宽 1～1.7 mm,表面浅黄色或棕黄色。

气味:气微,味甜。(图 7-57)

以粒大、身干、肉厚、色红、质柔润、味甜者为佳。

2.饮片

同药材。

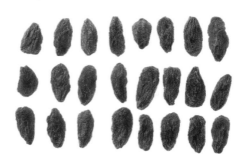

图 7-57 枸杞子药材

【性味功效】甘,平。滋补肝肾,益精明目。

【相关链接】

常见伪品:①土枸杞子:同属植物枸杞 *Lycium chinensis* Mill. 的干燥成熟果实。药材略瘦小,表面红色至暗红色,具不规则的皱纹,无光泽。质柔软而略滋润,味甜,微酸。质量较枸杞子差。②甘枸杞:同属植物土库曼枸杞 *Lycium turcomanicum* Turcz.、西北枸杞 *Lycium potaninii* Pojank 或毛蕊枸杞 *Lycium dasystemum* Pojark 的干燥成熟果实。果实粒小,长不足 1 cm,直径 2～4 mm,表面暗红色,无光泽。质略柔软,气微,味甘而酸。应注意鉴别。

牛蒡子

牛蒡子别名大力子、鼠黏子、牛子。本品为菊科植物牛蒡 *Arctium lappa* L. 的干燥成熟果实。主产于东北、浙江等地。秋季果实成熟时采收果序,晒干,打下果实,除去杂质,再晒干。

【基础知识】

1. 药材

形状大小:长倒卵形,略扁,微弯曲,长 5～7 mm,宽 2～3 mm。

表面特征:表面灰褐色,带紫黑色斑点,有数条纵棱,通常中间 1～2 条较明显。顶端钝圆,稍宽,顶面有圆环,中间具点状花柱残迹。基部略窄,着生面色较淡。

子叶:数目 2,淡黄白色,富油性。

气味:气微,味苦后微辛而稍麻舌。(图 7-58)

以粒大、饱满、身干、杂质少、色灰褐者为佳。

2. 饮片

牛蒡子:除去杂质,洗净,干燥。用时捣碎。其余同药材。

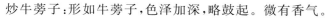

图 7-58 牛蒡子药材

炒牛蒡子:形如牛蒡子,色泽加深,略鼓起。微有香气。

【性味功效】辛、苦,寒。疏散风热,宣肺透疹,解毒利咽。

【常见伪品】

同科植物大翅蓟 *Onopordon acanthium* L. 的干燥成熟果实在部分地区伪充牛蒡子使用。果实呈椭圆形或倒长卵形,两端略尖,少弯曲;表面有明显波状隆起的皱纹(俗称花牛子),稀有紫黑色斑点;果皮坚硬,不易破碎;油性大,气微,味微苦。

苍耳子

苍耳子为菊科植物苍耳 *Xanthium sibiricum* Patr. 的干燥成熟带总苞的果实。主产于山东、江西、湖北、江苏等地,以山东、江苏所产者质优。秋季果实成熟时采收,干燥,除去梗、叶等杂质。

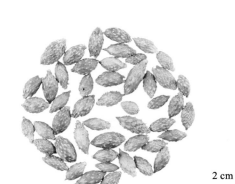

图 7-59 苍耳子药材

【基础知识】

1. 药材

形状大小:纺锤形或卵圆形,长 1～1.5 cm,直径 0.4～0.7 cm。

表面特征:表面黄棕色或黄绿色,全体有钩刺,顶端有 2 枚较粗的刺,分离或相连,基部有果梗痕。

质地:质硬而韧。

断面:横切面中央有纵隔膜,2 室,各有 1 枚瘦果,瘦果略呈纺锤形,一面较平坦,顶端具 1 突起的花柱基,果皮薄,灰黑色,具纵纹。

子叶:种皮膜质,浅灰色,子叶 2,有油性。

气味:气微,味微苦。(图 7-59)

以粒大、饱满、色黄绿者为佳。

2. 饮片

苍耳子:除去杂质。其余同药材。

炒苍耳子:形如苍耳子,表面黄褐色,有刺痕。微有香气。

【性味功效】辛、苦,温。散风寒,通鼻窍,祛风湿。

薏苡仁

薏苡仁别名苡仁、薏米。本品为禾本科植物薏米 *Coix lacryma-jobi* L. var. *ma-yuen*(Roman.)Stapf 的干燥成熟种仁。主产于河北、福建、辽宁等地。秋季果实成熟时采割植株,晒干,打下果实,再晒干,除去外壳、黄褐色种皮和杂质,收集种仁。

【基础知识】

1. 药材

形状大小:宽卵形或长椭圆形,长 4～8 mm,宽 3～6 mm。

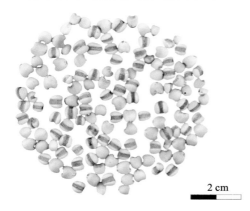

图 7-60　薏苡仁药材

表面特征:表面乳白色,光滑,偶有残存的黄褐色种皮。一端钝圆,另一端较宽而微凹,有 1 淡棕色点状种脐。背面圆凸,腹面有 1 条较宽而深的纵沟。

质地:质坚实。

断面:白色,粉性。

气味:气微,味微甜。(图 7-60)

以粒大饱满、杂质少、无破碎、色白者为佳。

2. 饮片

薏苡仁:除去杂质。其余同药材。

麸炒薏苡仁:形如薏苡仁,微鼓起,表面微黄色。

【性味功效】甘、淡,凉。利水渗湿,健脾止泻,除痹,排脓,解毒散结。

千金子

千金子别名续随子。本品为大戟科植物续随子 *Euphorbia lathyris* L. 的干燥成熟种子。主产于华东、华中、华南、西南及陕西等地。夏、秋二季果实成熟时采收,除去杂质,干燥。

【基础知识】

1. 药材

形状大小:椭圆形或倒卵形。长约 5 mm,直径约 4 mm。

表面特征:表面灰棕色或灰褐色,具不规则网状皱纹,网孔凹陷处灰黑色,形成细斑点。一侧有纵沟状种脊,顶端的合点突起,下端为线形种脐,基部有类白色突起的种阜或具脱落后的疤痕。

种仁:白色或黄白色,富油质。种皮薄。

气味:气微,味辛。(图 7-61)

以粒饱满、种仁白色、油性足者为佳。

2. 饮片

千金子:除去杂质,筛去泥沙,洗净,捞出,干燥,用时打碎。其余同药材。

千金子霜:千金子的炮制加工品,呈均匀、疏松的淡黄色粉末,微显油性。味辛辣。

【性味功效】辛,温;有毒。泻下逐水,破血消癥;外用疗癣蚀疣。

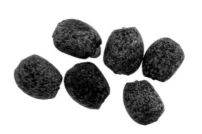

图 7-61　千金子药材

槟榔

槟榔别名玉片、大腹子、榔玉。本品为棕榈科植物槟榔 *Areca catechu* L. 的干燥成熟种子。主产于海南、云南、广东等地。春末至秋初采收成熟果实,用水煮后,干燥,除去果皮,取出种子,干燥。

【基础知识】

1. 药材

形状大小:扁球形或圆锥形,高 1.5~3.5 cm,底部直径 1.5~3 cm。

表面特征:表面淡黄棕色或淡红棕色,具稍凹下的网状沟纹,底部中心有圆形凹陷的珠孔,其旁有 1 明显疤痕状种脐。·

质地:质坚硬,不易破碎。

断面:可见棕色种皮与白色胚乳相间的大理石样花纹(错入组织)。

气味:气微,味涩、微苦。(图 7-62(a))

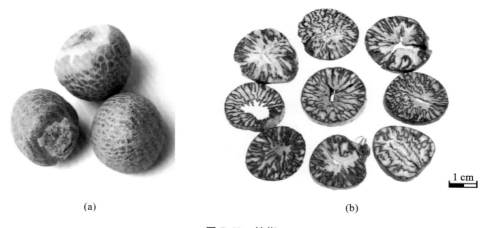

(a)   (b)

图 7-62 槟榔
(a)药材;(b)饮片

以个大、体重、坚实、断面颜色鲜艳、无破裂者为佳。

2. 饮片

类圆形的薄片,切面可见棕色种皮与白色胚乳相间的大理石样花纹。气微,味涩、微苦。(图 7-62(b))

炒槟榔:形如槟榔片,表面微黄色,可见大理石样花纹。

【性味功效】苦、辛,温。杀虫,消积,行气,利水,截疟。

大腹皮

大腹皮别名槟榔衣。本品为棕榈科植物槟榔 *Areca catechu* L. 的干燥果皮。主产于海南、广东、广西、云南等地。冬季至次春采收未成熟的果实,煮后干燥,纵剖两瓣,剥取果皮,习称"大腹皮";春末至秋初采收成熟果实,煮后干燥,剥取果皮,打松,晒干,习称"大腹毛"。

【基础知识】

1. 药材

(1)大腹皮。

形状大小:椭圆形或长卵形瓢状,长 4~7 cm,宽 2~3.5 cm,厚 0.2~0.5 cm。

果皮:外果皮深棕色至近黑色,具不规则的纵皱纹及隆起的横纹,顶端有花柱残痕,基部有果梗及残存萼片。内果皮凹陷,褐色或深棕色,光滑呈硬壳状。

质地:体轻,质硬。

断面:纵向撕裂后可见中果皮纤维。

气味:气微,味微涩。(图7-63(a))

(2)大腹毛:略呈椭圆形或瓢状。外果皮多已脱落或残存。中果皮棕毛状,黄白色或淡棕色,疏松质柔。内果皮硬壳状,黄棕色或棕色,内表面光滑,有时纵向破裂。气微,味淡。(图7-63(b))

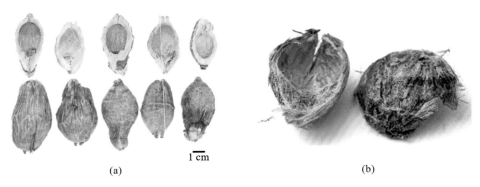

1 cm

(a)   (b)

图7-63　大腹皮药材

(a)大腹皮;(b)大腹毛

2.饮片

大腹皮:除去杂质,洗净,切段,干燥。其余同药材。

大腹毛:除去杂质,洗净,干燥。其余同药材。

【性味功效】辛,微温。行气宽中,行水消肿。

草豆蔻

草豆蔻别名草蔻、草蔻仁。本品为姜科植物草豆蔻 *Alpinia katsumadai* Hayata 的干燥近成熟种子。主产于广东、广西、海南等地。夏、秋二季采收,晒至九成干,或用水略烫,晒至半干,除去果皮,取出种子团,晒干。

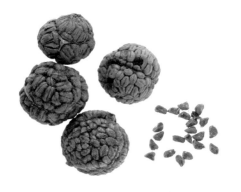

图7-64　草豆蔻药材

【基础知识】

1.药材

形状大小:类球形的种子团,直径1.5～2.7 cm。

表面特征:表面灰褐色,中间有黄白色的隔膜,将种子团分成3瓣,每瓣有种子多数,粘连紧密,种子团略光滑。

种子:卵圆状多面体,长3～5 mm,直径约3 mm,外被淡棕色膜质假种皮,种脊为一条纵沟,一端有种脐,质硬。将种子沿种脊纵剖两瓣,纵断面观呈斜心形,种皮沿种脊向内伸入部分约占整个表面积的1/2。胚乳灰白色。

气味:气香,味辛、微苦。(图7-64)

以种子团结实、种子饱满、气味浓者为佳。

2.饮片

除去杂质。用时捣碎。其余同药材。

【性味功效】辛,温。燥湿行气,温中止呕。

益智

益智别名益智仁、益智子。本品为姜科植物益智 *Alpinia oxyphylla* Miq. 的干燥成熟果实。主产于广东、海南、广西等地。夏、秋间果实由绿变红时采收,晒干或低温干燥。

【基础知识】

1.药材

形状大小:椭圆形,两端略尖。长1.2～2 cm,直径1～1.3 cm。

表面特征:表面棕色或灰棕色,有纵向凹凸不平的突起棱线13～20条,顶端有花被残基,基部常残存果梗。

断面特征:果皮薄而稍韧,与种子紧贴,种子集结成团,隔膜将种子团分为 3 瓣,每瓣有种子 6～11 粒。

种子:不规则的扁圆形,略有钝棱,直径 3 mm,表面灰褐色或灰黄色,外被淡棕色膜质的假种皮。质硬,胚乳白色。

气味:有特异香气,味辛、微苦。(图 7-65)

以粒大饱满、气味浓者为佳。

2. 饮片

益智仁:不规则扁圆形的种子或种子团残瓣。种子略有钝棱,直径约 3 mm;表面灰黄色至灰褐色,具细皱纹;外被淡棕色膜质的假种皮;质硬,胚乳白色。有特异香气,味辛、微苦。

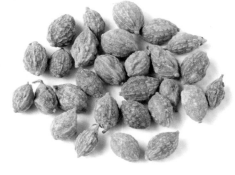

图 7-65 益智药材

【性味功效】辛,温。燥湿行气,温中止呕。

豆蔻

豆蔻别名白豆蔻、白蔻。本品为姜科植物白豆蔻 *Amomum kravanh* Pierre ex Gagnep. 或爪哇白豆蔻 *Amomum compactum* Soland ex Maton 的干燥成熟果实。按产地不同分为"原豆蔻"和"印尼白蔻"。前者主产于柬埔寨、泰国、越南等国,后者主产于印度尼西亚,两者在我国海南和云南有栽培。夏秋间采收成熟果实,晒干或低温干燥。

【基础知识】

1. 药材

(1)原豆蔻。

形状大小:类球形,直径 1.2～1.8 cm。

表面特征:表面黄白色至淡黄棕色,有 3 条较深的纵向槽纹,顶端有突起的柱基,基部有凹下的果柄痕,两端均具浅棕色茸毛。

质地:果皮体轻,质脆,易纵向裂开,内分 3 室,每室含种子约 10 粒。

种子:不规则的多面体,背面略隆起,直径 3～4 mm,表面暗棕色,有皱纹,并被有残留的假种皮。

气味:气芳香,味辛凉略似樟脑。(图 7-66(a))

(2)印尼白蔻:个略小。表面黄白色,有的微显紫棕色。果皮较薄,种子瘦瘪。气味较弱。(图 7-66(b))

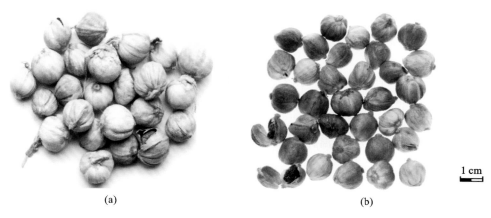

1 cm

(a)   (b)

图 7-66 豆蔻药材

(a)原豆蔻;(b)印尼白蔻

均以个大、完整、饱满、果皮薄而洁白、杂质少、气味浓者为佳。

2. 饮片

除去杂质。用时捣碎。其余同药材。

【性味功效】辛,温。化湿行气,温中止呕,开胃消食。

砂仁

砂仁别名阳春砂、绿壳砂。本品为姜科植物阳春砂 *Amomum villosum* Lour.、绿壳砂 *Amomum villosum* Lour. var. *xanthioides* T. L. Wu et Senjen 或海南砂 *Amomum longiligulare* T. L. Wu 的干燥成熟果实。阳春砂主产于广东,以阳春、阳江产者较著名,多为栽培品。绿壳砂主产于云南南部,海南砂主产于海南。夏、秋二季果实成熟时采收,晒干或低温干燥。

【基础知识】

1. 药材

(1)阳春砂、绿壳砂。

形状大小:椭圆形或卵圆形,有不明显的 3 棱,长 1.5～2 cm,直径 1～1.5 cm。

表面特征:表面棕褐色,密生刺状突起,顶端有花被残基,基部常有果梗。果皮薄而软。

种子:集结成团,具 3 钝棱,中有白色隔膜,将种子团分成 3 瓣,每瓣有种子 5～26 粒。种子为不规则的多面体,直径 2～3 mm;表面棕红色或暗褐色,有细皱纹,外被淡棕色膜质假种皮;质硬,胚乳灰白色。

气味:气芳香而浓烈,味辛凉、微苦。(图 7-67(a))

(2)海南砂。

形状大小:长椭圆形或卵圆形,有明显的 3 棱,长 1.5～2 cm,直径 0.8～1.2 cm。

表面特征:表面被片状、分枝的软刺,基部具果梗痕。果皮厚而硬。

种子:种子团较小,每瓣有种子 3～24 粒,种子直径 1.5～2 mm。

气味:稍淡。(图 7-67(b))

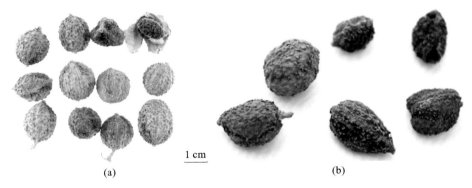

1 cm

(a)　　　　　　　　　(b)

图 7-67　砂仁药材

(a)阳春砂;(b)海南砂

均以个大、饱满、坚实、香气浓、味辛凉浓厚者为佳。

2. 饮片

除去杂质。用时捣碎。其余同药材。

【性味功效】辛,温。化湿开胃,温脾止泻,理气安胎。

【相关链接】

常见伪品:主要包括①豆蔻属植物红壳砂仁 *Amomum aurantiacum* H. T. Tsai et S. W. Zhao 等数种植物的果实。蒴果近球形,表面暗红色至棕褐色,疏生柔刺,果柄短,被淡锈色柔毛。花萼宿存,被毛。子房 3 室,每室有种子 11～15 粒,紧密排列成 2～3 行。在云南亦作砂仁入药。②山姜属植物山姜 *Alpinia japonica*(Thunb.)Miq.、华山姜 *Alpinia chinensis*(Retz.)Rosc. 等植物的种子团,在福建、四川等地使用。药材多为种子团或散落的种子,有棕黄色、光滑的果皮碎片残留。该属植物的果实或种子团,不宜作砂仁使用,应注意鉴别。

全草类中药鉴定技术

任务 1　全草类中药概述

扫码看 PPT

全草类中药是以草本植物的新鲜或干燥全体或地上部分为药用部位的一类中药。全草类中药的入药部位,有的为草本植物的全体,如紫花地丁、蒲公英、车前草、伸筋草等;有的为地上部分,如益母草、广藿香、荆芥、淫羊藿等;有的为肉质茎,如肉苁蓉、锁阳等;有的为小灌木草质茎的枝梢,如麻黄等。

一、性状鉴定

全草类中药的鉴定,应按所包含的器官,如根、茎、叶、花、果实、种子等分别处理,这些器官的性状鉴定已在前面项目中分别进行了论述,这里不再重复。但全草类中药主要由草本植物地上部分或植物全株干燥而成,较易破碎,因此在鉴定时可选择较完整的样品,待其在水中浸泡展开后,按植物分类特征依次进行观察。

二、显微鉴定

全草类中药进行显微鉴定时,根据药材的药用部位,通常做根、根茎、茎、叶等的横切面,叶的表面制片,以及全药材或某些药用部位的粉末制片等。进行组织观察,找出鉴别特征。全草类中药的粉末鉴别,通常应注意观察下列特征:茎、叶的保护组织及毛(非腺毛、腺毛)、气孔类型、叶肉组织等,全草中的机械组织、厚壁组织、分泌组织、细胞后含物(草酸钙、碳酸钙晶体、淀粉粒)或带花药材的花粉粒等情况。

任务 2　常用全草类中药材(饮片)的鉴定

麻黄(附:麻黄根)

本品为麻黄科植物草麻黄 *Ephedra sinica* Stapf、中麻黄 *Ephedra intermedia* Schrenk et C. A. Mey. 或木贼麻黄 *Ephedra equisetina* Bge. 的干燥草质茎。主产于内蒙古、山西、陕西、宁夏等地。秋季采割绿色的草质茎,晒干。

【基础知识】

1.药材

(1)草麻黄。

形状大小:细长圆柱形,少分枝,直径 1～2 mm。有的带少量棕色木质茎。

表面特征:表面淡绿色至黄绿色,有细纵脊线,触之微有粗糙感。节明显,节间长 2～6 cm。节上有膜质鳞叶,长 3～4 mm;裂片 2(稀 3),锐三角形,先端灰白色,反曲,基部连合成筒状,红棕色。

质地:体轻,质脆,易折断。

断面:略呈纤维性,周边绿黄色,髓部红棕色,近圆形。

气味:气微香,味涩、微苦。(图 8-1(a))

（2）中麻黄：多分枝，直径 1.5～3 mm，有粗糙感。节上膜质鳞叶长 2～3 mm，裂片 3（稀 2），先端锐尖。断面髓部呈三角状圆形。

（3）木贼麻黄：较多分枝，直径 1～1.5 mm，无粗糙感。节间长 1.5～3 cm。膜质鳞叶长 1～2 mm；裂片 2（稀 3），上部为短三角形，灰白色，先端多不反曲，基部棕红色至棕黑色。

均以干燥、茎粗、色淡绿、内心充实红棕色、味涩苦者为佳。

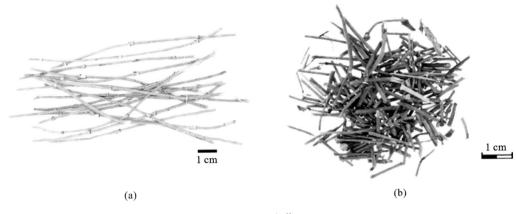

(a)

(b)

图 8-1　麻黄

（a）药材；（b）饮片

2. 饮片

麻黄：圆柱形的段。表面淡黄绿色至黄绿色，粗糙，有细纵脊线，节上有细小鳞叶。切面中心显红黄色。气微香，味涩、微苦。（图 8-1（b））

蜜麻黄：形如麻黄段。表面深黄色，微有光泽，略具黏性。有蜜香气，味甜。

【拓展知识】

（1）药材纵剖面置于紫外光灯（365 nm）下观察，边缘显亮白色荧光，中心显亮棕色荧光。

（2）麻黄含生物碱，主要为左旋麻黄碱、右旋麻黄碱等。尚含挥发性的苄甲胺、儿茶酚、鞣质以及少量挥发油等。木贼麻黄的生物碱含量最高，中麻黄最低。生物碱主要存在于麻黄草质茎的髓部，节部生物碱为节间的 1/3～1/2。

【性味功效】辛、微苦，温。发汗散寒，宣肺平喘，利水消肿。

【相关链接】

麻黄根：味甘、涩，性平。归心、肺经。固表止汗，用于自汗，盗汗。功效与麻黄相反，因此在采收加工、药材采购和使用时要分清二者，切莫混淆，不可误用。

附

麻黄根

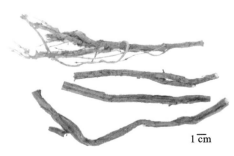

本品为麻黄科植物草麻黄 *Ephedra sinica* Stapf 或中麻黄 *Ephedra intermedia* Schrenk et C. A. Mey. 的干燥根和根茎。呈圆柱形，略弯曲，长 8～25 cm，直径 0.5～1.5 cm。表面红棕色或灰棕色，有纵皱纹和支根痕。外皮粗糙，易成片状剥落。根茎具节，节间长 0.7～2 cm，表面有横长突起的皮孔。体轻，质硬而脆，断面皮部黄白色，木质部淡黄色或黄色，射线放射状，中心有髓。气微，味微苦。（图 8-2）

图 8-2　麻黄根药材

木贼

本品为木贼科植物木贼 *Equisetum hyemale* L. 的干燥

地上部分。主产于辽宁、吉林、黑龙江、陕西等地,陕西产量大,产于辽宁者品质佳。夏、秋二季采割,除去杂质,晒干或阴干。

【基础知识】

1. 药材

形状大小:长管状,不分枝,长 40～60 cm,直径 0.2～0.7 cm。

表面特征:表面灰绿色或黄绿色,有 18～30 条纵棱,棱上有多数细小光亮的疣状突起。节明显,节间长 2.5～9 cm,节上着生筒状鳞叶,叶鞘基部和鞘齿黑棕色,中部淡棕黄色。

质地:体轻,质脆,易折断。

断面:中空,周边有多数圆形的小空腔。

气味:气微,味甘淡、微涩,嚼之有沙粒感。

以茎粗长、色绿、质厚不脱节者为佳。

2. 饮片

管状的小段。其余同药材。(图 8-3)

【性味功效】甘、苦,平。疏散风热,明目退翳。

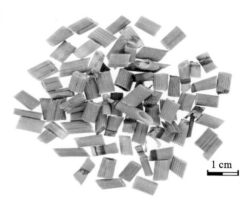

图 8-3 木贼饮片

瞿麦

本品为石竹科植物瞿麦 *Dianthus superbus* L. 或石竹 *Dianthus chinensis* L. 的干燥地上部分。全国大部分地区有产。夏、秋二季花果期采割,除去杂质,干燥。

【基础知识】

1. 药材

(1)瞿麦。

茎:圆柱形,上部有分枝,长 30～60 cm;表面淡绿色或黄绿色,光滑无毛,节明显,略膨大,断面中空。

叶:对生,多皱缩,展平叶片呈条形至条状披针形。

花:枝端具花,花萼筒状,长 2.7～3.7 cm;苞片 4～6,宽卵形,长约为萼筒的 1/4;花瓣棕紫色或棕黄色,卷曲,先端深裂成丝状。

果实种子:蒴果长筒形,与宿萼等长。种子细小,多数。

气味:气微,味淡。(图 8-4(a))

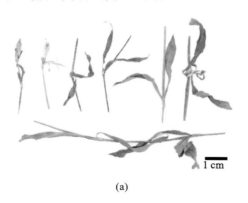

(a)

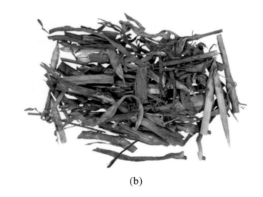

(b)

图 8-4 瞿麦

(a)药材;(b)饮片

（2）石竹：萼筒长 1.4～1.8 cm，苞片长约为萼筒的 1/2；花瓣先端浅齿裂。

均以色黄绿、无杂草、无根须者为佳。

2.饮片

不规则的段。茎圆柱形，表面淡绿色或黄绿色，节明显，略膨大。切面中空。叶多破碎。花萼筒状，苞片 4～6。蒴果长筒形，与宿萼等长。种子细小，多数。气微，味淡。（图 8-4（b））

【性味功效】苦，寒。利尿通淋，活血通经。

萹蓄

本品为蓼科植物萹蓄 *Polygonum aviculare* L. 的干燥地上部分。全国大部分地区有产，以河南、四川、浙江、山东等地产量较大。夏季叶茂盛时采收，除去根和杂质，晒干。

【基础知识】

1.药材

茎：圆柱形而略扁，有分枝，长 15～40 cm，直径 0.2～0.3 cm。表面灰绿色或棕红色，有细密微突起的纵纹；节部稍膨大，有浅棕色膜质的托叶鞘，节间长约 3 cm；质硬，易折断，断面髓部白色。

叶：叶互生，近无柄或具短柄，叶片多脱落或皱缩、破碎，完整者展平后呈披针形，全缘，两面均呈棕绿色或灰绿色。

气味：气微，味微苦。（图 8-5（a））

以色绿、叶多、质嫩、无杂质者为佳。

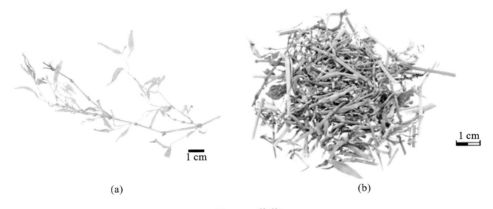

(a)　　　　　　　　　　(b)

图 8-5　萹蓄

(a)药材；(b)饮片

1.饮片

不规则的段。茎圆柱形而略扁，表面灰绿色或棕红色，有细密微突起的纵纹；节部稍膨大，有浅棕色膜质的托叶鞘。切面髓部白色。叶片多破碎，完整者展平后呈披针形，全缘。气微，味微苦。（图 8-5（b））

【性味功效】苦，微寒。利尿通淋，杀虫，止痒。

马齿苋

本品为马齿苋科植物马齿苋 *Portulaca oleracea* L. 的干燥地上部分。全国各地有产。夏、秋二季采收，除去残根和杂质，洗净，略蒸或烫后晒干。

【基础知识】

1.药材

多皱缩卷曲，常结成团。

茎：圆柱形，长可达 30 cm，直径 0.1～0.2 cm，表面黄褐色，有明显纵沟纹。

叶：对生或互生，易破碎，完整叶片倒卵形，长 1～2.5 cm，宽 0.5～1.5 cm；绿褐色，先端钝平或微缺,全缘。

花:小,3～5 朵生于枝端,花瓣 5,黄色。

果实种子:蒴果圆锥形,长约 5 mm,内含多数细小种子。

气味:气微,味微酸。

以质嫩、叶多、干后青绿色、无杂质者为佳。

2. 饮片

不规则的段。茎圆柱形,表面黄褐色,有明显纵沟纹。叶多破碎,完整者展平后呈倒卵形,先端钝平或微缺,全缘。蒴果圆锥形,内含多数细小种子。气微,味微酸。(图 8-6)

【性味功效】酸,寒。清热解毒,凉血止血,止痢。

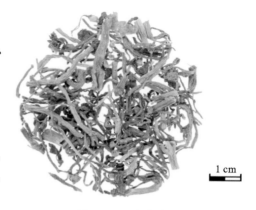

图 8-6 马齿苋饮片

鱼腥草

本品为三白草科植物蕺菜 *Houttuynia cordata* Thunb. 的新鲜全草或干燥地上部分。主产于长江以南各地。鲜品全年均可采割;干品夏季茎叶茂盛花穗多时采割,除去杂质,晒干。

【基础知识】

1. 药材

(1)鲜鱼腥草。

茎:圆柱形,长 20～45 cm,直径 0.25～0.45 cm;上部绿色或紫红色,下部白色,节明显,下部节上生有须根,无毛或被疏毛。

叶:互生,叶片心形,长 3～10 cm,宽 3～11 cm;先端渐尖,全缘;上表面绿色,密生腺点,下表面常紫红色;叶柄细长,基部与托叶合生成鞘状。

花:穗状花序顶生。

气味:具鱼腥气,味涩。

(2)干鱼腥草。

茎:扁圆柱形,扭曲,表面黄棕色,具纵棱数条;质脆,易折断。

叶:叶片卷折皱缩,展平后呈心形,上表面暗黄绿色至暗棕色,下表面灰绿色或灰棕色。

花:穗状花序黄棕色。

气味:气微,搓碎后有鱼腥气,味涩。(图 8-7(a))

以叶多、色绿、有花穗、鱼腥气浓者为佳。

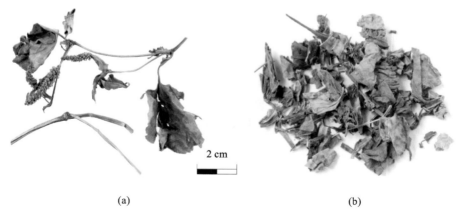

(a)　　　　　　　(b)

图 8-7 鱼腥草

(a)药材;(b)饮片

2. 饮片

不规则的段。茎扁圆柱形,表面淡红棕色至黄棕色,有纵棱。叶片多破碎,黄棕色至暗棕色。穗状花序黄棕色。搓碎具鱼腥气,味涩。(图8-7(b))

【性味功效】辛,微寒。清热解毒,消痈排脓,利尿通淋。

仙鹤草

仙鹤草别名龙牙草、脱力草。本品为蔷薇科植物龙芽草 *Agrimonia pilosa* Ledeb. 的干燥地上部分。全国各地有产。湖北、浙江、江苏为主产区。夏、秋二季茎叶茂盛时采割,除去杂质,干燥。

【基础知识】

1. 药材

长50～100 cm,全体被白色柔毛。

茎:下部圆柱形,直径4～6 mm,红棕色,上部方柱形,四面略凹陷,绿褐色,有纵沟和棱线,有节;体轻,质硬,易折断,断面中空。

叶:单数羽状复叶互生,暗绿色,皱缩卷曲;质脆,易碎;叶片有大、小2种,相间生于叶轴上,顶端小叶较大,完整小叶片展平后呈卵形或长椭圆形,先端尖,基部楔形,边缘有锯齿;托叶2,抱茎,斜卵形。

花:总状花序细长,花萼下部呈筒状,萼筒上部有钩刺,先端5裂,花瓣黄色。

气味:气微,味微苦。(图8-8(a))

以质嫩、叶多者为佳。

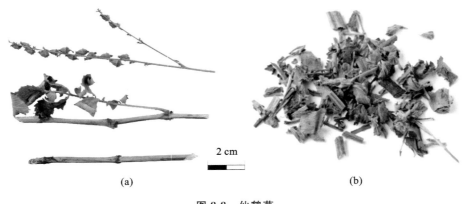

2 cm

(a)   (b)

图8-8 仙鹤草
(a)药材;(b)饮片

2. 饮片

不规则的段,茎多数方柱形,有纵沟和棱线,有节。切面中空。叶多破碎,暗绿色,边缘有锯齿;托叶抱茎。有时可见黄色花或带钩刺的果实。气微,味微苦。(图8-8(b))

【性味功效】苦、涩,平。收敛止血,截疟,止痢,解毒,补虚。

紫花地丁

紫花地丁别名地丁。本品为堇菜科植物紫花地丁 *Viola yedoensis* Makino 的干燥全草。主产于江苏、浙江及东北地区。春、秋二季采收,除去杂质,晒干。

【基础知识】

1. 药材

多皱缩成团。

主根:长圆锥形,直径1～3 mm;淡黄棕色,有细纵皱纹。

叶:基生,灰绿色,展平后叶片呈披针形或卵状披针形,长1.5～6 cm,宽1～2 cm;先端钝,基部截形或稍心形,边缘具钝锯齿,两面有毛;叶柄细,长2～6 cm,上部具明显狭翅。

花:花茎纤细;花瓣 5,紫堇色或淡棕色;花距细管状。

果实种子:蒴果椭圆形或 3 裂,种子多数,淡棕色。

气味:气微,味微苦而稍黏。(图 8-9(a))

以根、叶、花、果齐全,叶灰绿色,花紫色,根黄,味微苦者为佳。

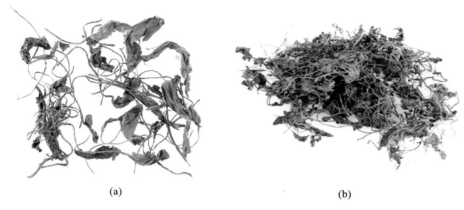

(a)   (b)

图 8-9　紫花地丁

(a)药材;(b)饮片

2. 饮片

除去杂质,洗净,切碎,干燥。其余同药材。(图 8-9(b))

【性味功效】苦、辛,寒。清热解毒,凉血消肿。

【相关链接】

常见伪品:堇菜科植物犁头草 *Viola japonica* 的全草。其叶卵形至宽卵形或狭三角状卵形,长 2～4 cm,宽 1～3 cm,基部心形至近心形,有钝齿。

金钱草(附:广金钱草)

金钱草别名四川金钱草。本品为报春花科植物过路黄 *Lysimachia christinae* Hance 的干燥全草。主产于四川。长江流域及山西、陕西、云南、贵州等地亦产。夏、秋二季采收,除去杂质,晒干。

【基础知识】

1. 药材

常缠结成团,无毛或被疏柔毛。

茎:扭曲,表面棕色或暗棕红色,有纵纹,下部茎节上有时具须根,断面实心。

叶:对生,多皱缩,展平后呈宽卵形或心形,长 1～4 cm,宽 1～5 cm,基部微凹,全缘;上表面灰绿色或棕褐色,下表面色较浅,主脉明显突起,用水浸后,对光透视可见黑色或褐色条纹;叶柄长 1～4 cm。

花:有的带花,花黄色,单生于叶腋,具长梗。

果实:蒴果球形。

气味:气微,味淡。(图 8-10)

以色绿、叶多、大而完整、须根及杂质少者为佳。

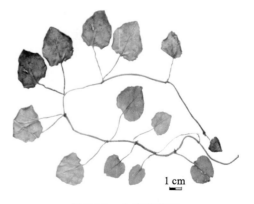

1 cm

图 8-10　金钱草药材

2. 饮片

不规则的段。茎棕色或暗棕红色,有纵纹,实心。叶对生,展平后呈宽卵形或心形,上表面灰绿色或棕褐色,下表面色较浅,主脉明显突出,用水浸后,对光透视可见黑色或褐色的条纹。偶见黄色花,单生于叶腋。气微,味淡。

【性味功效】甘、咸,微寒。利湿退黄,利尿通淋,解毒消肿。

【相关链接】

常见伪品：

①连钱草，又称江苏金钱草，为唇形科植物活血丹 *Glechoma longituba*（Nakai）Kupr. 的干燥地上部分，与金钱草的主要区别：茎呈方柱形，叶展平后呈肾形或近心形，边缘具圆齿；轮伞花序腋生，花冠二唇形。

②风寒草，又称小叶金钱草，为同科植物聚花过路黄 *Lysimachia congestiflora* Hemsl. 的全草，其茎顶端的叶呈莲座状着生，花通常 2～8 朵聚生于茎的顶端，茎、叶均被柔毛，叶主、侧脉均明显而区别于正品。

③点腺过路黄，同科植物点腺过路黄 *Lysimachia hemsleyana* Maxim. 的全草。其特征为茎叶均被短毛，叶心形或宽卵形，两面具不明显的点状突起，花冠上部疏生点状腺点。

附

广金钱草

本品为豆科植物广金钱草 *Desmodium styracifolium*（Osbeck.）Merr. 的干燥地上部分。

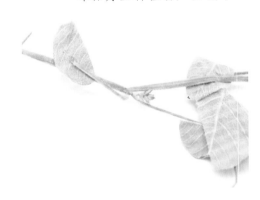

夏、秋二季采割，除去杂质，晒干。茎呈圆柱形，长可达 1 m；密被黄色伸展的短柔毛；质稍脆，断面中部有髓。叶互生，小叶 1 或 3，圆形或矩圆形，直径 2～4 cm；先端微凹，基部心形或钝圆，全缘；上表面黄绿色或灰绿色，无毛，下表面具灰白色紧贴的茸毛，侧脉羽状；叶柄长 1～2 cm，托叶 1 对，披针形，长约 0.8 cm。气微香，味微甘。利湿退黄，利尿通淋。（图 8-11）

图 8-11　广金钱草

穿心莲

穿心莲别名一见喜。本品为爵床科植物穿心莲 *Andrographis paniculata*（Burm. F.）Nees 的干燥地上部分。主要栽培于广东、广西、福建等地，云南、四川、江西、江苏等地也有栽培。秋初茎叶茂盛时采割，晒干。

【基础知识】

1. 药材

茎：方柱形，多分枝，长 50～70 cm，节稍膨大；质脆，易折断。

叶：单叶对生，叶柄短或近无柄；叶片皱缩、易碎，完整者展平后呈披针形或卵状披针形，长 3～12 cm，宽 2～5 cm，先端渐尖，基部楔形下延，全缘或波状；上表面绿色，下表面灰绿色，两面光滑。

气味：气微，味极苦。（图 8-12（a））

以色绿、叶多（不得少于 30%）、味极苦者为佳。

2. 饮片

不规则的段。茎方柱形，节稍膨大。切面不平坦，具类白色髓。叶片多皱缩或破碎，完整者展平后呈披针形或卵状披针形，先端渐尖，基部楔形下延，全缘或波状；上表面绿色，下表面灰绿色，两面光滑。气微，味极苦。（图 8-12（b））

【性味功效】苦，寒。清热解毒，凉血，消肿。

香薷

本品为唇形科植物石香薷 *Mosla chinensis* Maxim. 或江香薷 *Mosla chinensis* 'Jiangxiangru' 的干燥地上部分。前者习称"青香薷"，后者习称"江香薷"。青香薷主产于广东、广西、福建、湖南等地；江香薷主产于江西、浙江。夏季茎叶茂盛、花盛时择晴天采割，除去杂质，阴干。

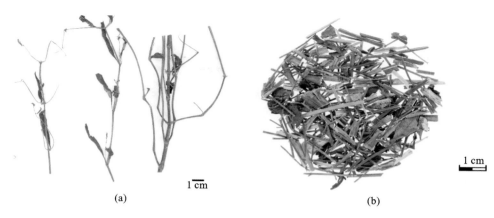

图 8-12 穿心莲

（a）药材；（b）饮片

【基础知识】

1. 药材

（1）青香薷。

药材长 30～50 cm，基部紫红色，上部黄绿色或淡黄色，全体密被白色茸毛。

茎：方柱形，基部类圆形，直径 1～2 mm，节明显，节间长 4～7 cm；质脆，易折断。

叶：对生，多皱缩或脱落，叶片展平后呈长卵形或披针形，暗绿色或黄绿色，边缘有 3～5 疏浅锯齿。

花：穗状花序顶生及腋生，苞片圆卵形或圆倒卵形，脱落或残存；花萼宿存，钟状，淡紫红色或灰绿色，先端 5 裂，密被茸毛。

果实：小坚果 4，直径 0.7～1.1 mm，近圆球形，具网纹。

气味：气清香而浓，味微辛而凉。

（2）江香薷：长 55～66 cm。表面黄绿色，质较柔软。边缘有 5～9 疏浅锯齿。果实直径 0.9～1.4 mm，表面具疏网纹。

均以枝嫩、穗多、香气浓者为佳。

2. 饮片

除去残根和杂质，切段。其余同药材。（图 8-13）

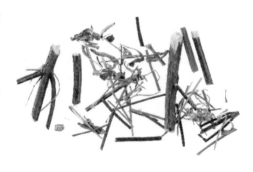

图 8-13 香薷饮片

【性味功效】辛，微温。发汗解表，化湿和中。

益母草

益母草别名坤草、茺蔚。本品为唇形科植物益母草 *Leonurus japonicus* Houtt. 的新鲜或干燥地上部分。全国各地有产，栽培或野生。鲜品春季幼苗期至初夏花前期采割；干品夏季茎叶茂盛、花未开或初开时采割，晒干，或切段晒干。

【基础知识】

1. 药材

（1）鲜益母草。

幼苗期无茎，基生叶圆心形，5～9 浅裂，每裂片有 2～3 钝齿。

茎：花前期茎呈方柱形，上部多分枝，四面凹下成纵沟，长 30～60 cm，直径 0.2～0.5 cm；表面青绿色；质鲜嫩，断面中部有髓。

叶：叶交互对生，有柄；叶片青绿色，质鲜嫩，揉之有汁；下部茎生叶掌状 3 裂，上部叶羽状深裂或浅裂成 3 片，裂片全缘或具少数锯齿。

气味:气微,味微苦。

(2)干益母草。

茎:表面灰绿色或黄绿色;体轻,质韧,断面中部有髓。

叶:叶片灰绿色,多皱缩、破碎,易脱落。

花:轮伞花序腋生,小花淡紫色,花萼筒状,花冠二唇形。(图8-14(a))

以质嫩、叶多、色灰绿者为佳。质老、枯黄、无叶者不可供药用。

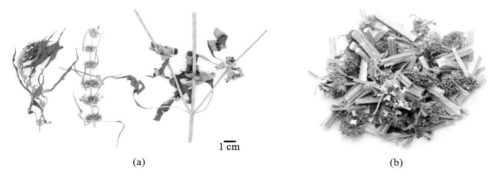

1 cm

(a)   (b)

图 8-14　益母草

(a)药材;(b)饮片

2. 饮片

不规则的段。茎方形,四面凹下成纵沟,灰绿色或黄绿色。切面中部有白髓。叶片灰绿色,多皱缩、破碎。轮伞花序腋生,花黄棕色,花萼筒状,花冠二唇形。气微,味微苦。(图8-14(b))

【性味功效】苦、辛,微寒。活血调经,利尿消肿,清热解毒。

附

茺蔚子

　　本品为唇形科植物益母草 *Leonurus japonicus* Houtt. 的干燥成熟果实。秋季果实成熟时采割地上部分,晒干,打下果实,除去杂质。药材呈三棱形,长 2~3 mm,宽约 1.5 mm。表面灰棕色至灰褐色,有深色斑点,一端稍宽,平截状,另一端渐窄而钝尖。果皮薄,子叶类白色,富油性。气微,味苦。以粒大、饱满者为佳。有活血调经、清肝明目之功。(图8-15)

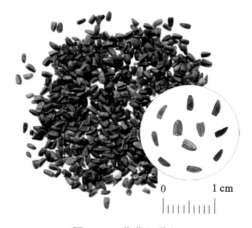

0   1 cm

图 8-15　茺蔚子药材

泽兰

　　本品为唇形科植物毛叶地瓜儿苗 *Lycopus lucidus* Turcz. var. *hirtus* Regel 的干燥地上部分。全国大部分地区有产。夏、秋二季茎叶茂盛时采割,晒干。

【基础知识】

1. 药材

茎:方柱形,少分枝,四面均有浅纵沟,长 50～100 cm,直径 0.2～0.6 cm;表面黄绿色或带紫色,节处紫色明显,有白色茸毛;质脆,断面黄白色,髓部中空。

叶:对生,有短柄或近无柄;叶片多皱缩,展平后呈披针形或长圆形,长 5～10 cm;上表面黑绿色或暗绿色,下表面灰绿色,密具腺点,两面均有短毛;先端尖,基部渐狭,边缘有锯齿。

花:轮伞花序腋生,花冠多脱落,苞片和花萼宿存,小苞片披针形,有缘毛,花萼钟形,5 齿。

气味:气微,味淡。(图 8-16(a))

以质嫩、叶多、色绿者为佳。

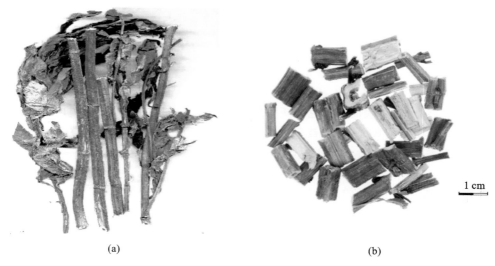

(a)　　　　　　　　　　　　　　(b)

图 8-16　泽兰

(a)药材;(b)饮片

2. 饮片

不规则的段。茎方柱形,四面均有浅纵沟,表面黄绿色或带紫色,节处紫色明显,有白色茸毛。切面黄白色,中空。叶多破碎,展平后呈披针形或长圆形,边缘有锯齿。有时可见轮伞花序。气微,味淡。(8-16(b))

【性味功效】苦、辛,微温。活血调经,祛瘀消痈,利水消肿。

薄荷

本品为唇形科植物薄荷 *Mentha haplocalyx* Briq. 的干燥地上部分。主产于江苏、安徽、浙江、江西、河南、四川等地。以江苏苏州、太仓产者为道地药材,习称"苏薄荷"。夏、秋二季茎叶茂盛或花开至三轮时,选晴天,分次采割,晒干或阴干。

【基础知识】

1. 药材

茎:方柱形,有对生分枝,长 15～40 cm,直径 0.2～0.4 cm;表面紫棕色或淡绿色,棱角处具茸毛,节间长 2～5 cm;质脆,断面白色,髓部中空。

叶:对生,有短柄;叶片皱缩卷曲,完整者展平后呈宽披针形、长椭圆形或卵形,长 2～7 cm,宽 1～3 cm;上表面深绿色,下表面灰绿色,稀被茸毛,有凹点状腺鳞。

花:轮伞花序腋生,花萼钟状,先端 5 齿裂,花冠淡紫色。

气味:揉搓后有特殊清凉香气,味辛凉。(图 8-17(a))

以叶多(不得少于 30%)、色深绿、气味浓者为佳。

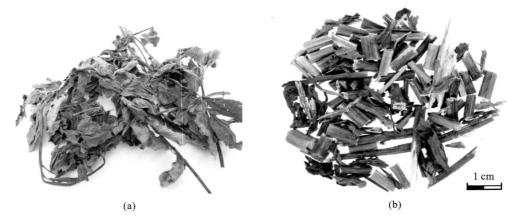

图 8-17　薄荷

(a)药材；(b)饮片

2.饮片

不规则的段。茎方柱形，表面紫棕色或淡绿色，具纵棱线，棱角处具茸毛。切面白色，中空。叶多破碎，上表面深绿色，下表面灰绿色，稀被茸毛。轮伞花序腋生，花萼钟状，先端5齿裂，花冠淡紫色。揉搓后有特殊清凉香气，味辛凉。(图 8-17(b))

【拓展知识】

(1)取本品叶的粉末少量，经微量升华得油状物，加2滴硫酸及少量香草醛结晶，初显黄色至橙黄色，再加1滴水，即变紫红色。

(2)薄荷脑为薄荷的新鲜茎和叶经水蒸气蒸馏、冷冻、重结晶得到的一种饱和的环状醇，又名薄荷醇、薄荷冰，呈无色针状或棱柱状结晶或白色结晶性粉末，有薄荷的特殊香气，味初灼热后清凉。本品在乙醇、三氯甲烷、乙醚中极易溶解，在水中极微溶解。

【性味功效】辛，凉。疏散风热，清利头目，利咽，透疹，疏肝行气。

【相关链接】

常见伪品：绿薄荷为唇形科植物留兰香 *Mentha spicata* L. 的地上部分。其不同于薄荷之处是叶有短柄或近无柄，边缘具稀疏不规则的锯齿，无毛。轮伞花序密集成顶生的穗状花序。有特异的浓郁香气，味辛辣而无凉感。

荆芥(荆芥穗)

本品为唇形科植物荆芥 *Schizonepeta tenuifolia* Briq. 的干燥地上部分。主产于江苏、河北、浙江、江西等地。多为栽培。夏、秋二季花开到顶、穗绿时采割，除去杂质，晒干。

【基础知识】

1.药材

茎：方柱形，上部有分枝，长 50～80 cm，直径 0.2～0.4 cm；表面淡黄绿色或淡紫红色，被短柔毛；体轻，质脆，断面类白色。

叶：对生，多已脱落，叶片三至五回羽状分裂，裂片细长。

花：穗状轮伞花序顶生，长 2～9 cm，直径约 0.7 cm。花冠多脱落，宿萼钟状，先端5齿裂，淡棕色或黄绿色，被短柔毛。

果实：小坚果棕黑色。

气味：气芳香，味微涩而辛凉。

以色淡黄绿、穗长而密、香气浓者为佳。

2.饮片

不规则的段。茎方柱形，表面淡黄绿色或淡紫红色，被短柔毛。切面类白色。叶多已脱落。穗状轮伞花序。气芳香，味微涩而辛凉。(图 8-18)

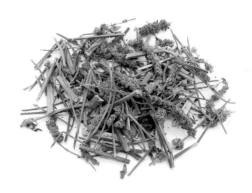

图 8-18 荆芥饮片

【性味功效】辛,微温。解表散风,透疹,消疮。

附

荆芥穗

本品为唇形科植物荆芥 *Schizonepeta tenuifolia* Briq. 的干燥花穗。夏、秋二季花开到顶、穗绿时采摘,除去杂质,晒干。药材穗状轮伞花序呈圆柱形,长 3～15 cm,直径约 7 mm。花冠多脱落,宿萼黄绿色,钟形,质脆易碎,内有棕黑色小坚果。气芳香,味微涩而辛凉。具解表散风、透疹、消疮之功。(图 8-19)

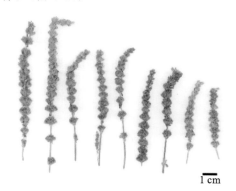

1 cm

图 8-19 荆芥穗药材

广藿香

本品为唇形科植物广藿香 *Pogostemon cablin* (Blanco) Benth. 的干燥地上部分。主产于广东及海南。分别习称"石牌广藿香"和"海南广藿香"。台湾、广西、云南等地有栽培。枝叶茂盛时采割,日晒夜闷,反复至干。

【基础知识】

1. 药材

茎:略呈方柱形,多分枝,枝条稍曲折,长 30～60 cm,直径 0.2～0.7 cm;表面被柔毛;质脆,易折断,断面中部有髓;老茎类圆柱形,直径 1～1.2 cm,被灰褐色栓皮。

叶:对生,皱缩成团,展平后叶片呈卵形或椭圆形,长 4～9 cm,宽 3～7 cm;两面均被灰白色茸毛;先端短尖或钝圆,基部楔形或钝圆,边缘具大小不规则的钝齿;叶柄细,长 2～5 cm,被柔毛。

气味:气香特异,味微苦。

以茎粗、叶多(不得少于 20%)、不带须根、香气浓郁者为佳。

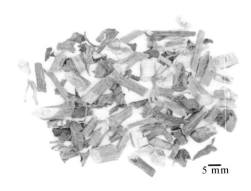

图 8-20　广藿香饮片

2. 饮片

不规则的段。茎略呈方柱形,表面灰褐色、灰黄色或带红棕色,被柔毛。切面有白色髓。叶破碎或皱缩成团,完整者展平后呈卵形或椭圆形,两面均被灰白色茸毛;基部楔形或钝圆,边缘具大小不规则的钝齿;叶柄细,被柔毛。气香特异,味微苦。(图 8-20)

【性味功效】辛,微温。芳香化浊,和中止呕,发表解暑。

【相关链接】

广藿香油:广藿香的干燥地上部分经水蒸气蒸馏提取的挥发油,为红棕色或绿棕色的澄清液体;气香特异,味辛、微苦;含 26.0% 以上的百秋李醇。功能为芳香化浊,开胃止呕,发表解暑。

半枝莲

本品为唇形科植物半枝莲 *Scutellaria barbata* D. Don 的干燥全草。主产于河北、河南、陕西、山西、江苏等地。夏、秋二季茎叶茂盛时采挖,洗净,晒干。

【基础知识】

1. 药材

长 15～35 cm,无毛或花轴上疏被毛。根纤细。

茎:丛生,较细,方柱形;表面暗紫色或棕绿色。

叶:对生,有短柄;叶片多皱缩,展平后呈三角状卵形或披针形,长 1.5～3 cm,宽 0.5～1 cm;先端钝,基部宽楔形,全缘或有少数不明显的钝齿;上表面暗绿色,下表面灰绿色。

花:单生于茎枝上部叶腋,花萼裂片钝或较圆;花冠二唇形,棕黄色或浅蓝紫色,长约 1.2 cm,被毛。

果实:扁球形,浅棕色。

气味:气微,味微苦。(图 8-21(a))

以枝嫩、叶多、色暗绿者为佳。

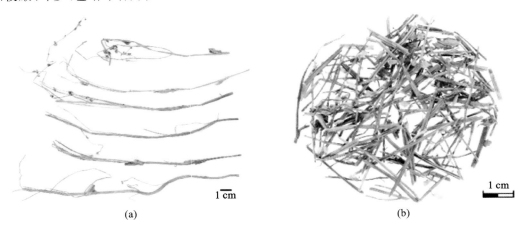

(a)　　　　　　　　　　　　　　　　(b)

图 8-21　半枝莲

(a)药材;(b)饮片

2. 饮片

不规则的段。茎方柱形,中空,表面暗紫色或棕绿色。叶对生,多破碎,上表面暗绿色,下表面灰绿色。花萼下唇裂片钝或较圆;花冠唇形,棕黄色或浅蓝紫色,被毛。果实扁球形,浅棕色。气微,味微苦。(图 8-21(b))

【性味功效】辛、苦,寒。清热解毒,化瘀利尿。

肉苁蓉

肉苁蓉别名大芸。本品为列当科植物肉苁蓉 *Cistanche deserticola* Y. C. Ma 或管花肉苁蓉 *Cistanche tubulosa*(Schenk)Wight 的干燥带鳞叶的肉质茎。主产于内蒙古、新疆、青海、甘肃、陕西等地。以内蒙古所产量大质优。管花肉苁蓉主产于新疆。春季苗刚出土时或秋季冻土之前采挖,除去茎尖。切段,晒干。通常将鲜品置沙土中半埋半露,较全部暴晒干得快,干后即为甜苁蓉(淡大芸、甜大芸),质佳;秋季采收者因水分大,不易干燥,常将大块者投入盐湖中腌 1~3 年取出,称为咸苁蓉(咸大芸、盐大芸),药用时需洗去盐分,因质次,现较少采用此加工方法。

【基础知识】

1. 药材

(1)肉苁蓉。

形状大小:扁圆柱形,稍弯曲,长 3~15 cm,直径 2~8 cm。

表面特征:表面棕褐色或灰棕色,密被覆瓦状排列的肉质鳞叶,通常鳞叶先端已断。

质地:体重,质硬,微有柔性,不易折断。

断面:棕褐色,有淡棕色点状维管束,排列成波状环纹。

气味:气微,味甜、微苦。(图 8-22(a))

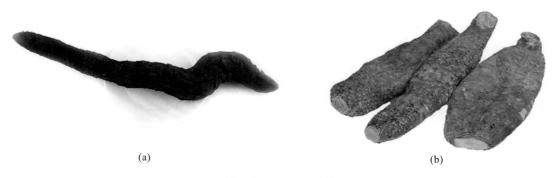

(a)   (b)

图 8-22 肉苁蓉药材

(a)肉苁蓉;(b)管花肉苁蓉

(2)管花肉苁蓉:类纺锤形、扁纺锤形或扁柱形,稍弯曲,长 5~25 cm,直径 2.5~9 cm。表面棕褐色至黑褐色。断面颗粒状,灰棕色至灰褐色,散生点状维管束。(图 8-22(b))

以条粗壮、密被鳞片、色棕褐、质柔润者为佳。

2. 饮片

肉苁蓉片:不规则的厚片。表面棕褐色或灰棕色。有的可见肉质鳞叶。切面有淡棕色或棕黄色点状维管束,排列成波状环纹。气微,味甜、微苦。(图 8-23)

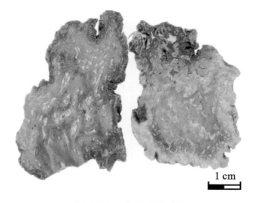

1 cm

图 8-23 肉苁蓉饮片

管花肉苁蓉片:切面散生点状维管束。

【性味功效】甘、咸,温。补肾阳,益精血,润肠通便。

【相关链接】

常见伪品:①盐生肉苁蓉 *Cistanche salsa*(C. A. Mey.)G. Beck,产于内蒙古、甘肃、青海等地。新疆、陕西、宁夏也有分布。茎细小、圆柱形,鳞叶卵形至矩圆状披针形。横切面中柱维管束排列成深波状。②沙苁蓉 *Cistanche sinensis* G. Beck,产于内蒙古、宁夏、甘肃。其鳞叶狭窄,中柱维管束排列成浅波状,韧皮部周围有木化孔纹细胞。③草苁蓉 *Boschniakia rossica*(Cham. et Schlecht.)B. Fedtsch.主产于内蒙古。茎单一,挺直。质硬脆,易折断,断面类白色,中间有一不规则的棕色环纹。以上均非正品。

锁阳

本品为锁阳科植物锁阳 *Cynomorium songaricum* Rupr. 的干燥肉质茎。主产于内蒙古、宁夏、新疆、甘肃、青海等地。春季采挖,除去花序,切段,晒干。

【基础知识】

1. 药材

形状大小:扁圆柱形,微弯曲,长 5~15 cm,直径 1.5~5 cm。

表面特征:表面棕色或棕褐色,粗糙,具明显纵沟和不规则凹陷,有的残存三角形的黑棕色鳞片。

质地:体重,质硬,难折断。

断面:浅棕色或棕褐色,有黄色三角状维管束。

气味:气微,味甘而涩。(图 8-24(a))

以体肥大、色红、质坚实、身干、杂质少(不得过 2%)为佳。

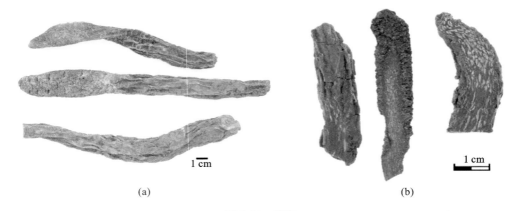

(a)　　　　　　　　　　　　(b)

图 8-24　锁阳

(a)药材;(b)饮片

2. 饮片

不规则形状或类圆形的片。外表皮棕色或棕褐色,粗糙,具明显纵沟及不规则凹陷。切面浅棕色或棕褐色,散在黄色三角状维管束。气微,味甘而涩。(图 8-24(b))

【性味功效】甘,温。补肾阳,益精血,润肠通便。

车前草(附:车前子)

本品为车前科植物车前 *Plantago asiatica* L. 或平车前 *Plantago depressa* Willd. 的干燥全草。车前产于全国各地;平车前主产于东北、华北及西北等地。夏季采挖,除去泥沙,晒干。

【基础知识】

1. 药材

(1)车前。

根:丛生,须状。

叶:基生,具长柄;叶片皱缩,展平后呈卵状椭圆形或宽卵形,长 6～13 cm,宽 2.5～8 cm;表面灰绿色或污绿色,具明显弧形脉 5～7 条;先端钝或短尖,基部宽楔形,全缘或有不规则波状浅齿。

花:穗状花序数条,花茎长。

果实:蒴果盖裂,萼宿存。

气味:气微香,味微苦。(图 8-25(a))

(2)平车前:主根直而长。叶片较狭,长椭圆形或椭圆状披针形,长 5～14 cm,宽 2～3 cm。

均以叶片完整、带穗状花序、色灰绿者为佳。

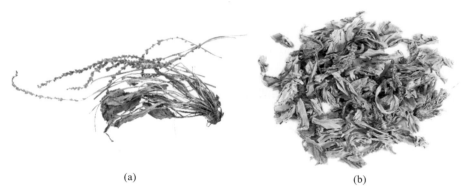

(a)   (b)

图 8-25　车前草

(a)药材;(b)饮片

2. 饮片

不规则的段。根须状或直而长。叶片皱缩,多破碎,表面灰绿色或污绿色,脉明显。可见穗状花序。气微,味微苦。(图 8-25(b))

【性味功效】甘,寒。清热利尿通淋,祛痰,凉血,解毒。

 附

车前子

　　本品为车前科植物车前 *Plantago asiatica* L. 或平车前 *Plantago depressa* Willd. 的干燥成熟种子。夏、秋二季种子成熟时采收果穗,晒干,搓出种子,除去杂质。呈椭圆形、不规则长圆形或三角状长圆形,略扁,长约 2 mm,宽约 1 mm。表面黄棕色至黑褐色,有细皱纹,一面有灰白色凹点状种脐。质硬。气微,味淡。以粒大、色黑、饱满者为佳。有清热利尿通淋、渗湿止泻、明目、祛痰之功。(图 8-26)

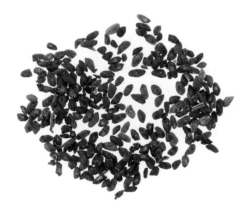

图 8-26　车前子药材

半边莲

本品为桔梗科植物半边莲 *Lobelia chinensis* Lour. 的干燥全草。主产于安徽、江苏、浙江等地。夏季采收，除去泥沙，洗净，晒干。

【基础知识】

1. 药材

常缠结成团。

根茎及根：根茎极短，直径 1～2 mm；表面淡棕黄色，平滑或有细纵纹。根细小，黄色，侧生纤细须根。

茎：细长，有分枝，灰绿色，节明显，有的可见附生的细根。

叶：互生，无柄，叶片多皱缩，绿褐色，展平后叶片呈狭披针形，长 1～2.5 cm，宽 0.2～0.5 cm，边缘具疏而浅的齿或全缘。

花：花梗细长，花小，单生于叶腋，花冠基部筒状，上部 5 裂，偏向一边，浅紫红色，花冠筒内有白色茸毛。

气味：气微特异，味微甘而辛。（图 8-27（a））

以茎叶色绿、根黄者为佳。

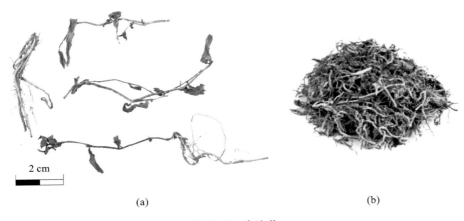

2 cm

(a) (b)

图 8-27　半边莲

（a）药材；（b）饮片

2. 饮片

不规则的段。根及根茎细小，表面淡棕黄色或黄色。茎细，灰绿色，节明显。叶无柄，叶片多皱缩，绿褐色，狭披针形，边缘具疏而浅的齿或全缘。气味特异，味微甘而辛。（图 8-27（b））

【性味功效】辛，平。清热解毒，利尿消肿。

茵陈

本品为菊科植物滨蒿 *Artemisia scoparia* Waldst. et Kit. 或茵陈蒿 *Artemisia capillaris* Thunb. 的干燥地上部分。滨蒿主产于东北地区及河北、山东等地。茵陈蒿主产于陕西、山西、安徽等地，以陕西所产者质量最佳，习称"西茵陈"。春季幼苗高 6～10 cm 时采收或秋季花蕾长成至花初开时采割，除去杂质和老茎，晒干。春季采收的习称"绵茵陈"，秋季采割的习称"花茵陈"。

【基础知识】

1. 药材

（1）绵茵陈：多卷曲成团状，灰白色或灰绿色，全体密被白色茸毛，绵软如绒。

茎：细小，长 1.5～2.5 cm，直径 0.1～0.2 cm，除去表面白色茸毛后可见明显纵纹；质脆，易折断。

叶：具柄；展平后叶片呈一至三回羽状分裂，叶片长 1～3 cm，宽约 1 cm；小裂片卵形或稍呈倒披针形、条形，先端锐尖。

气味:气清香,味微苦。(图 8-28(a))

(2)花茵陈。

茎:圆柱形,多分枝,长 30～100 cm,直径 2～8 mm;表面淡紫色或紫色,有纵条纹,被短柔毛;体轻,质脆,断面类白色。

叶:密集,或多脱落;下部叶二至三回羽状深裂,裂片条形或细条形,两面密被白色柔毛;茎生叶一至二回羽状全裂,基部抱茎,裂片细丝状。

花:头状花序卵形,多数集成圆锥状,长 1.2～1.5 mm,直径 1～1.2 mm,有短梗;总苞片 3～4 层,卵形,苞片 3 裂;外层雌花 6～10 个,可多达 15 个,内层两性花 2～10 个。

果实:瘦果长圆形,黄棕色。

气味:气芳香,味微苦。

以质嫩、绵软、色灰白、香气浓者为佳。

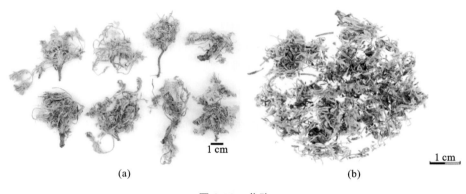

图 8-28 茵陈

(a)药材;(b)饮片

2.饮片

绵茵陈:松散的碎团块,灰白色或灰绿色,全体密被白色茸毛,绵软如绒。气清香,味微苦。(图 8-28(b))

【性味功效】苦、辛,微寒。清利湿热,利胆退黄。

青蒿

本品为菊科植物黄花蒿 *Artemisia annua* L. 的干燥地上部分。全国大部分地区有产。秋季花盛开时采割,除去老茎,阴干。

【基础知识】

1.药材

茎:圆柱形,上部多分枝,长 30～80 cm,直径 0.2～0.6 cm;表面黄绿色或棕黄色,具纵棱线;质略硬,易折断,断面中部有髓。

叶:互生,暗绿色或棕绿色,卷缩易碎,完整者展平后为三回羽状深裂,裂片和小裂片矩圆形或长椭圆形,两面被短毛。

气味:气香特异,味微苦。(图 8-29(a))

以色绿、叶多、香气浓者为佳。

2.饮片

不规则的段,长 0.5～1.5 cm。茎圆柱形,表面黄绿色或棕黄色,具纵棱线,质略硬,切面黄白色,髓白色。叶片多皱缩或破碎,暗绿色或棕绿色,完整者展平后为三回羽状深裂,裂片及小裂片矩圆形或长椭圆形,两面被短毛。花黄色,气香特异,味微苦。(图 8-29(b))

【性味功效】苦、辛,寒。清虚热,除骨蒸,解暑热,截疟,退黄。

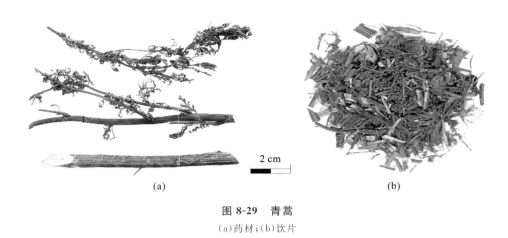

(a)　　　　　　　　　　　(b)

图 8-29　青蒿

(a)药材；(b)饮片

大蓟

本品为菊科植物蓟 *Cirsium japonicum* Fisch. ex DC. 的干燥地上部分。全国大部分地区有产，主产于安徽、山东、江苏、河北等地。夏、秋二季花开时采割地上部分，除去杂质，晒干。

【基础知识】

1. 药材

茎：圆柱形，基部直径可达 1.2 cm；表面绿褐色或棕褐色，有数条纵棱，被丝状毛；断面灰白色，髓部疏松或中空。

叶：皱缩，多破碎，完整叶片展平后呈倒披针形或倒卵状椭圆形，羽状深裂，边缘具不等长的针刺；上表面灰绿色或黄棕色，下表面色较浅，两面均具灰白色丝状毛。

花：头状花序顶生，球形或椭圆形，总苞黄褐色，羽状冠毛灰白色。

气味：气微，味淡。（图 8-30(a)）

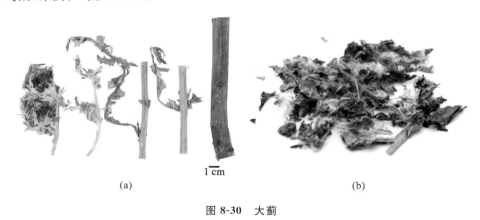

(a)　　　　　　　　　　　(b)

图 8-30　大蓟

(a)药材；(b)饮片

以色灰绿、叶多者为佳。

2. 饮片

不规则的段。茎短圆柱形，表面绿褐色，有数条纵棱，被丝状毛；切面灰白色，髓部疏松或中空。叶皱缩，多破碎，边缘具不等长的针刺；两面均具灰白色丝状毛。头状花序多破碎。气微，味淡。（图 8-30(b)）

大蓟炭：不规则的段。表面黑褐色。质地疏脆，断面棕黑色。气焦香。

【性味功效】甘、苦，凉。凉血止血，散瘀解毒消痈。

小蓟

本品为菊科植物刺儿菜 *Cirsium setosum* (Wilid.) MB. 的干燥地上部分。全国各地有产。夏、秋二季花开时采割,除去杂质,晒干。

【基础知识】

1. 药材

茎:圆柱形,有的上部分枝,长 5～30 cm,直径 0.2～0.5 cm;表面灰绿色或带紫色,具纵棱及白色柔毛;质脆,易折断,断面中空。

叶:互生,无柄或有短柄;叶片皱缩或破碎,完整者展平后呈长椭圆形或长圆状披针形,长 3～12 cm,宽 0.5～3 cm;全缘或微齿裂至羽状深裂,齿尖具针刺;上表面绿褐色,下表面灰绿色,两面均具白色柔毛。

花:头状花序单个或数个顶生;总苞钟状,苞片 5～8 层,黄绿色;花紫红色。

气味:气微,味微苦。(图 8-31(a))

以色灰绿、质嫩、叶多者为佳。

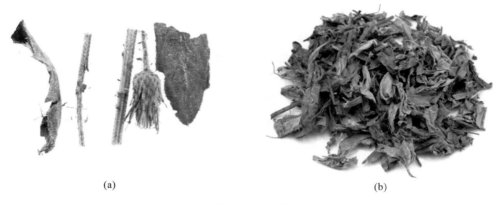

(a)　　　　　　　　　　　　(b)

图 8-31　小蓟

(a)药材;(b)饮片

2. 饮片

不规则的段。茎圆柱形,表面灰绿色或带紫色,具纵棱和白色柔毛。切面中空。叶片多皱缩或破碎,叶齿尖具针刺;两面均具白色柔毛。头状花序,总苞钟状;花紫红色。气微,味苦。(图 8-31(b))

小蓟炭:形如小蓟段。表面黑褐色,内部焦褐色。

【性味功效】甘、苦,凉。凉血止血,散瘀解毒消痈。

佩兰

佩兰别名省头草。本品为菊科植物佩兰 *Eupatorium fortunei* Turcz. 的干燥地上部分。主产于河北、山东、江苏、浙江、广东、广西、四川、湖南、湖北等地。夏、秋二季分两次采割,除去杂质,晒干。

【基础知识】

1. 药材

茎:圆柱形,长 30～100 cm,直径 0.2～0.5 cm;表面黄棕色或黄绿色,有的带紫色,有明显的节和纵棱线;质脆,断面髓部白色或中空。

叶:对生,有柄,叶片多皱缩、破碎,绿褐色;完整叶片 3 裂或不分裂,分裂者中间裂片较大,展平后呈披针形或长圆状披针形,基部狭窄,边缘有锯齿;不分裂者展平后呈卵圆形、卵状披针形或椭圆形。

气味:气芳香,味微苦。

以质嫩、叶多、色绿、未开花、香气浓者为佳。

2. 饮片

不规则的段。茎圆柱形,表面黄棕色或黄绿色,有的带紫色,有明显的节和纵棱线。切面髓部白色或中空。叶对生,叶片多皱缩、破碎,绿褐色。气芳香,味微苦。(图 8-32)

【性味功效】辛,平。芳香化湿,醒脾开胃,发表解暑。

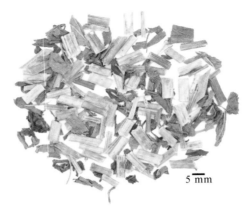

图 8-32　佩兰饮片

【相关链接】

混淆品：常见的品种有同科植物三裂叶白头婆（裂叶山佩兰）、华泽兰（华佩兰）等，与佩兰的主要不同点如下：三裂叶白头婆全株有毛，叶片基部 3 全裂，叶片下面散生淡黄色透明腺点；华泽兰与佩兰形态相似，唯叶边缘锯齿圆钝。应注意区别。

墨旱莲

墨旱莲别名旱莲草。本品为菊科植物鳢肠 *Eclipta prostrata* L. 的干燥地上部分。全国大部分地区有产，主产于江苏、浙江、江西、湖北等地。花开时采割，晒干。

【基础知识】

1. 药材

全体被白色茸毛。

茎：圆柱形，有纵棱，直径 2～5 mm；表面绿褐色或墨绿色。

叶：对生，近无柄，叶片皱缩卷曲或破碎，完整者展平后呈长披针形，全缘或具浅齿，墨绿色。

花：头状花序直径 2～6 mm。

果实：瘦果椭圆形而扁，长 2～3 mm，棕色或浅褐色。

气味：气微，味微咸。（图 8-33（a））

水试：取浸水后的本品，搓其茎叶，显墨绿色。

以色墨绿、叶多者为佳。

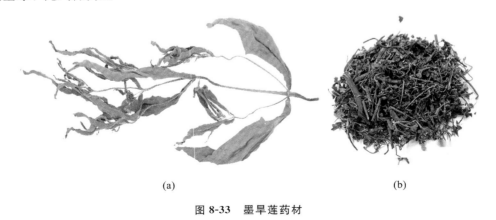

(a)　　　　　　　　　　　　　　　(b)

图 8-33　墨旱莲药材

（a）药材；（b）饮片

2. 饮片

呈不规则的段。茎圆柱形，表面绿褐色或墨绿色，具纵棱，有白毛，切面中空或有白色髓。叶多皱缩或破碎，墨绿色，密生白毛，展平后，可见边缘全缘或具浅锯齿。头状花序。气微，味微咸。（图 8-33（b））

【性味功效】甘、酸,寒。滋补肝肾,凉血止血。

豨莶草

本品为菊科植物豨莶 *Siegesbeckia orientalis* L.、腺梗豨莶 *Siegesbeckia pubescens* Makino 或毛梗豨莶 *Siegesbeckia glabrescens* Makino 的干燥地上部分。全国大部分地区有产,主产于湖南、福建、湖北、江苏等地。夏、秋二季花开前和花期均可采割,除去杂质,晒干。

【基础知识】

1. 药材

茎:茎略呈方柱形,多分枝,长 30～110 cm,直径 0.3～1 cm;表面灰绿色、黄棕色或紫棕色,有纵沟和细纵纹,被灰色柔毛;节明显,略膨大;质脆,易折断,断面黄白色或带绿色,髓部宽广,类白色,中空。

叶:叶对生,叶片多皱缩、卷曲,展平后呈卵圆形,灰绿色,边缘有钝锯齿,两面皆有白色柔毛,主脉 3 出。

花:有的可见黄色头状花序,总苞片匙形。

气味:气微,味微苦。(图 8-34(a))

以叶多、枝嫩、色深绿者为佳。

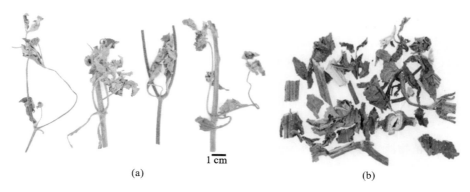

1 cm

(a)　　　　　　　　(b)

图 8-34　豨莶草

(a)药材;(b)饮片

2. 饮片

呈不规则的段。茎略呈方柱形,表面灰绿色、黄棕色或紫棕色,有纵沟和细纵纹,被灰色柔毛。切面髓部类白色。叶多破碎,灰绿色,边缘有钝锯齿,两面皆具白色柔毛。有时可见黄色头状花序。气微,味微苦。(图 8-34(b))

【性味功效】辛、苦,寒。祛风湿,利关节,解毒。

蒲公英

蒲公英别名黄花地丁、公英。菊科植物蒲公英 *Taraxacum mongolicum* Hand.-Mazz.、碱地蒲公英 *Taraxacum borealisinense* Kitam. 或同属数种植物的干燥全草。全国大部分地区有产,主产于山西、河北、山东及东北各地。春至秋季花初开时采挖,除去杂质,洗净,晒干。

【基础知识】

1. 药材

呈皱缩卷曲的团块。

根:呈圆锥状,多弯曲,长 3～7 cm;表面棕褐色,抽皱;根头部有棕褐色或黄白色的茸毛,有的已脱落。

叶:叶基生,多皱缩破碎,完整叶片呈倒披针形,绿褐色或暗灰绿色,先端尖或钝,边缘浅裂或羽状分裂,基部渐狭,下延呈柄状,下表面主脉明显。

花:花茎 1 至数条,每条顶生头状花序,总苞片多层,内面一层较长,花冠黄褐色或淡黄白色。

果实:有的可见多数具白色冠毛的长椭圆形瘦果。

气味:气微,味微苦。(图8-35(a))

以叶多、色灰绿、根粗长者为佳。

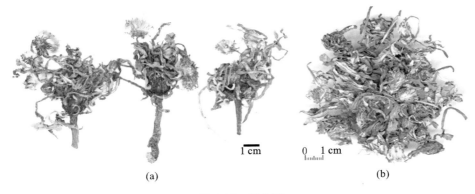

图 8-35 蒲公英
(a)药材;(b)饮片

2. 饮片

为不规则的段。根表面棕褐色,抽皱;根头部有棕褐色或黄白色的茸毛,有的已脱落。叶多皱缩破碎,绿褐色或暗灰绿色,完整者展平后呈倒披针形,先端尖或钝,边缘浅裂或羽状分裂,基部渐狭,下延呈柄状。头状花序,总苞片多层,花冠黄褐色或淡黄白色。有时可见具白色冠毛的长椭圆形瘦果。气微,味微苦。(图8-35(b))

【性味功效】苦、甘,寒。清热解毒,消肿散结,利尿通淋。

淡竹叶

本品为禾本科植物淡竹叶 *Lophatherum gracile* Brongn. 的干燥茎叶。主产于浙江、江苏、湖南、四川、湖北、广东、广西、安徽、福建等地。以浙江产量大,质量优,称"杭竹叶"。夏季未抽花穗前采割,晒干。

【基础知识】

1. 药材

茎:茎呈圆柱形,有节,表面淡黄绿色,断面中空。

叶:叶片披针形,有的皱缩卷曲,长5~20 cm,宽1~3.5 cm;表面浅绿色或黄绿色。叶脉平行,具横行小脉,形成长方形的网格状,下表面尤为明显。

质地:体轻,质柔韧。

气味:气微,味淡。(图8-36(a))

以叶多、长、大、色绿,不带根及花穗者为佳。

2. 饮片

呈不规则的段、片,可见茎碎片、节和开裂的叶鞘。叶碎片浅绿色或黄绿色,有的皱缩卷曲,叶脉平行,具横行小脉,形成长方形的网格状,下表面尤为明显。体轻,质柔韧。气微,味淡。(图8-36(b))

【性味功效】甘、淡,寒。清热泻火,除烦止渴,利尿通淋。

【相关链接】

市场上曾出现将禾本科植物芦苇的叶切段后掺入淡竹叶中。本品叶呈线状披针形,宽2~4 cm,表面灰绿色或蓝绿色,脉平行,无横行小脉,也无长方形的网格。质较淡竹叶韧,触之有糙手感,味淡。

石斛（附:铁皮石斛）

本品为兰科植物金钗石斛 *Dendrobium nobile* Lindl.、霍山石斛 *Dendrobium huoshanense* C. Z. Tang et S. J. Cheng、鼓槌石斛 *Dendrobium chrysotoxum* Lindl. 或流苏石斛 *Dendrobium fimbriatum* Hook. 的栽培品及其同属植物近似种的新鲜或干燥茎。主产于广西、贵州、广东、云南、四川等地。全

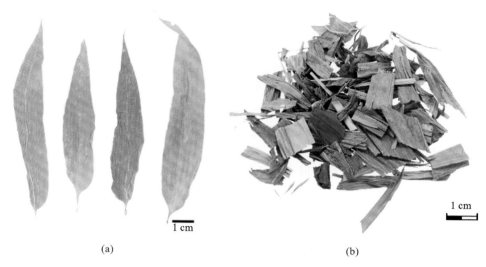

(a)   (b)

图 8-36　淡竹叶

（a）药材；（b）饮片

年均可采收,鲜用者除去根和泥沙;干用者采收后,除去杂质,用开水略烫或烘软,再边搓边烘晒,至叶鞘搓净,干燥。霍山石斛 11 月至翌年 3 月采收,除去叶、根须及泥沙等杂质,洗净,鲜用,或加热除去叶鞘制成干条;或边加热边扭成螺旋状或弹簧状,干燥,称霍山石斛枫斗。

【基础知识】

1. 药材

（1）鲜石斛:呈圆柱形或扁圆柱形,长约 30 cm,直径 0.4～1.2 cm。表面黄绿色,光滑或有纵纹,节明显,色较深,节上有膜质叶鞘。肉质多汁,易折断。气微,味微苦而回甜,嚼之有黏性。（图 8-37(a)）

（2）金钗石斛:呈扁圆柱形,长 20～40 cm,直径 0.4～0.6 cm,节间长 2.5～3 cm。表面金黄色或黄中带绿色,有深纵沟。质硬而脆,断面较平坦而疏松。气微,味苦。（图 8-37(b)）

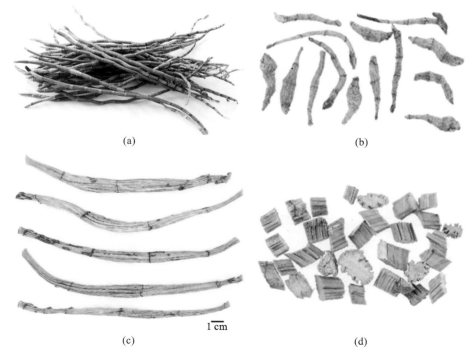

(a)   (b)

(c)   (d)

图 8-37　石斛药材

（a）鲜石斛；（b）金钗石斛；（c）鼓槌石斛；（d）流苏石斛

(3)霍山石斛:干条呈直条状或不规则弯曲形,长2~8 cm,直径1~4 mm。表面淡黄绿色至黄绿色,偶有黄褐色斑块,有细纵纹,节明显,节上有的可见残留的灰白色膜质叶鞘;一端可见茎基部残留的短须根或须根痕,另一端为茎尖,较细。质硬而脆,易折断,断面平坦,灰黄色至灰绿色,略呈角质状。气微,味淡,嚼之有黏性。鲜品稍肥大。肉质,易折断,断面淡黄绿色至深绿色。气微,味淡,嚼之有黏性且少有渣。枫斗呈螺旋形或弹簧状,通常为2~5个旋纹,茎拉直后性状同干条。

(4)鼓槌石斛:呈粗纺锤形,中部直径1~3 cm,具3~7节。表面光滑,金黄色,有明显突起的棱。质轻而松脆,断面海绵状。气微,味淡,嚼之有黏性。(图8-37(c))

(5)流苏石斛:呈长圆柱形,长20~150 cm,直径0.4~1.2 cm,节明显,节间长2~6 cm。表面黄色至暗黄色,有深纵槽。质疏松,断面平坦或呈纤维性。味淡或微苦,嚼之有黏性。(图8-37(d))

鲜石斛以青绿色、肥满多汁、嚼之发黏者为佳;干石斛以色金黄、有光泽、质柔韧者为佳。

2. 饮片

干石斛:呈扁圆柱形或圆柱形的段。表面金黄色、绿黄色或棕黄色,有光泽,有深纵沟或纵棱,有的可见棕褐色的节。切面黄白色至黄褐色,有多数散在的筋脉点。气微,味淡或微苦,嚼之有黏性。

鲜石斛:呈圆柱形或扁圆柱形的段。直径0.4~1.2 cm。表面黄绿色,光滑或有纵纹,肉质多汁。气微,味微苦而回甜,嚼之有黏性。

【性味功效】甘,微寒。益胃生津,滋阴清热。

铁皮石斛

本品为兰科植物铁皮石斛 *Dendrobium officinale* Kimura et Migo 的干燥茎。11月至翌年3月采收,除去杂质,剪去部分须根,边加热边扭成螺旋形或弹簧状,烘干;或切成段,干燥或低温烘干,前者习称"铁皮枫斗"(耳环石斛);后者习称"铁皮石斛"。

(1)铁皮枫斗:呈螺旋形或弹簧状,通常为2~6个旋纹,茎拉直后长3.5~8 cm,直径0.2~0.4 cm。表面黄绿色或略带金黄色,有细纵皱纹,节明显,节上有时可见残留的灰白色叶鞘;一端可见茎基部留下的短须根。质坚实,易折断,断面平坦,灰白色至灰绿色,略呈角质状。气微,味淡,嚼之有黏性。(图8-38)

(2)铁皮石斛:呈圆柱形的段,长短不等。

本品甘,微寒。益胃生津,滋阴清热。(图8-39)

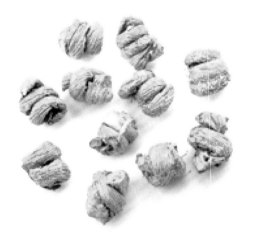

图 8-38　铁皮枫斗

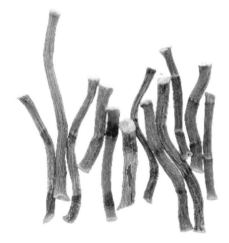

图 8-39　铁皮石斛

藻、菌、地衣类中药鉴定技术

任务 1　藻、菌、地衣类中药概述

扫码看 PPT

藻类、菌类和地衣类均属于低等植物，也称无胚植物。它们在形态上无根、茎、叶的分化，是单细胞或多细胞的叶状体或菌丝体。在构造上一般无组织的分化，无维管束和胚胎。

一、藻类中药

藻类中药是指以藻类植物的干燥藻体为主要药用部位的一类中药。藻类植物资源丰富，种类繁多，我国利用藻类用药的历史悠久。藻类植物多水生，细胞内都含有不同的色素，能进行光合作用，属于自养型生物。藻类常含多聚糖、糖醇、糖醛酸、氨基酸及其衍生物、胆碱、蛋白质、甾醇、叶绿素、胡萝卜素、碘、钾、钙等成分，具有广泛的药理作用。我国药用藻类主要来自绿藻门、红藻门和褐藻门。比如石莼、孔石莼等是绿藻，紫菜、石花菜、鹧鸪菜等是红藻，海藻、昆布等是褐藻。

二、菌类中药

菌类中药是指以菌类的菌核、子实体或子座与寄主幼虫尸体的复合体为主要药用部位的一类中药。菌类一般不含光合色素，不能进行光合作用，营养方式为异养。与药用关系最为密切的是真菌门。

菌核是真菌在休眠期由菌丝组成的坚硬核状体。子实体是真菌（多是高等真菌）经过有性生殖过程形成的能产生孢子的菌丝体结构。子座是容纳子实体的菌丝褥座，是从营养阶段到繁殖阶段的一种过渡的菌丝组织体，子座形成后，常在其上或其内产生子实体。储存的营养物质是肝糖、油脂和菌蛋白，不含淀粉。真菌门药用以子囊菌纲和担子菌纲较多。子囊菌的主要特征是形成子囊孢子来繁殖，如冬虫夏草、蝉花、竹黄等。担子菌的主要特征是形成担孢子来繁殖。药用部分主要是子实体（如马勃、灵芝等）和菌核（如猪苓、茯苓、雷丸等）。

菌类常含多糖、氨基酸、生物碱、蛋白质、蛋白酶、甾醇和抗生素等成分。其中多糖类成分越来越受到重视，如灵芝多糖、茯苓多糖、银耳多糖等具有增强免疫功能及抗肿瘤作用。

三、地衣类中药

地衣类中药是指以地衣体入药的一类中药。地衣是一种藻类和一种真菌高度结合的共生复合体，多生活在树干、岩石上，具独特的形态、结构、生理和遗传特性。组成地衣的真菌多为子囊菌，藻类多为蓝藻及绿藻。常用药用地衣有松萝、石蕊等。

地衣类中药含特有的地衣色素、地衣酸、地衣淀粉、地衣多糖、蒽醌类等成分。地衣类多数含有抗菌活性成分，如松萝中含有抗菌消炎作用的松萝酸，从石蕊中提取的小红石蕊酸对革兰阳性菌和结核分枝杆菌有高度抗菌活性。

藻、菌、地衣类中药的性状鉴定，一般按照形状、大小、表面、颜色、质地、断面和气味等顺序进行。药用藻类多为叶状体或枝状体，常含有不同的色素和不同的副色素，因此，藻类中药鉴别时要特别注意其形状和颜色。真菌类中药因药用部位主要为菌丝、子实体或菌核，其形态各异，应重点观察药材的形状和表面特征。

任务 2   常用藻、菌、地衣类中药材(饮片)的鉴定

海藻

本品为马尾藻科植物海蒿子 *Sargassum pallidum*(Turn.)C. Ag. 或羊栖菜 *Sargassum fusiforme*(Harv.)Setch. 的干燥藻体。前者习称"大叶海藻",主产于山东、辽宁沿海;后者习称"小叶海藻",主产于浙江、福建沿海。夏、秋二季采捞,除去杂质,洗净,晒干。

【基础知识】

1. 药材

(1)大叶海藻。

形状大小:皱缩卷曲,黑褐色,有的被白霜,长 30~60 cm。主干呈圆柱状,具圆锥形突起,主枝自主干两侧生出,侧枝自主枝叶腋生出,具短小的刺状突起。初生叶披针形或倒卵形,长 5~7 cm,宽约 1 cm,全缘或具粗锯齿;次生叶条形或披针形,叶腋间有着生条状叶的小枝。

气囊:黑褐色,球形或卵圆形,有的有柄,顶端钝圆,有的具细短尖。

质地:质脆,潮润时柔软;水浸后膨胀,肉质,黏滑。

气味:气腥,味微咸。(图 9-1(a))

(2)小叶海藻:较小,长 15~40 cm。分枝互生,无刺状突起。叶条形或细匙形,先端稍膨大,中空。气囊腋生,纺锤形或球形,囊柄较长。质较硬。

均以身干、色黑褐、盐霜少、枝嫩、无砂石者为佳。

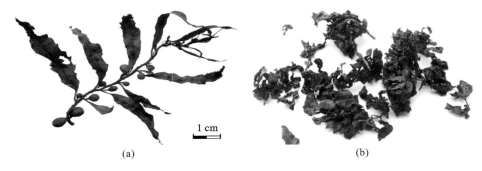

图 9-1   海藻

(a)药材;(b)饮片

2. 饮片

除去杂质,洗净,稍晾,切段,干燥。其余同药材。(图 9-1(b))

【性味功效】苦、咸,寒。消痰软坚散结,利水消肿。

【相关链接】

常见伪品:同属植物鼠尾藻、闽粤马尾藻等的干燥藻体,习称"野海藻",部分地区混充作海藻药用。前者藻体主枝长 50~70 cm,直径约 0.3 cm,生有多数短分枝,棕褐色。叶鳞片状或丝状,气囊小。质柔韧。用水浸后略膨胀,有黏滑性。气腥,味咸。后者藻体长达 90 cm。枝纤细,无刺,无钩,叶长披针形,具疏齿,气囊球形。

昆布

本品为海带科植物海带 *Laminaria japonica* Aresch. 或翅藻科植物昆布 *Ecklonia kurome* Okam. 的干燥叶状体。海带主产于山东、辽宁一带沿海地区;昆布主产于福建、浙江等沿海地区。夏、秋二季采捞,晒干。

【基础知识】

1. 药材

(1)海带:卷曲折叠成团状,或缠结成把。全体呈黑褐色或绿褐色,表面附有白霜。用水浸软则膨胀成扁平长带状,长 50～150 cm,宽 10～40 cm,中部较厚,边缘较薄而呈波状。类革质,残存柄部扁圆柱状。气腥,味咸。

(2)昆布:卷曲皱缩成不规则团状。全体呈黑色,较薄。用水浸软则膨胀呈扁平的叶状,长、宽为 16～26 cm,厚约 1.6 mm;两侧呈羽状深裂,裂片呈长舌状,边缘有小齿或全缘。质柔滑。

本品体厚,以水浸泡即膨胀,表面黏滑,附着透明黏液质。手捻不分层者为海带,分层者为昆布。(图 9-2)

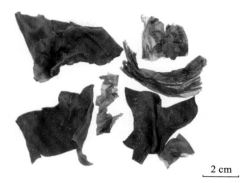

图 9-2 昆布药材

2. 饮片

宽丝状,黑褐色或绿褐色,表面附有白霜。用水浸软则膨胀,质柔滑,类革质。气腥,味咸。

【性味功效】咸,寒。消痰软坚散结,利水消肿。

冬虫夏草

冬虫夏草别名虫草、冬虫草,为麦角菌科真菌冬虫夏草菌 *Cordyceps sinensis*(BerK.)Sacc. 寄生在蝙蝠蛾科昆虫幼虫上的子座和幼虫尸体的干燥复合体。主产于四川、青海、西藏、云南等地。夏初子座出土、孢子未发散时挖取,晒至六七成干,除去似纤维状的附着物及杂质,晒干或低温干燥。

【基础知识】

本品由虫体与从虫头部长出的真菌子座相连而成。(图 9-3)

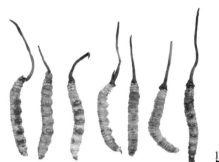 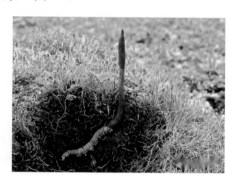

图 9-3 冬虫夏草药材

1. 虫体

形状大小:虫体似蚕,长 3～5 cm,直径 0.3～0.8 cm。

表面特征:表面深黄色至黄棕色,有环纹 20～30 个,近头部的环纹较细。头部红棕色。足 8 对,中部 4 对较明显。

质地:质脆,易折断。

断面:略平坦,淡黄白色。

气味:气微腥,味微苦。

2. 子座

形状大小:子座细长圆柱形,长 4～7 cm,直径约 0.3 cm。

表面特征:表面深棕色至棕褐色,有细纵皱纹,上部稍膨大。

质地:质柔韧。

断面:类白色。

以完整、虫体肥大、外表黄亮、断面色白、子座短者为佳。

【性味功效】甘,平。补肾益肺,止血化痰。

【相关链接】

常见伪品:

①蛹虫草的干燥子座及虫体:习称"北虫草"或"蛹草",在吉林、河北、陕西等地混充冬虫夏草。其主要区别为子座顶端钝圆,橙黄色,柄细长,呈圆柱形,虫体为椭圆形的蛹。其主要化学成分与冬虫夏草基本相同。②亚香棒虫草的干燥子座及虫体:发现于湖南、安徽、福建、广西等地。本品虫体蚕状,表面有类白色的菌膜,除去菌膜显褐色,可见黑点状气门。子座单生或有分枝,黑色,有纵皱纹或棱。③凉山虫草的干燥子座及虫体:发现于四川。虫体似蚕,较粗,表面有棕褐色菌膜,菌膜脱落处暗红棕色,断面类白色,周边红棕色。子座线形,纤细而长,长10~30 cm,表面黄棕色或黄褐色。④唇形科植物地蚕及草石蚕的块茎伪充冬虫夏草。块茎呈梭形,略弯曲,有3~15个环节。外表淡黄色。⑤用面粉、玉米粉、石膏等加工品伪充冬虫夏草。其外表显黄白色,虫体光滑,环纹明显,断面整齐,淡白色,体重,久嚼黏牙。遇碘液显蓝色。

灵芝

本品为多孔菌科真菌赤芝 *Ganoderma lucidum* (Leyss. ex Fr.) Karst. 或紫芝 *Ganoderma sinense* Zhao, Xu et Zhang 的干燥子实体。赤芝产于华东、西南及河北、山西等地;紫芝产于浙江、江西、湖南等地。两者均有人工栽培。全年采收,除去杂质,剪除附有朽木、泥沙或培养基质的下端菌柄,阴干或在40~50 ℃烘干。

【基础知识】

1. 药材

(1)赤芝。

形状大小:外形呈伞状,菌盖肾形、半圆形或近圆形,直径10~18 cm,厚1~2 cm。

皮壳:坚硬,黄褐色至红褐色,有光泽,具环状棱纹和辐射状皱纹,边缘薄而平截,常稍内卷。菌肉白色至淡棕色。

菌柄:圆柱形,侧生,少偏生,长7~15 cm,直径1~3.5 cm,红褐色至紫褐色,光亮。

孢子:菌管内有多数孢子,孢子细小,黄褐色。

气味:气微香,味苦涩。(图9-4(a))

(2)紫芝:皮壳紫黑色,有漆样光泽。菌肉锈褐色。菌柄长17~23 cm。(图9-4(b))

(3)栽培品:子实体较粗壮、肥厚,直径12~22 cm,厚1.5~4 cm。皮壳外常被有大量粉尘样的黄褐色孢子。(图9-4(c))

以个大、厚实、具光泽、色赤褐、菌柄短者为佳。

2. 饮片

纵切长条形厚片,外表面红褐色,切面淡棕色,上半部分致密,下半部分可见菌管。气微香,味苦涩。(图9-4(d))

【性味功效】甘,平。补气安神,止咳平喘。

茯苓

茯苓为多孔菌科真菌茯苓 *Poria cocos* (Schw.) Wolf 的干燥菌核。主产于湖北、安徽、云南和贵州等地。栽培或野生,栽培者以湖北、安徽产量大,习称"安苓";野生者以云南产者质优,习称"云苓"。多于7—9月采挖,挖出后除去泥沙,堆置"发汗"后,摊开晾至表面干燥,再"发汗",反复数次至现皱纹、内部水分大部散失后,阴干,称为"茯苓个";或将鲜茯苓按不同部位切制,阴干,分别称为"茯苓块"和"茯苓片"。

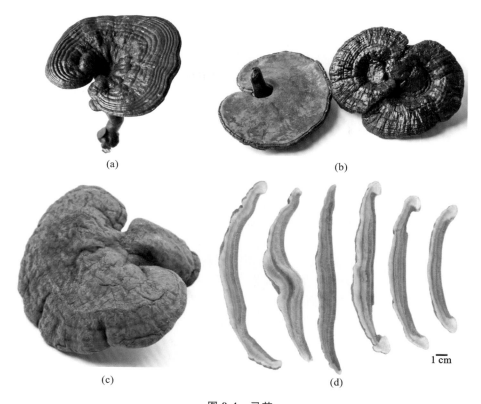

图 9-4 灵芝

（a）赤芝；（b）紫芝；（c）栽培品；（d）饮片

【基础知识】

1. 药材

（1）茯苓个。

形状大小：呈类球形、椭圆形、扁圆形或不规则团块，大小不一。

表面特征：外皮薄而粗糙，棕褐色至黑褐色，有明显的皱缩纹理。

质地：体重，质坚实。

断面：显颗粒性，有的具裂隙，外层淡棕色，内部白色，少数淡红色，有的中间抱有松根（习称"茯神"）。

气味：气微，味淡，嚼之黏牙。（图 9-5（a））

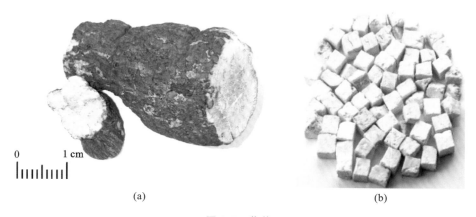

图 9-5 茯苓

（a）茯苓个；（b）茯苓块

（2）茯苓块：去皮后切制的茯苓，呈立方块状或方块状厚片，大小不一。白色、淡红色或淡棕色。（图9-5（b））

（3）茯苓片：去皮后切制的茯苓，呈不规则厚片，厚薄不一。白色、淡红色或淡棕色。

以体重、质坚实、外皮色棕褐、无裂隙、断面色白细腻、黏牙力强者为佳。

2.饮片

取茯苓个，浸泡，洗净，润后稍蒸，及时削去外皮，切制成块或切厚片，晒干。其余同药材。

【拓展知识】

（1）取本品粉末少量，加碘化钾碘试液1滴，显深红色。（多糖类的显色反应）

（2）茯苓含多糖类、三萜酸类、甾醇类等成分。多糖类的主要成分β-茯苓聚糖，无抗肿瘤活性，若切断其支链成为茯苓次聚糖，则具抗肿瘤活性。

【性味功效】甘、淡，平。利水渗湿，健脾，宁心。

【相关链接】

（1）茯神：茯苓中间抱有松根者。呈方块状，附有切断的一块茯神木，质坚实，色白。（图9-6）

（2）茯苓皮：茯苓菌核的干燥外皮。加工"茯苓片""茯苓块"时，收集削下的外皮，阴干即得。药材呈长条形或不规则块片，大小不一。外表面棕褐色至黑褐色，有疣状突起，内面淡棕色并常带有白色或淡红色的皮下部分。质较松软，略具弹性。气微、味淡，嚼之黏牙。甘、淡，平。利水消肿。（图9-7）

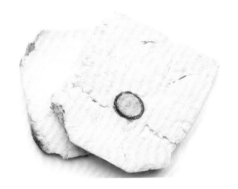

图9-6　茯神药材

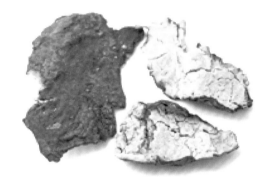

图9-7　茯苓皮药材

猪苓

本品为多孔菌科真菌猪苓 *Polyporus umbellatus*（Pers.）Fries 的干燥菌核。主产于陕西、云南、河南、山西等地。野生，人工栽培已获得成功。春、秋二季采挖，除去泥沙，干燥。

【基础知识】

1.药材

形状大小：呈条形、类圆形或扁块状，有的有分枝。长5～25 cm，直径2～6 cm。

表面特征：表面黑色、灰黑色或棕黑色，皱缩或有瘤状突起。

质地：体轻，质硬，能浮于水面。

断面：类白色或黄白色，略呈颗粒状。

气味：气微，味淡。（图9-8（a））

以个大、皮黑、肉白、体较重者为佳。

2.饮片

类圆形或不规则的厚片。外表皮黑色或棕黑色，皱缩。切面类白色或黄白色，略呈颗粒状。气微，味淡。（图9-8（b））

【性味功效】甘、淡，平。利水渗湿。

【相关链接】

猪苓隐生于地下，地上无苗，寻找困难。据河北当地人经验，凡生长猪苓的地方，其土壤肥沃，发

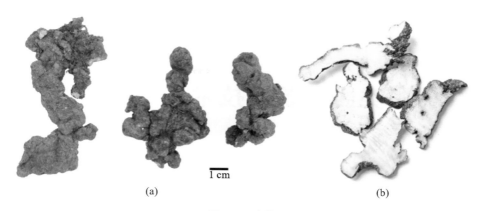

图 9-8　猪苓

（a）药材；（b）饮片

黑，雨水渗透快，小雨后地面仍显干燥。

雷丸

本品为白蘑科真菌雷丸 *Omphalia lapidescens* Schroet. 的干燥菌核。主产于四川、云南、广西等地。秋季采挖，洗净，晒干。

【基础知识】

1. 药材

形状大小：呈类球形或不规则团块，直径 1～3 cm。

表面特征：表面黑褐色或棕褐色，有略隆起的不规则网状细纹。

质地：质坚实，不易破裂。

断面：不平坦，白色或浅灰黄色，呈粉状或颗粒状，常有黄白色大理石样纹理（半透明与不透明部分相互交错而成）。

气味：气微，味微苦，嚼之有颗粒感，微带黏性，久嚼无渣。（图 9-9）

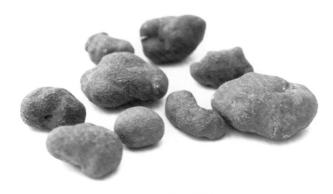

图 9-9　雷丸药材

以个大、断面色白、粉状者为佳。断面色褐呈角质样者（系加工时加热所致），不可供药用。

2. 饮片

洗净，晒干，粉碎。不得蒸煮或高温烘烤。其余同药材。

【性味功效】微苦，寒。杀虫消积。

【相关链接】

雷丸主要含一种蛋白酶（雷丸素），约含 3%，系驱绦虫的有效成分。其能溶于水，不溶于乙醇、三氯甲烷、乙醚。在 pH 8 的溶液中作用最强，有分解蛋白质的作用，能破坏绦虫的头节。蒸煮、高温烘烤或在酸性溶液中无效。不宜入煎剂，一般研粉服用。

树脂类中药鉴定技术

任务 1　树脂类中药概述

扫码看 PPT

树脂类中药是指以植物分泌的树脂或以共存于植物体中的树脂、树胶及挥发油等混合物入药的一类中药。这类中药多具有活血化瘀、芳香开窍、消肿止痛、解毒防腐的功效,常用于冠心病、心绞痛、中风、癫痫、跌打伤痛等,并且疗效显著。常用于中成药中,如苏合香丸等。有的树脂类中药还可作为填齿料或硬膏制剂的原料。

一、树脂的形成与分布

树脂是一类化学组成比较复杂的物质,一般认为是植物体内的挥发油成分如萜类,经过复杂的化学变化如氧化、聚合、缩合等作用形成的,因此,树脂和挥发油常并存于植物的树脂道或分泌细胞中。

一般认为树脂是植物组织正常的代谢产物或分泌物。正常情况下,植物体内分泌的树脂是有限的,当植物受到刀割伤后可因机械刺激而分泌逐渐增加。有的植物一次切割后,可持续流出树脂长达数日乃至更长时间,如松树中的松油脂。也有一些植物,本身并没有分泌组织,只有损伤后才产生新的木质部和新的韧皮部,并形成分泌组织或树脂道而渗出树脂,如安息香树、苏合香树等。

药用树脂大多来自种子植物,其中较重要的如下:松科植物的松油脂、松香、加拿大油树脂;豆科的吐鲁香、秘鲁香;金缕梅科的枫香脂、苏合香;橄榄科的乳香、没药;漆树科的洋乳香;伞形科的阿魏;安息香科的安息香;藤黄科的藤黄;棕榈科的血竭等。

二、树脂的化学组成和分类

1. 树脂的化学组成

树脂是很多高分子的脂肪族和芳香族化合物的混合体,其中很多是二萜烯和三萜烯的衍生物。根据其主要组成,可将树脂分为四类。

(1)树脂酸:如松香中的松香酸、乳香中的乳香酸。

(2)树脂醇:它们在树脂中呈游离状态或与芳香酸结合成酯存在。

(3)树脂酯:它们多数是香树脂的主要成分,常能代表树脂的生理活性成分。

(4)树脂烃:树脂中如含有较多的树脂烃,在药剂上多用作丸剂或硬膏的原料。

2. 树脂类中药的分类

树脂中常混有挥发油、树胶及游离的芳香酸等成分。通常根据其所含的主要化学成分,可将树脂类中药分成以下几类。

(1)单树脂类:树脂中一般不含或很少含挥发油及树胶。单树脂类又可分为以下几类。

①酸树脂:主要成分为树脂酸,如松香。

②酯树脂:主要成分为树脂酯,如枫香脂、血竭等。

③混合树脂:无明显的主要成分,如洋乳香等。

(2)胶树脂类:主要成分为树脂和树胶,如藤黄。胶树脂类中含有较多挥发油者为油胶树脂类,如乳香、没药、阿魏等。

（3）油树脂类：主要成分为树脂与挥发油,如松油脂、加拿大油树脂等。油树脂类中含有多量游离芳香酸者为香树脂类,如苏合香、安息香等。

三、树脂的通性

树脂是由很多高分子脂肪族和芳香族化合物,如树脂酸、树脂烃、高级醇及酯等多种成分组成的混合物。通常为无定形固体,表面微有光泽,质硬而脆,少数为半固体。它们不溶于水,也不吸水膨胀,易溶于醇、乙醚、三氯甲烷等大多数有机溶剂,在碱性溶液中能部分或完全溶解,在酸性溶液中不溶。加热至一定的温度,则软化,最后熔融。燃烧时有浓烟,并有特殊的香气或臭气。将树脂的乙醇溶液蒸干,则形成薄膜状物质。

树胶和树脂常易混淆,但树胶和树脂是化学组成完全不同的两类化合物,应注意区别。树胶的特点:树胶属于多糖类,能溶于水或吸水膨胀,也能在水中成为混悬液,但不溶于有机溶剂。加热后最终焦炭化而分解,发出焦糖样气味,无一定的熔点。

四、树脂类中药的鉴定

树脂类中药在其开始产生或形成时,多为透明或半透明的液体,色较浅,暴露在空气中后,经过氧化、聚合、缩合等一系列化学变化,形成固体。树脂类中药常呈不规则、无定形的块状,大多半透明,质地硬脆,破碎面有明显光泽,由于相互摩擦,表面常有一层粉霜,部分树脂类中药有特殊气味,是真伪鉴定的重要依据。

树脂类中药在采收时,常有树枝、木片、泥土、沙石、色素以及无机物混入,除了进行性状鉴定、理化鉴别鉴定其真伪外,还应注意含量测定,如酸价、碘价、醇不溶物及香脂酸的含量等,其中酸价对于树脂的真伪和掺假具有一定的鉴定意义。

任务 2 常用树脂类中药材(饮片)的鉴定

苏合香

本品为金缕梅科植物苏合香树 *Liquidambar orientalis* Mill. 的树干渗出的香树脂经加工精制而成。原产于土耳其、叙利亚、埃及、索马里、波斯湾附近的各国。现我国在广西、云南等地有栽培。初夏将树皮割裂,深达木质部,使分泌香树脂,浸润皮部。至秋季剥下树皮,榨取香树脂;残渣加水煮后再榨,除去杂质和水分,即为苏合香的初制品。如再将此种初制品溶解于乙醇中,过滤,蒸去乙醇,则成精制苏合香。

【基础知识】

（1）本品为半流动性的浓稠液体。棕黄色或暗棕色,半透明。质黏稠。气芳香。

（2）本品在 90%乙醇、二硫化碳、三氯甲烷或冰醋酸中溶解,在乙醚中微溶。

以黏稠似饴糖、质细腻、半透明、挑之成丝、香气浓者为佳。（图 10-1）

【拓展知识】

（1）取本品 1 g 与细沙 3 g 混合后,置试管中,加高锰酸钾试液 5 mL,微热,即产生显著的苯甲醛香气。

（2）取本品少许,置于载玻片上,微量升华,冷却后,置显微镜下观察,有片状或小棒状的桂皮酸结晶析出。

【性味功效】辛,温。开窍,辟秽,止痛。

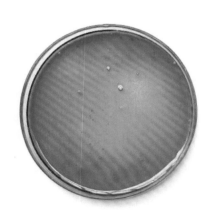

图 10-1 苏合香药材

乳香

本品为橄榄科植物乳香树 *Boswellia carterii* Birdw. 及同属植物 *Boswellia bhaw-dajiana* Birdw. 树皮渗出的树脂。本品分为索马里乳香和埃塞俄比亚乳香,每种乳香又分为乳香珠和原乳香。主产于索马里、埃塞俄比亚及阿拉伯半岛南部。春、秋二季均可采收,通常以春季为盛产期。乳香树干的皮部有离生树脂道,采收时,将树皮自下而上切伤,并开狭沟,使树脂自伤口渗出流入沟中,数天后凝成硬块,即可采集。亦有落于地面者,可以捡起作为药用,但易黏附泥土杂质,品质较劣。宜密闭防尘,储存于阴凉处。

【基础知识】

1. 药材

形状大小:呈长卵形滴乳状、类圆形颗粒或黏合成大小不等的不规则块状物。大者长达 2 cm(乳香珠)或 5 cm(原乳香)。

表面特征:表面黄白色,半透明,被有黄白色粉末,久存则颜色加深。

质地:质脆,遇热软化,破碎面有玻璃样或蜡样光泽。

气味:具特异香气,味微苦。(图 10-2)

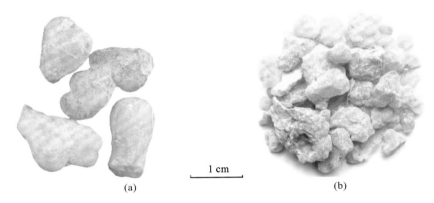

1 cm

(a)   (b)

图 10-2 乳香药材

(a)乳香珠;(b)原乳香

以呈颗粒状、半透明、色淡黄、无杂质、粉末黏手、气芳香者为佳。

2. 饮片

醋乳香:呈小圆珠或圆粒状,表面淡黄色,显油亮,质坚脆,稍具醋气。

【拓展知识】

(1)取粗粉与少量水共研,能形成白色或黄白色乳状液。

(2)本品遇热变软,烧之微有香气(但不应有松香气),显油性,冒黑烟,并遗留黑色残渣。

【性味功效】辛、苦,温。活血定痛,消肿生肌。

【相关链接】

常见伪品:洋乳香为漆树科植物粘胶乳香树的树干或树枝切伤后流出的树脂的干燥品。本品与乳香相似,但颗粒小而圆,直径 3～8 mm。新鲜品半透明,表面有光泽。质脆,断面透明,玻璃样。味苦,气微芳香。咀嚼时先碎成砂样粉末,后软化成可塑性团,不黏牙。与水共研,不形成乳状液体。

没药

本品为橄榄科植物地丁树 *Commiphora myrrha* Engl. 或哈地丁树 *Commiphora molmol* Engl. 的干燥树脂。本品分为天然没药和胶质没药。主产于非洲东北部的索马里、埃塞俄比亚、阿拉伯半岛南部及印度等地,以索马里所产没药质量最佳。11 月至次年 2 月间将树刺伤,树脂自然地由树皮裂缝处或伤口渗出(没药树干受伤后,其韧皮部的离生树脂道附近的细胞被破坏,形成大型溶生树脂腔,内含油胶树脂)。树脂流出时初为淡白色,在空气中渐变为红棕色硬块,采收后除去杂质。

【基础知识】

1. 药材

（1）天然没药：呈不规则颗粒性团块，大小不等，大者直径长达 6 cm 以上。表面黄棕色或红棕色，近半透明部分呈棕黑色，被有黄色粉尘。质坚脆，破碎面不整齐，无光泽。有特异香气，味苦而微辛。（图 10-3）

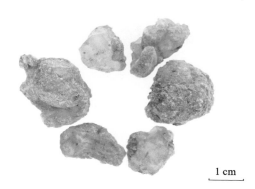

图 10-3　没药药材

（2）胶质没药：呈不规则块状和颗粒，多黏结成大小不等的团块，大者直径长达 6 cm 以上。表面棕黄色至棕褐色，不透明。质坚实或疏松。有特异香气，味苦而有黏性。

以块大、半透明、色红棕、微黏手、香气浓而持久者为佳。

2. 饮片

醋没药：呈不规则小块状或类圆形颗粒状，表面棕褐色或黑褐色，有光泽。具特异香气，略有醋香气，味苦而微辛。

【拓展知识】

（1）取本品与水共研，形成黄棕色乳状液。

（2）取本品粉末 0.1 g，加乙醚 3 mL，振摇，过滤，滤液置蒸发皿中，挥尽乙醚，残留的黄色液体滴加硝酸，显褐紫色。

（3）取本品粉末少量，加香草醛试液数滴，天然没药立即显红色，继而变为红紫色，胶质没药立即显紫红色，继而变为蓝紫色。

【性味功效】辛、苦，平。散瘀定痛，消肿生肌。

阿魏

本品为伞形科植物新疆阿魏 *Ferula sinkiangensis* K. M. Shen 或阜康阿魏 *Ferula fukanensis* K. M. Shen 的树脂。主产于新疆。春末夏初盛花期至初果期，分次由茎上部往下斜割，收集渗出的乳状树脂，阴干。

【基础知识】

形状：呈不规则的块状和脂膏状。

表面特征：颜色深浅不一，表面蜡黄色至棕黄色。

质地、断面：块状者体轻，质地似蜡，断面稍有孔隙；新鲜切面颜色较浅，放置后色渐深。脂膏状者黏稠，灰白色。

气味：具强烈而持久的蒜样特异臭气，味辛辣，嚼之有灼烧感。（图 10-4）

以凝块状、表面具彩色、断面乳白色或稍带微红色、气味浓而持久者为佳。

【性味功效】苦、辛，温。消积，化癥，散痞，杀虫。

安息香

本品为安息香科植物白花树 *Styrax tonkinensis*（Pierre）Craib ex Hart. 的干燥树脂。主产于我国广西、云南、广东等地。进口安息香主产于印度尼西亚、泰国。树干经自然损伤或于夏、秋二季割裂树

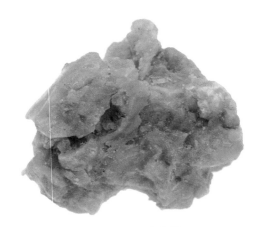

图 10-4　阿魏药材

干,收集流出的树脂,阴干。

【基础知识】

自然出脂:为不规则的小块,稍扁平,常黏结成团块。表面橙黄色,具蜡样光泽。(图 10-5)

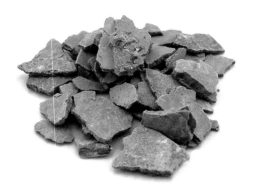

图 10-5　安息香药材

人工割脂:为不规则的圆柱状、扁平块状。表面灰白色至淡黄白色。

质地、断面:质脆,易碎,断面平坦,白色,放置后逐渐变为淡黄棕色至红棕色。加热则软化熔融。

气味:气芳香,味微辛,嚼之有沙粒感。

以表面棕黄色、断面乳白色、显油润、香气浓、无杂质者为佳。

【拓展知识】

(1)取本品约 0.25 g,置干燥试管中,缓缓加热,即发生刺激性香气,并产生多数棱柱状结晶的升华物。

(2)取本品约 0.1 g,加乙醇 5 mL,研磨,滤过,滤液加 5％三氯化铁乙醇溶液 0.5 mL,即显亮绿色,后变为黄绿色。

【性味功效】辛、苦,平。开窍醒神,行气活血,止痛。

血竭

本品为棕榈科植物麒麟竭 *Daemonorops draco* Bl. 果实渗出的树脂经加工制成。主产于印度尼西亚的爪哇和苏门答腊、印度、马来西亚等地。采集麒麟竭成熟果实,充分晒干,加贝壳同入笼中强力振摇,松脆的红色树脂块即脱落,筛去果实鳞片及杂质,用布包起,入热水中使软化成团,取出放冷,即为原装血竭;加入辅料如达玛树脂、原白树脂等,加工后称加工血竭。

【基础知识】

药材略呈类圆四方形或方砖形,表面暗红色,有光泽,附有因摩擦而成的红粉。质硬而脆,破碎面红色,研粉为砖红色。气微,味淡。在水中不溶,在热水中软化,易溶于乙醇、三氯甲烷及碱液中。(图

10-6)

以外色黑似铁,研粉后红似血,火燃呛鼻、有苯甲酸样香气者为佳。

【拓展知识】

(1)取本品粉末,置白纸上,用火隔纸烘烤即熔化,但无扩散的油迹,对光照视呈鲜艳的红色。以火燃烧则产生呛鼻的烟气。

(2)取血竭细粉与水共摇,不溶解且浮于水面,水不能染色(检查有无其他色素掺入)。

【性味功效】甘、咸,平。活血定痛,化瘀止血,生肌敛疮。

【相关链接】

(1)国产血竭:同属植物剑叶龙血树、海南龙血树含树脂木质部提取的干燥树脂。粗制品呈不规则块状,精制品呈片状。表面紫褐色,具光泽。断面平滑,有玻璃样光泽。气微,味微涩,嚼之有黏牙感。(图 10-7)

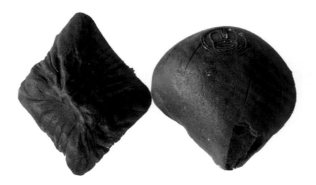

图 10-6 血竭药材

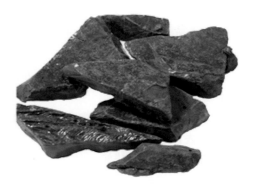

图 10-7 国产血竭

(2)常见伪制品:血竭为名贵药材,市场掺伪品多见。掺入物主要有松香、石粉、泥土等。掺伪品用纸烘烤,易熔化变黑或成块状,常有油迹扩散;掺松香者以火燃之,有松香气,冒黑烟;掺颜料者入水,水被染色;掺石粉及泥土者,将粉末溶于石油醚或乙醇中呈黄色或淡红色,残留物较多,呈灰白色,此残留物不溶于浓盐酸或氢氧化钠溶液。

动物类中药鉴定技术

任务 1　动物类中药的基本概念

扫码看 PPT

　　动物类中药是指用动物的整体或动物体的某一部分、动物体的生理或病理产物、动物体的加工品等供药用的一类中药。

　　按药用部位分类,常用动物类中药分为以下类型。

1. 动物的干燥全体

　　如水蛭、全蝎、蜈蚣、斑蝥、土鳖虫、九香虫等。

2. 除去内脏的动物体

　　如蚯蚓、蛤蚧、乌梢蛇、蕲蛇、金钱白花蛇等。

3. 动物体的某一部分

　　①角类:鹿茸、鹿角、羚羊角、水牛角等。②鳞甲类:龟甲、鳖甲等。③骨类:豹骨、狗骨、猴骨等。④贝壳类:石决明、牡蛎、珍珠母、海螵蛸、瓦楞子、蛤壳等。⑤脏器类:哈蟆油、鸡内金、鹿鞭、海狗肾、水獭肝等。

4. 动物的生理产物

　　①分泌物:麝香、蟾酥、熊胆粉、虫白蜡、蜂蜡等。②排泄物:五灵脂、蚕砂、夜明砂等。③其他生理产物:蝉蜕、蛇蜕、蜂蜜、蜂房等。

5. 动物的病理产物

　　如珍珠、僵蚕、牛黄、马宝、猴枣、狗宝等。

6. 动物体某一部分的加工品

　　如阿胶、鹿角胶、鹿角霜、龟甲胶、血余炭、水牛角浓缩粉等。

一、来源鉴定

　　对动物类中药进行来源鉴定,应具有动物的分类学知识和解剖学的基础知识。通常以完整动物体入药的,可根据其形态及解剖特征进行动物分类学鉴定,必要时结合 DNA 鉴定等以确定其品种。

二、性状鉴定

　　性状鉴定是动物类中药常用的鉴定方法,可采取看、尝、嗅、试(手试、火试、水试)等传统的经验鉴别方法,从动物类中药的表面特征(形状、颜色、纹路、突起、裂缝、附属物等),到药材断面特征(颜色、纹理等)、质地(光滑、粗糙、角质性等),找出其具有专属性的性状特征。尤其应注意昆虫类的形状、大小、虫体颜色、表面特征、气味,蛇类的鳞片特征,角的类型(角质角还是骨质角,洞角还是实角,有无骨环等),骨的解剖面特点,分泌物的气味、颜色,排泄物的形态、大小,贝壳的形状、大小及外表面的纹理等。

　　此外,一些传统的经验鉴别方法依然是鉴定动物类中药的重要而有效的手段。如熊胆味苦回甜,有黏舌感;麝香的香气特异;麝香手握成团,轻揉即散,不黏手,不染手;哈蟆油水浸后可膨胀 10～15 倍,而伪品则仅膨胀 3～7 倍;马宝粉置锡纸上加热,其粉聚集,发出马尿臭等。

三、显微鉴定

对于贵重或破碎的动物类中药,除进行性状鉴定外,常根据不同的鉴别对象,制作显微片,包括粉末片(麝香、牛黄等多数动物类中药)、动物的组织切片(角类、蛇类等)和磨片(贝壳类、角类、骨类、珍珠类等)等,进行显微鉴定。其仪器一般用高倍显微镜。近年来扫描电子显微镜也用于动物类中药的鉴定,因其具有样品制备简单,分辨率高,可直接观察自然状态的样品表面特征等优点,而受到广泛重视,如用扫描电子显微镜观察海珍珠和湖珍珠,找到了它们在断层上的鉴别特征。

四、理化鉴定

鉴定动物类中药时也可根据动物类中药中所含的化学成分的理化性质、含量等来鉴别。近年来还将红外光谱法、高效液相色谱法、分子遗传标记技术等新方法应用于动物类中药的鉴定。

任务 2 常用动物类中药材(饮片)的鉴定

地龙

本品为钜蚓科动物参环毛蚓 *Pheretima aspergillum*(E. Perrier)、通俗环毛蚓 *Pheretima vulgaris* Chen、威廉环毛蚓 *Pheretima guillelmi*(Michaelsen)或栉盲环毛蚓 *Pheretima pectinifera* Michaelsen 的干燥体。前一种习称"广地龙",后三种习称"沪地龙"。广地龙主产于广东、广西、福建等地;沪地龙主产于上海、浙江、河南、山东等地。现在商品主要是人工养殖。广地龙春季至秋季捕捉,沪地龙夏季捕捉,及时剖开腹部,除去内脏和泥沙,洗净,晒干或低温干燥。

【基础知识】

1. 药材

(1)广地龙。

形状大小:呈长条状薄片,弯曲,边缘略卷,长 15~20 cm,宽 1~2 cm。

表面特征:全体具环节,背部棕褐色至紫灰色,腹部浅黄棕色。体前端稍尖,尾端钝圆,刚毛圈粗糙而硬,色稍浅。

生殖环带:第 14~16 环节为生殖带,呈戒指状,较光亮,习称"白颈"。

雄生殖孔:在第 18 环节腹侧刚毛圈一小孔突上,外缘有数个环绕的浅皮褶,内侧刚毛圈隆起,前面两边有横排(一排或二排)小乳突,每边 10~20 个不等。

受精囊孔:2 对,位于 7/8 至 8/9 环节间一椭圆形突起上,约占节周的 5/11。

质地:体轻,略呈革质,不易折断。

气味:气腥,味微咸。(图 11-1(a))

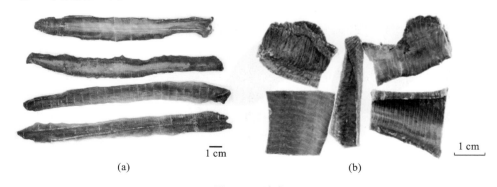

图 11-1 地龙

(a)药材;(b)饮片

（2）沪地龙。

形状大小：长 8～15 cm，宽 0.5～1.5 cm。

表面特征：全体具环节，背部棕褐色至黄褐色，腹部浅黄棕色。

生殖环带：第 14～16 环节为生殖带，较光亮。

雄生殖孔：第 18 环节有一对雄生殖孔。通俗环毛蚓的雄交配腔能全部翻出，呈花菜状或阴茎状；威廉环毛蚓的雄交配腔孔呈纵向裂缝状；栉盲环毛蚓的雄生殖孔内侧有 1 个或多个小乳突。

受精囊孔：3 对，在 6/7 至 8/9 环节间。

均以条大、肥厚、不碎、身干、杂质少者为佳。

2. 饮片

段状，薄片形或圆柱形，具环节，背部棕褐色、紫灰色或灰褐色，腹部浅黄棕色。体轻，易折断或不易折断，气腥，味微咸。（图 11-1（b））

【性味功效】咸，寒。清热定惊，通络，平喘，利尿。

【相关链接】

土地龙为正蚓科动物缟蚯蚓的干燥体。主产于山东、河南等地。干燥全体呈弯曲的圆柱形，体完整，不去内脏，腹部未剖开。长 5～10 cm，直径 0.3～0.7 cm。全体土黄色或灰棕色。口位于较尖的一端，肛门开口于钝圆的一端，环带多不明显，为马鞍形，不闭合。质轻脆，易折断，折断后中间充满泥土，皮薄肉少。

水蛭

本品为水蛭科动物蚂蟥 *Whitmania pigra* Whitman、水蛭 *Hirudo nipponica* Whitman 或柳叶蚂蟥 *Whitmania acranulata* Whitman 的干燥全体。蚂蟥及水蛭产于全国各地；柳叶蚂蟥主产于河北、安徽等地。夏、秋二季捕捉，用沸水烫死，晒干或低温干燥。

【基础知识】

1. 药材

（1）蚂蟥。

形状大小：呈扁平纺锤形，有多数环节，长 4～10 cm，宽 0.5～2 cm。

表面特征：背部黑褐色或黑棕色，稍隆起，用水浸后，可见黑色斑点排成 5 条纵纹；腹面平坦，棕黄色。两侧棕黄色，前端略尖，后端钝圆，两端各具 1 个吸盘，前吸盘不显著，后吸盘较大。

质地、断面：质脆，易折断。断面胶质状。

气味：气微腥。（图 11-2（a））

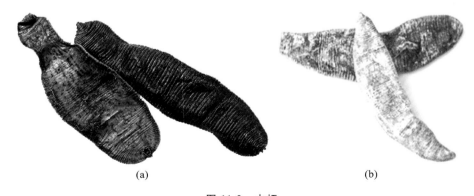

(a)   (b)

图 11-2　水蛭

(a)蚂蟥；(b)烫水蛭

（2）水蛭：呈扁长圆柱形，体多弯曲扭转。长 2～5 cm，宽 0.2～0.3 cm。

（3）柳叶蚂蟥：狭长而扁。长 5～12 cm，宽 0.1～0.5 cm。

以黑棕色、断面有光泽、无杂质者为佳。

2. 饮片

水蛭：洗净，切段，干燥。其余同药材。

烫水蛭：呈不规则段状、扁块状或扁圆柱状，略鼓起，背部黑褐色，腹面棕黄色至棕褐色，附有少量白色滑石粉。断面松泡，灰白色至焦黄色。气微腥。（图 11-2(b)）

【性味功效】咸、苦，平；有小毒。破血通经，逐瘀消癥。

【相关链接】

常见伪品：掺假的水蛭。将水蛭腹部灌入水泥浆等以增加质量，与正品水蛭的不同点是质地沉重，药材饱满鼓起，敲断后可见异物露出。

石决明

本品为鲍科动物杂色鲍 *Haliotis diversicolor* Reeve、皱纹盘鲍 *Haliotis discus hannai* Ino、羊鲍 *Haliotis ovina* Gmelin、澳洲鲍 *Haliotis ruber*（Leach）、耳鲍 *Haliotis asinina* Linnaeus 或白鲍 *Haliotis laevigata*（Donovan）的贝壳。杂色鲍主产于福建以南沿海；越南、印度尼西亚、菲律宾有分布。皱纹盘鲍主产于辽宁、山东、江苏等沿海；朝鲜、日本有分布。羊鲍和耳鲍主产于台湾、海南；澳大利亚、印度尼西亚、菲律宾有分布。澳洲鲍主产于澳洲、新西兰。白鲍多混在澳洲鲍中。夏、秋二季捕捞，去肉，洗净，干燥。

【基础知识】

1. 药材

（1）杂色鲍。

形状大小：呈长卵圆形，内面观略呈耳形，长 7～9 cm，宽 5～6 cm，高约 2 cm。

表面特征：表面暗红色，有多数不规则的螺肋和细密生长线，螺旋部小，体螺部大，从螺旋部顶处开始向右排列有 20 余个疣状突起，末端 6～9 个开孔，孔口与壳面平。内面光滑，具珍珠样彩色光泽。

质地：壳较厚，质坚硬，不易破碎。

气味：气微，味微咸。（图 11-3(a)）

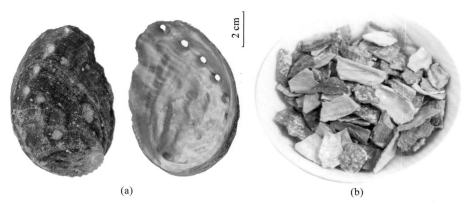

（a）　　　　　　　　　　　（b）

图 11-3　石决明

（a）杂色鲍；（b）饮片

（2）皱纹盘鲍。

形状大小：呈长椭圆形，长 8～12 cm，宽 6～8 cm，高 2～3 cm。

表面特征：表面灰棕色，有多数粗糙而不规则的皱纹，生长线明显，常有苔藓类或石灰虫等附着物，末端 4～5 个开孔，孔口突出壳面，壳较薄。

（3）羊鲍。

形状大小：近圆形，长 4～8 cm，宽 2.5～6 cm，高 0.8～2 cm。

表面特征：壳顶位于近中部而高于壳面，螺旋部与体螺部各占 1/2，从螺旋部边缘有 2 行整齐的突起，尤以上部较为明显，末端 4～5 个开孔，呈管状。

（4）澳洲鲍。

形状大小：呈扁平卵圆形，长 13～17 cm，宽 11～14 cm，高 3.5～6 cm。

表面特征：表面砖红色，螺旋部约为壳面的 1/2，螺肋和生长线呈波状隆起，疣状突起 30 余个，末端 7～9 个开孔，孔口突出壳面。

（5）耳鲍。

形状大小：狭长，略扭曲，呈耳状，长 5～8 cm，宽 2.5～3.5 cm，高约 1 cm。

表面特征：表面光滑，具翠绿色、紫色及褐色等多种颜色形成的斑纹，螺旋部小，体螺部大，末端 5～7 个开孔，孔口与壳平，多为椭圆形，壳薄，质较脆。

（6）白鲍。

形状大小：呈卵圆形，长 11～14 cm，宽 8.5～11 cm，高 3～6.5 cm。

表面特征：表面砖红色，光滑，壳顶高于壳面，生长线颇为明显，螺旋部约为壳面的 1/3，疣状突起 30 余个，末端 9 个开孔，孔口与壳平。

均以个大、壳厚、外表洁净、内表面光彩鲜艳者为佳。

2. 饮片

石决明：除去杂质，洗净，干燥，碾碎。不规则的碎块。灰白色，有珍珠样彩色光泽。质坚硬。气微，味微咸。（图 11-3(b)）

煅石决明：不规则的碎块或粗粉。灰白色无光泽，质酥脆。断面呈层状。

【性味功效】咸，寒。归肝经。平肝潜阳，清肝明目。

珍珠（附：珍珠母）

本品为珍珠贝科动物马氏珍珠贝 *Pteria martensii*（Dunker）、蚌科动物三角帆蚌 *Hyriopsis cumingii*（Lea）或褶纹冠蚌 *Cristaria plicata*（Leach）等双壳类动物受刺激形成的珍珠。海水珍珠主产于广东、广西等地；淡水养殖珍珠主产于江苏、江西、安徽、浙江等地。自动物体内取出，洗净，干燥。

【基础知识】

1. 药材

形状大小：呈类球形、长圆形、卵圆形或棒形。直径 1.5～8 mm。

表面特征：表面类白色、浅粉红色、浅黄绿色或浅蓝色，半透明，光滑或微有凹凸，具特有的彩色光泽。

质地：质坚硬，破碎面显层纹。

气味：气微，味淡。（图 11-4）

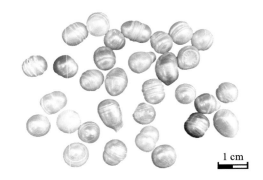

1 cm

图 11-4 珍珠药材

以纯净、质坚、有彩色光泽者为佳。

2. 饮片

珍珠粉：取净珍珠，碾细，照水飞法制成最细粉。细粉状，类白色，细粉中无光点，手搓无沙粒感。

【拓展知识】

(1)磨片:呈类圆形,可见同心环状层纹,称"珍珠结构环"。多数磨片在暗视野中可见珍珠特有彩光——一圈圈的具有红、橙、黄、绿、青、蓝、紫色虹彩般的光泽,将其定名为"珍珠虹光环"。

(2)取本品粉末,加稀盐酸,即产生大量气泡,过滤,滤液显钙盐的鉴别反应。

(3)取本品,置紫外光灯(365 nm)下观察,显浅蓝紫色(天然珍珠)或亮黄绿色(淡水珍珠)荧光,通常环周部分较明亮。

(4)取本品,用火烧之,表面变黑色,有爆裂声,呈层片状破碎,碎片内外均呈银灰色,略具光泽,质较松脆。

【性味功效】甘、咸,寒。安神定惊,明目消翳,解毒生肌,润肤祛斑。

【相关链接】

常见伪品:①塑料珠:由塑料制成,外面涂有珍珠颜料,其特点是手感很轻。②实心玻璃珠:先用乳白色的玻璃制成核,然后在表面涂数层用鱼鳞制成的闪光薄膜,再使用一种特殊的化学浸液(醋酸纤维素和硝酸纤维素来聚合有机物质),使表面硬化。③贝壳(或矿石)珠:用珍珠母等动物贝壳或寒水石等矿石打磨成珠子,然后在珠子表面涂上珍珠颜料,制成贝壳(或矿石)珠。其特点是断面无层纹,或层纹近平行,而不呈同心环状;珠光层可被丙酮洗脱。

附

珍珠母

本品为蚌科动物三角帆蚌 *Hyriopsis cumingii*(Lea)、褶纹冠蚌 *Cristaria plicata*(Leach)或珍珠贝科动物马氏珍珠贝 *Pteria martensii*(Dunker)的贝壳。去肉,洗净,干燥。(图 11-5)

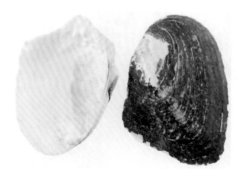

图 11-5 珍珠母药材

1.三角帆蚌

略呈不等边四角形。壳面生长轮呈同心环状排列。后背缘向上突起,形成大的三角形帆状后翼。壳内面外套痕明显;前闭壳肌痕呈卵圆形,后闭壳肌痕略呈三角形。左右壳均具两枚拟主齿,左壳具两枚长条形侧齿,右壳具一枚长条形侧齿;具光泽。质坚硬。气微腥,味淡。

2.褶纹冠蚌

不等边三角形。后背缘向上伸展成大型的冠。壳内面外套痕略明显;前闭壳肌痕大,呈楔形,后闭壳肌痕呈不规则卵圆形,在后侧齿下方有与壳面相应的纵肋和凹沟。左、右壳均具一枚短而略粗的后侧齿和一枚细弱的前侧齿,均无拟主齿。

3.马氏珍珠贝

斜四方形,后耳大,前耳小,背缘平直,腹缘圆,生长线极细密,成片状。闭壳肌痕大,长圆形。壳具一突起的长形主齿。

牡蛎

　　本品为牡蛎科动物长牡蛎 *Ostrea gigas* Thunberg、大连湾牡蛎 *Ostrea talienwhanensis* Crosse 或近江牡蛎 *Ostrea rivularis* Gould 的贝壳。长牡蛎主产于山东以北至东北沿海。大连湾牡蛎主产于辽宁、河北、山东等地沿海。近江牡蛎主产地较广，北起东北，南至广东、海南沿海。主要为野生品，亦有养殖。全年均可捕捞，去肉，洗净，晒干。

【基础知识】

1.药材

（1）长牡蛎。

形状大小：呈长片状，背腹缘几平行，长 10～50 cm，高 4～15 cm。

右壳：较小，鳞片坚厚，层状或层纹状排列。壳外面平坦或具数个凹陷，淡紫色、灰白色或黄褐色；内面瓷白色，壳顶两侧无小齿。

左壳：凹陷深，鳞片较右壳粗大，壳顶附着面小。

质地：质硬，断面层状，洁白。

气味：气微，味微咸。（图 11-6（a））

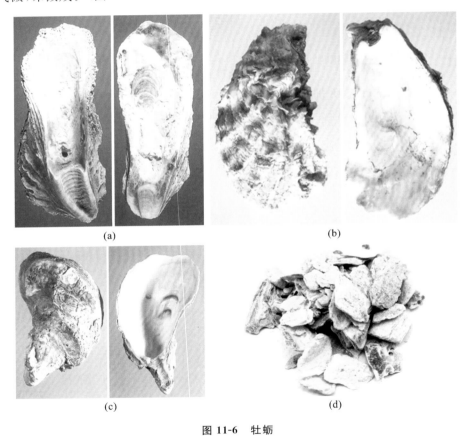

(a)　　　　　(b)

(c)　　　　　(d)

图 11-6　牡蛎

(a)长牡蛎；(b)大连湾牡蛎；(c)近江牡蛎；(d)煅牡蛎

（2）大连湾牡蛎。

形状大小：呈类三角形，背腹缘呈八字形。

右壳：外面淡黄色，具疏松的同心鳞片，鳞片起伏成波浪状，内面白色。

左壳：同心鳞片坚厚，自壳顶部放射肋数个，明显，内面凹下呈盒状，铰合面小。（图 11-6（b））

（3）近江牡蛎。

形状大小：呈圆形、卵圆形或三角形等。

右壳：外面稍不平，有灰、紫、棕、黄等色，环生同心鳞片，幼体者鳞片薄而脆，多年生长后鳞片层层

相叠,内面白色,边缘有的淡紫色。(图 11-6(c))

均以个大、整体、质坚、内面光洁、色白者为佳。

2.饮片

牡蛎:为不规则的碎块。白色。质硬,断面层状。气微,味微咸。

煅牡蛎:为不规则的碎块或粗粉。灰白色。质酥脆,断面层状。(图 11-6(d))

【性味功效】咸,微寒。重镇安神,潜阳补阴,软坚散结。

海螵蛸

本品为乌贼科动物无针乌贼 *Sepiella maindroni* de Rochebrune 或金乌贼 *Spia esculenta* Hoyle 的干燥内壳。无针乌贼主产于浙江、江苏、广东沿海;金乌贼主产于辽宁、山东沿海。收集乌贼的骨状内壳,洗净,干燥。

【基础知识】

1.药材

(1)无针乌贼。

形状大小:呈扁长椭圆形,中间厚,边缘薄,长 9～14 cm,宽 2.5～3.5 cm,厚约 1.3 cm。

表面特征:背面有磁白色脊状隆起,两侧略显微红色,有不甚明显的细小疣点;腹面白色,自尾端到中部有细密波状横层纹。角质缘半透明,尾部较宽平,无骨针。

质地:体轻,质松,易折断。

断面:粉质,显疏松层纹。

气味:气微腥,味微咸。(图 11-7(a))

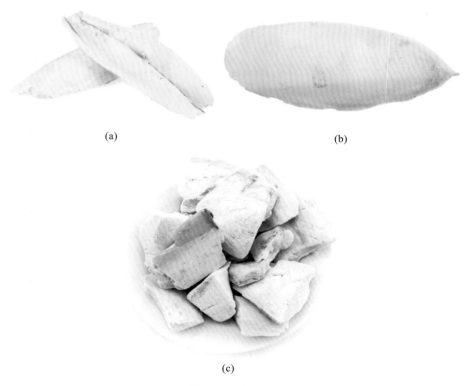

(a)　　　　　　　　　　　　(b)

(c)

图 11-7　海螵蛸

(a)无针乌贼;(b)金乌贼;(c)饮片

(2)金乌贼:长 13～23 cm,宽约 6.5 cm。背面疣点明显,略呈层状排列。腹面的细密波状横层纹占全体大部分,中间有纵向浅槽。尾部角质缘渐宽,向腹面翘起,末端有 1 根骨针,多已断落。(图11-7(b))

均以色白、体大、洁净、完整者为佳。

2. 饮片

不规则或类方形小块,类白色或微黄色,气微腥,味微咸。(图 11-7(c))

【性味功效】咸、涩,温。收敛止血,涩精止带,制酸止痛,收湿敛疮。

全蝎

全蝎别名全虫,为钳蝎科动物东亚钳蝎 *Buthus martensii* Karsch 的干燥体。主产于河南、山东。此外,湖北、安徽、河北、辽宁等地亦产。野生或饲养。春末至秋初捕捉,除去泥沙,置沸水或沸盐水中,煮至全身僵硬,捞出,置通风处,阴干。

【基础知识】

1. 药材

形状大小:本品头胸部与前腹部呈扁平长椭圆形,后腹部呈尾状,皱缩弯曲,完整者体长约 6 cm。

头胸部:呈绿褐色,前面有 1 对短小的螯肢和 1 对较长大的钳状脚须,形似蟹螯,背面覆有梯形背甲,腹面有足 4 对,均为 7 节,末端各具 2 个爪钩。

前腹部:由 7 节组成,第 7 节色深,背甲上有 5 条隆脊线。

背面:绿褐色。

后腹部:棕黄色,6 节,节上均有纵沟,末节有锐钩状毒刺,毒刺下方无距。

气味:气微腥,味咸。(图 11-8)

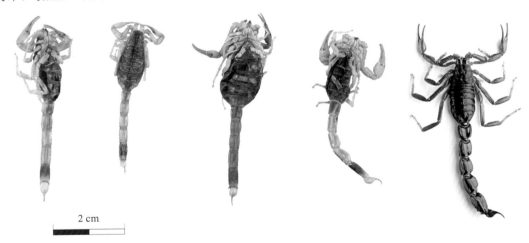

2 cm

图 11-8　全蝎药材

以身干、完整、绿褐色、无杂质者为佳。

2. 饮片

除去杂质,洗净,干燥。其余同药材。

【性味功效】辛,平;有毒。息风镇痉,通络止痛,攻毒散结。

【相关链接】

掺假全蝎:全蝎是一味常用的名贵中药。其市场价格不断持续走高,导致掺假情况比较严重,常见有以下情况:①水分超标(正常要求水分不得超过 20%)。②腹内充异物增重:曾发现有人在全蝎腹部加入大量食盐、泥土、水泥或明矾等,重量可超过全蝎体重的 1/3,特征是腹部饱满、腹背向外突起、质量重。

蜈蚣

本品为蜈蚣科动物少棘巨蜈蚣 *Scolopendra subspinipes mutilans* L. Koch 的干燥体。主产于浙江、湖北、江苏、安徽等地。野生,现多为家养。春、夏二季捕捉,用竹片插入头尾,绷直,干燥。

【基础知识】

1. 药材

形状大小：呈扁平长条形，长 9～15 cm，宽 0.5～1 cm。由头部和躯干部组成，全体共 22 个环节。

头部：暗红色或红褐色，略有光泽，有头板覆盖，头板近圆形，前端稍突出，两侧贴有颚肢 1 对，前端两侧有触角 1 对。

躯干部：第 1 背板与头板同色，其余 20 个背板为棕绿色或墨绿色，具光泽，自第 4 背板至第 20 背板上常有 2 条纵沟线；腹部淡黄色或棕黄色，皱缩；自第 2 节起，每节两侧有步足 1 对；步足黄色或红褐色，偶有黄白色，呈弯钩形，最末 1 对步足尾状，故又称尾足，易脱落。

质地、断面：质脆，断面有裂隙。

气味：气微腥，有特殊刺鼻的臭气，味辛、微咸。（图 11-9）

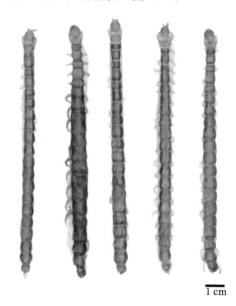

1 cm

图 11-9　蜈蚣药材

以条长、身干、头红色、足黄色、身墨绿色、头足完整者为佳。

2. 饮片

去竹片，洗净，微火焙黄，剪段。形如药材，呈段状，棕褐色或灰褐色，具焦香气。

【性味功效】辛，温；有毒。息风镇痉，通络止痛，攻毒散结。

土鳖虫（䗪虫）

土鳖虫别名土元、土鳖，为鳖蠊科昆虫地鳖 *Eupolyphaga sinensis* Walker 或冀地鳖 *Steleophaga plancyi*(Boleny)的雌虫干燥体。地鳖主产于江苏、安徽、河南等地；冀地鳖主产于河北、山东、浙江等地，野生或饲养。夏、秋二季捕捉，置沸水中烫死，晒干或烘干。

【基础知识】

1. 药材

(1)地鳖。

形状大小：呈扁平卵形，长 1.3～3 cm，宽 1.2～2.4 cm。

表面特征：前端较窄，后端较宽，背部紫褐色，具光泽，无翅。前胸背板较发达，盖住头部；腹背板 9 节，呈覆瓦状排列。腹面红棕色，头部较小，有丝状触角 1 对，常脱落，胸部有足 3 对，具细毛和刺。腹部有横环节。

质地：质松脆，易碎。

气味：气腥臭，味微咸。（图 11-10(a)）

（2）冀地鳖：呈长椭圆形，长 2.2～3.7 cm，宽 1.4～2.5 cm。背部黑棕色，通常在边缘带有淡黄褐色斑块及黑色小点。（图 11-10(b)）

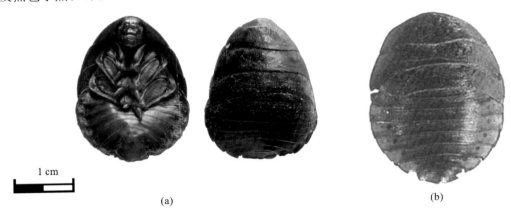

图 11-10　土鳖虫

（a）地鳖；（b）冀地鳖

以完整均匀、体肥、色紫褐、无杂质者为佳。

2.饮片

除去杂质，洗净，干燥。其余同药材。

【性味功效】咸，寒；有小毒。破血逐瘀，续筋接骨。

【相关链接】

混用品：①姬蠊科昆虫赤边水蠊的雌虫体，习称"金边土鳖虫"，主产于福建、湖北、广东等地。在两广一带曾作为土鳖虫使用。药材呈长椭圆形，长 2.5～3.5 cm，宽 1.5～2 cm，背面黑棕色，腹面红棕色，前胸背板前缘有一黄色镶边。②龙虱科昆虫东方潜龙虱的干燥虫体，主产于湖南、江苏、福建、浙江、广东等地。药材呈长卵形，长 2～3 cm，宽 1～1.5 cm，背面黑绿色，有 1 对较厚鞘翅，边缘有棕黄色狭边，除去鞘翅，可见浅色膜质翅 2 对。

桑螵蛸

本品为螳螂科昆虫大刀螂 *Tenodera sinensis* Saussure、小刀螂 *Statilia maculata*（Thunberg）或巨斧螳螂 *Hierodula patellifera*（Serville）的干燥卵鞘。以上三种分别习称"团螵蛸""长螵蛸"及"黑螵蛸"。全国大部分地区均产。深秋至次春收集，除去杂质，蒸 0.5～1 h，蒸至虫卵死后，干燥（虫卵耐热力强，在 100 ℃内不会被烫死，故必须蒸透）。

【基础知识】

1.药材

（1）团螵蛸。

形状大小：略呈圆柱形或半圆形，由多层膜状薄片叠成，长 2.5～4 cm，宽 2～3 cm。

表面特征：表面浅黄褐色，上面带状隆起不明显，底面平坦或有凹沟。

质地：体轻，质松而韧。

断面：横断面可见外层为海绵状，内层为许多放射状排列的小室，室内各有一细小椭圆形卵，深棕色，有光泽。

气味：气微腥，味淡或微咸。（图 11-11(a)）

（2）长螵蛸：略呈长条形，一端较细，长 2.5～5 cm，宽 1～1.5 cm。表面灰黄色，上面带状隆起明显，带的两侧各有一条暗棕色浅沟和斜向纹理。质硬而脆。（图 11-11(b)）

（3）黑螵蛸：略呈平行四边形，长 2～4 cm，宽 1.5～2 cm。表面灰褐色，上面带状隆起明显，两侧有斜向纹理，近尾端微向上翘。质硬而韧。（图 11-11(c)）

以个完整、色黄、体轻而带韧性、卵未孵出、杂质少者为佳。

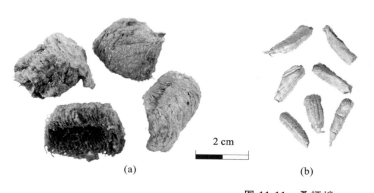

图 11-11 桑螵蛸

(a)团螵蛸;(b)长螵蛸;(c)黑螵蛸

2. 饮片

形如药材。表面浅黄褐色至灰褐色。气微腥,味淡或微咸。

【性味功效】甘、咸,平。固精缩尿,补肾助阳。

蝉蜕

蝉蜕别名蝉衣,为蝉科昆虫黑蚱*Cryptotympana pustulata* Fabricius 的若虫羽化时脱落的皮壳。商品习称"土蝉衣"。主产于山东、河北等地。夏、秋二季收集,除去泥沙,晒干。

【基础知识】

1. 药材

形状大小:略呈椭圆形而弯曲,长约 3.5 cm,宽约 2 cm。

表面特征:表面黄棕色,半透明,有光泽。头部有丝状触角 1 对,多已断落,复眼突出。额部先端突出,口吻发达,上唇宽短,下唇伸长成管状。胸部背面呈十字形裂开,裂口向内卷曲,脊背两旁具小翅 2 对;腹面有足 3 对,被黄棕色细毛。腹部钝圆,共 9 节。

质地:体轻,中空,易碎。

气味:气微,味淡。(图 11-12)

以体轻、完整、色亮黄者为佳。

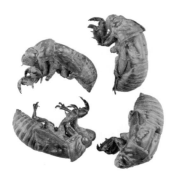

图 11-12 蝉蜕药材

2. 饮片

形如药材。气微,味淡。

【性味功效】甘,寒。疏散风热,利咽,透疹,明目退翳,解痉。

斑蝥

本品为芫青科昆虫南方大斑蝥 *Mylabris phalerata* Pallas 或黄黑小斑蝥 *Mylabris cichorii* Linnaeus 的干燥体。全国大部分地区皆产。夏、秋二季捕捉,闷死或烫死,晒干。

【基础知识】

1. 药材

(1)南方大斑蝥。

形状大小:呈长圆形,长 1.5~2.5 cm,宽 0.5~1 cm。

头部:头及口器向下垂,有较大的复眼及触角各 1 对,触角多已脱落。

背部:具革质鞘翅 1 对,黑色,有 3 条黄色或棕黄色的横纹;鞘翅下面有棕褐色薄膜状透明的内翅 2 片。

胸腹部:乌黑色,胸部有足 3 对。

气味:有特殊的臭气。刺激性强,不宜口尝。(图 11-13(a))

(2)黄黑小斑蝥:体形较小,长 1～1.5 cm。(图 11-13(b))

以身干、个大、完整不碎、无败油气者为佳。

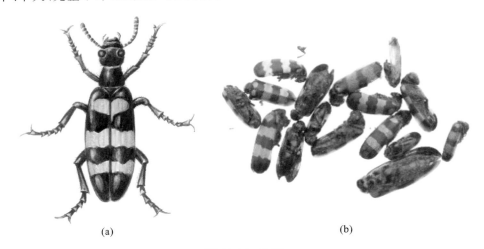

图 11-13 斑蝥

(a)南方大斑蝥;(b)黄黑小斑蝥

2.饮片

生斑蝥:除去杂质。其余同药材。

米斑蝥:取净斑蝥与米拌炒,至米呈黄棕色,取出,除去头、翅、足。质脆易碎,有焦香气。其余同药材。

【拓展知识】

(1)取粉末约 0.15 g,用微量升华法,所得白色升华物,放置片刻,在显微镜下观察,为柱形、棱形结晶(斑蝥素)。

(2)斑蝥素毒性大,现已研究出减少毒性的衍生物斑蝥酸钠、羟基斑蝥胺、甲基斑蝥胺和去甲基斑蝥素。临床疗效好,副作用小。

【性味功效】辛,热;有大毒。破血逐瘀,散结消癥,攻毒蚀疮。

僵蚕

僵蚕别名白僵蚕、僵虫,为蚕蛾科昆虫家蚕 *Bombyx mori* Linnaeus 4～5 龄的幼虫感染(或人工接种)白僵菌 *Beauveria bassiana* (Bals.)Vuillant 而致死的干燥体。主产于江苏、浙江等地。多于春、秋季生产,将感染白僵菌病死的蚕干燥。

【基础知识】

1.药材

形状大小:略呈圆柱形,多弯曲皱缩,长 2～5 cm,直径 0.5～0.7 cm。

表面特征:表面灰黄色,被有白色粉霜状的气生菌丝和分生孢子。头部较圆,足 8 对,体节明显,尾部略呈二分歧状。

质地:质硬而脆,易折断。

断面:平坦,外层白色,中间有亮棕色或亮黑色的丝腺环 4 个(习称"胶口镜面")。

气味:气微腥,味微咸。(图 11-14)

以条粗、色白、断面光亮、杂质少者为佳;表面无白色粉霜、中空者不可入药。

2.饮片

僵蚕:淘洗后干燥,除去杂质。其余同药材。

炒僵蚕:形如药材,表面黄棕色或黄白色,偶有焦黄斑。气微腥,有焦麸气,味微咸。

【性味归经】咸、辛,平。息风止痉,祛风止痛,化痰散结。

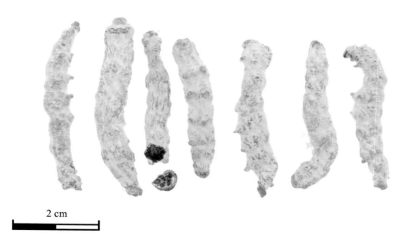

2 cm

图 11-14 僵蚕药材

【相关链接】

(1)僵蛹：为蚕蛹经白僵菌发酵的制成品。据药理和临床试验,僵蛹可以考虑作为僵蚕的代用品,东北有些地区已用作僵蚕入药,名"白僵蛹"。

(2)蚕砂：为上述家蚕的干燥粪便。功能为祛风除湿,活血定痛。

海马

本品为海龙科动物线纹海马 *Hippocampus kelloggi* Jordan et Snyder、刺海马 *Hippocampus histrix* Kaup、大海马 *Hippocampus kuda* Bleeker、三斑海马 *Hippocampus trimaculatus* Leach 或小海马(海蛆)*Hippocampus japonicus* Kaup 的干燥体。主产于广东、福建及台湾沿海。夏、秋二季捕捞,洗净,晒干;或除去皮膜和内脏,晒干。

【基础知识】

1. 药材

(1)线纹海马。

形状大小：呈扁长形而弯曲,体长约 30 cm。

表面特征：表面黄白色。头略似马头,有冠状突起,具管状长吻(习称"马头"),口小,无牙,两眼深陷。躯干部七棱形,尾部四棱形,渐细卷曲(习称"蛇尾"),体上有瓦楞形的节纹并具短棘(习称"瓦楞身")。

质地：体轻,骨质,坚硬。

气味：气微腥,味微咸。(图 11-15)

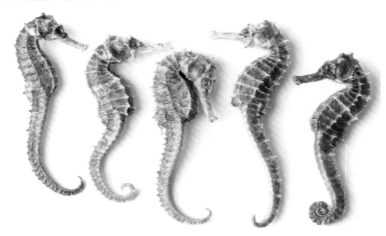

图 11-15 海马药材

(2)刺海马:体长 15～20 cm。黄白色,头部及体上环节间的棘细而尖。

(3)大海马:体长 20～30 cm。黑褐色。

(4)三斑海马:体侧背部第 1、4、7 节的短棘基部各有 1 个黑斑。

(5)小海马(海蛆):体形小,长 7～10 cm。黑褐色。节纹和短棘均较细小。

均以个大、坚实、头尾齐全者为佳。

2.饮片

用时捣碎或碾粉。其余同药材。

【性味功效】甘、咸,温。温肾壮阳,散结消肿。

海龙

本品为海龙科动物刁海龙 *Solenognathus hardwickii* (Gray)、拟海龙 *Syngnathoides biaculeatus* (Bloch)或尖海龙 *Syngnathus acus* Linnaeus 的干燥体。刁海龙、拟海龙主产于广东、福建沿海;尖海龙产于我国沿海各地。多于夏、秋二季捕捞,刁海龙、拟海龙除去皮膜,洗净,晒干;尖海龙直接洗净,晒干。

【基础知识】

1.药材

(1)刁海龙。

形状大小:体狭长侧扁,全长 30～50 cm。

表面特征:表面黄白色或灰褐色。头部具管状长吻,口小,无牙,两眼圆而深陷,头部与体轴略呈钝角。躯干部宽 3 cm,五棱形,尾部前方六棱形,后方渐细,四棱形,尾端卷曲。背棱两侧各有 1 列灰黑色斑点状色带。全体被以具花纹的骨环和细横纹,各骨环内有突起粒状棘。胸鳍短宽,背鳍较长,有的不明显,无尾鳍。

质地:骨质,坚硬。

气味:气微腥,味微咸。(图 11-16)

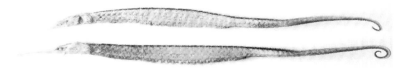

图 11-16 海龙药材

(2)拟海龙:体长平扁,躯干部略呈四棱形,全长 20～22 cm。表面灰黄色。头部常与体轴成一直线。

(3)尖海龙:体细长,呈鞭状,全长 10～30 cm,未去皮膜。表面黄褐色。有的腹面可见育儿囊,有尾鳍。质较脆弱,易撕裂。

均以体长、饱满、头尾齐全者为佳。

2.饮片

用时捣碎或切段。其余同药材。

【性味功效】甘、咸,温。温肾壮阳,散结消肿。

蟾酥

本品为蟾蜍科动物中华大蟾蜍*Bufo bufo gargarizans* Cantor 或黑眶蟾蜍*Bufo melanostictus* Schneider 的干燥分泌物。主产于辽宁、河北、山东、江苏等地。多于夏、秋二季捕捉蟾蜍,洗净,挤取耳后腺和皮肤腺的白色浆液,置于瓷器中(忌用铁器,以免变黑),滤去杂质,放入圆形模型中干燥,呈扁圆形团块称为"团蟾酥",呈棋子状称为"棋子酥";如涂于玻璃片或瓷盆上晒干的,取下呈薄片状,则称为"片蟾酥"。

【基础知识】

1. 药材

形状：呈扁圆形团块状或片状。

表面特征：棕褐色或红棕色。

质地、断面：团块状者质坚，不易折断，断面棕褐色，角质状，微有光泽；片状者质脆，易碎，断面红棕色，半透明。

气味：气微腥，味初甜而后有持久的麻辣感，粉末嗅之作嚏。（图 11-17）

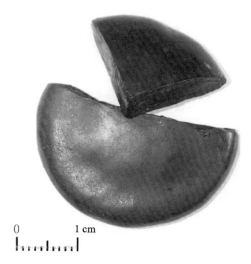

0   1 cm

图 11-17 蟾酥药材

以色棕红、断面角质化、半透明、有光泽者为佳。

2. 饮片

蟾酥粉：取蟾酥，捣碎，加白酒浸渍，时常搅动至呈稠膏状，干燥，粉碎。棕黄色至棕褐色粉末。气微腥，味初甜而后有持久的麻辣感，嗅之作嚏。

【拓展知识】

（1）本品断面沾水，即呈乳白色隆起。

（2）取本品粉末 0.1 g，加甲醇 5 mL，浸泡 1 h，过滤，滤液加对二甲氨基苯甲醛固体少量，滴加硫酸数滴，即显蓝紫色。（检查吲哚类化合物）

（3）取本品粉末 0.1 g，加三氯甲烷 5 mL，浸泡 1 h，过滤，滤液蒸干，残渣加醋酐少量使溶解，滴加硫酸，初显蓝紫色，渐变为蓝绿色。（检查甾类化合物）

【性味归经】辛，温；有毒。解毒，止痛，开窍醒神。

哈蟆油

哈蟆油别名哈士蟆油、田鸡油，为蛙科动物中国林蛙 *Rana temporaria chensinensis* David 雌蛙的输卵管，经采制干燥而得。主产于黑龙江、吉林、辽宁等地。9—10 月，以霜降期捕捉最好，选肥大雌蛙，用绳从口部穿过，悬挂风干，阴天及夜晚收入室内，避免受潮，影响品质。剥油前用热水（70 ℃）浸烫 1～2 min，立即捞出，装入麻袋中闷润过夜，次日用刀剖开腹部，轻轻取出输卵管，去尽卵子及其他内脏，置于通风处阴干。

【基础知识】

1. 药材

形状大小：呈不规则块状，弯曲而重叠。长 1.5～2 cm，厚 1.5～5 mm。

表面特征：表面黄白色，呈脂肪样光泽，偶有带灰白色薄膜状干皮，摸之有滑腻感。

气味：气腥，味微甘，嚼之有黏滑感。（图 11-18）

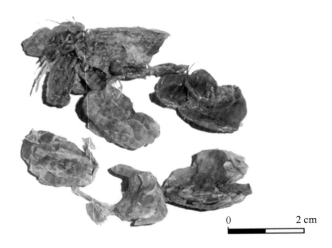

图 11-18　哈蟆油药材

以块大、肥厚、身干、色白、有光泽、无皮膜者为佳。

2. 饮片

同药材。

【拓展知识】

（1）本品在温水中浸泡，体积可膨胀 10～15 倍。

（2）膨胀度检查：取本品，破碎成直径约 3 mm 的碎块，于 80 ℃干燥 4 h，称取 0.2 g，照膨胀度测定法测定，开始 6 h 每小时振摇 1 次，然后静置 18 h，倾去水液，读取供试品膨胀后的体积，计算。本品的膨胀度不得低于 55。

【性味功效】甘、咸，平。补肾益精，养阴润肺。

【相关链接】

常见伪品：蟾蜍科动物中华大蟾蜍或黑眶蟾蜍的干燥输卵管。其外观与哈蟆油相似，表面较干瘪，光泽不明显。用温水浸泡，体积仅膨胀 3～7 倍。膨胀度小于 20。

龟甲

龟甲别名龟板，为龟科动物乌龟 *Chinemys reevesii*（Gray）的背甲及腹甲。主产于湖北、湖南、浙江、安徽等地。全年均可捕捉，以秋、冬二季为多，捕捉后杀死（血板），或用沸水烫死（烫板），剥取背甲和腹甲，除去残肉，晒干。习惯认为血板质量较佳。

【基础知识】

1. 药材

背甲及腹甲由甲桥相连，背甲稍长于腹甲，与腹甲常分离。

（1）背甲。

形状大小：呈长椭圆形拱状，长 7.5～22 cm，宽 6～18 cm。

表面特征：外表面棕褐色或黑褐色，脊棱 3 条；颈盾 1 块，前窄后宽；椎盾 5 块，第 1 椎盾长大于宽或近相等，第 2～4 椎盾宽大于长；肋盾两侧对称，各 4 块；缘盾每侧 11 块；臀盾 2 块。（图 11-19（a））

（2）腹甲。

形状大小：呈板片状，近长方椭圆形，长 6.4～21 cm，宽 5.5～17 cm。

表面特征：外表面淡黄棕色至棕黑色，盾片 12 块，每块常具紫褐色放射状纹理，腹盾、胸盾和股盾中缝均长，喉盾、肛盾次之，肱盾中缝最短；内表面黄白色至灰白色，有的略带血迹或残肉，除净后可见骨板 9 块，呈锯齿状嵌接；前端钝圆或平截，后端具三角形缺刻，两侧残存呈翼状向斜上方弯曲的甲桥。（图 11-19（b））

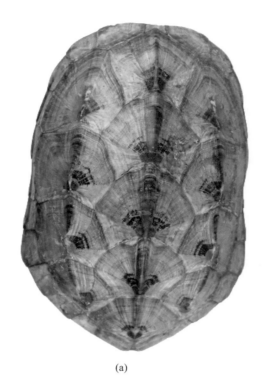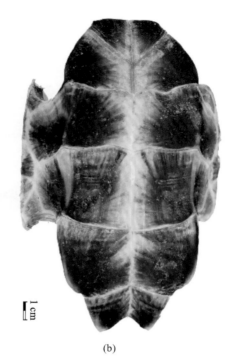

图 11-19　龟甲药材

（a）背甲；（b）腹甲

质地：质坚硬。

气味：气微腥，味微咸。

以块大、完整、洁净、无腐肉者为佳。

2. 饮片

龟甲：同药材。

醋龟甲：呈不规则的块状。背甲盾片略呈拱状隆起，腹甲盾片呈平板状，大小不一。表面黄色或棕褐色，有的可见深棕褐色斑点，有不规则纹理。内表面棕黄色或棕褐色，边缘有的呈锯齿状。断面不平整，有的有蜂窝状小孔。质松脆。气微腥，味微咸，微有醋香气。

【性味功效】咸、甘、微寒。滋阴潜阳，益肾强骨，养血补心，固经止崩。

【相关链接】

龟甲胶为龟甲经水煎煮、浓缩制成的固体胶。药材呈长方形或方形的扁块或丁状。深褐色。质硬而脆，断面光亮，对光照视时呈半透明状。气微腥，味淡。功能为滋阴，养血，止血。

鳖甲

鳖甲别名甲鱼壳、团鱼壳，为鳖科动物鳖 *Trionyx sinensis* Wiegmann 的背甲。主产于湖北、安徽、江苏、河南等地。现多人工饲养。全年均可捕捉，以秋、冬二季为多，捕捉后杀死，置沸水中烫至背甲上的硬皮能剥落时，取出，剥取背甲，除去残肉，晒干。

【基础知识】

1. 药材

形状大小：呈椭圆形或卵圆形，背面隆起，长 10~15 cm，宽 9~14 cm。

表面特征：外表面黑褐色或墨绿色，略有光泽，具细网状皱纹和灰黄色或灰白色斑点，中间有一条纵棱，两侧各有左右对称的横凹纹 8 条，外皮脱落后，可见锯齿状嵌接缝。内表面类白色，中部有突起的脊椎骨，颈骨向内卷曲，两侧各有肋骨 8 条，伸出边缘。

质地:质坚硬。

气味:气微腥,味淡。(图 11-20)

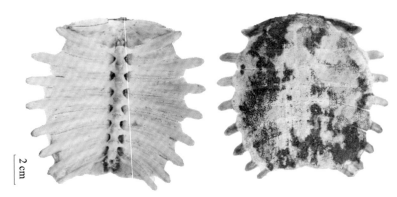

图 11-20 鳖甲药材

以个大、甲厚、无残肉者为佳。

2. 饮片

鳖甲:同药材。

醋鳖甲:取净鳖甲,照烫法用砂烫至表面淡黄色,取出,醋淬,干燥。用时捣碎。

【性味功效】咸,微寒。滋阴潜阳,退热除蒸,软坚散结。

蛤蚧

本品为壁虎科动物蛤蚧 *Gekko gecko* Linnaeus 的干燥体。主产于广西。云南、广东、福建等地亦产。广西、江苏等地已人工养殖。进口蛤蚧产于越南、泰国、柬埔寨、印度尼西亚。全年均可捕捉,破开腹部,取出内脏,拭净血液(不可水洗),再以竹片撑开使身体扁平,四肢顺直,低温干燥,将两只合成1 对,扎好。

【基础知识】

1. 药材

形状大小:呈扁片状,头颈部及躯干部长 9～18 cm,头颈部约占 1/3,腹背部宽 6～11 cm,尾长 6～12 cm。全身密被圆形或多角形微有光泽的细鳞。

头部:略呈扁三角状,两眼多凹陷成窟窿,口内有细齿,生于颚的边缘,无异型大齿。吻部半圆形,吻鳞不切鼻孔,与鼻鳞相连,上鼻鳞左右各 1 片,上唇鳞 12～14 对,下唇鳞(包括颏鳞)21 片。

腹背部:呈椭圆形,腹薄。背部呈灰黑色或银灰色,有黄白色、灰绿色或橙红色斑点散在或密集成不显著的斑纹,脊椎骨和两侧肋骨突起。四足均具 5 趾;趾间仅具蹼迹,足趾底有吸盘。

尾部:尾细而坚实,微现骨节,与背部颜色相同,有 6～7 个明显的银灰色环带,有的再生尾较原生尾短,且银灰色环带不明显。

气味:气腥,味微咸。(图 11-21)

以体大、尾粗而长、无虫蛀者为佳。

2. 饮片

蛤蚧:除去鳞片及头足,切成小块。不规则的片状小块。表面灰黑色或银灰色,有棕黄色的斑点及鳞甲脱落的痕迹。切面黄白色或灰黄色。脊椎骨和肋骨突起。气腥,味微咸。

酒蛤蚧:取蛤蚧块,用黄酒浸润后,烘干。形如蛤蚧块,微有酒香气,味微咸。

【性味功效】咸,平。补肺益肾,纳气定喘,助阳益精。

【相关链接】

常见伪品:①壁虎科动物多疣壁虎去内脏的干燥体,全长在 20 cm 以下,背、腹肌肉很薄,无眼睑,吻鳞切鼻孔,鳞片极细小,体背灰褐色,具多数不规则疣鳞,生活时尾易断。本品在多数地区均有发

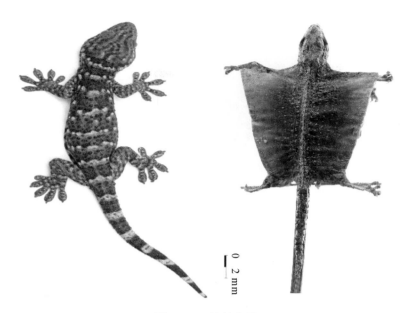

图 11-21　蛤蚧药材

现。②壁虎科动物壁虎去内脏的干燥体,形似蛤蚧但体小,肉薄,呈扁平状,头及躯干长 7～9 cm,尾长 5～8 cm。吻鳞切鼻孔。背部褐色,粒鳞微小,散有细小疣鳞。③鬣蜥科动物蜡皮蜥去内脏的干燥体,俗称红点蛤蚧。主产于广西、广东等地。全长约 40 cm,尾长近体长的两倍。上唇具 2 个异型大齿,有眼睑,鳞片细小,无疣鳞。体背灰黑色,密布橘红色圆形斑点,体两侧有条形横向的橘红色斑纹。指趾狭长而细,均具锐利爪。生活时尾不易断。④鬣蜥科动物喜山鬣蜥去内脏的干燥体,俗称西藏蛤蚧。主产于西藏自治区和新疆维吾尔自治区,是一种地方性使用药材。全长 34～36 cm,尾长超过体长,有眼睑,吻鳞不切鼻孔,口内有异型大齿,脊背有几行大鳞,四肢及尾背鳞片具棱,指趾狭长,圆柱形,均具爪,无蹼及吸盘。生活时尾不易断。⑤蝾螈科动物红瘰疣螈去内脏的干燥体。全体呈条形,长 13～19 cm,其中尾长达 7 cm。头近圆形,较大而扁,头顶部有倒"U"字形棱,中间陷下,无吻鳞。体表无鳞片,体侧有瘰疣,密生疣粒。足具 4 指 5 趾,无蹼,五爪,无吸盘。尾侧扁而弯曲。

金钱白花蛇

　　金钱白花蛇别名小白花蛇,为眼镜蛇科动物银环蛇 *Bungarus multicinctus* Blyth 的幼蛇干燥体。主产于广东、广西等地,有养殖。夏、秋二季捕捉,剖开腹部,除去内脏,擦净血迹,用乙醇浸泡处理后,盘成圆形,用竹签固定,干燥。

【基础知识】

1. 药材

形状大小:呈圆盘状。盘径 3～6 cm,蛇体直径 0.2～0.4 cm。

表面特征:头盘在中间,尾细,常纳口内,口腔内上颌骨前端有毒沟牙 1 对,鼻间鳞 2 片,无颊鳞,上下唇鳞通常各为 7 片。背部黑色或灰黑色,有白色环纹 45～58 个,黑白相间,白环纹在背部宽 1～2 行鳞片,向腹面渐增宽,黑环纹宽 3～5 行鳞片,背正中明显突起 1 条脊棱,脊鳞扩大呈六角形,背鳞细密,通身 15 行,尾下鳞单行。

气味:气微腥,味微咸。(图 11-22)

以身干、头尾俱全、盘径小、不蛀、不霉、不泛油、无异臭者为佳。

2. 饮片

同药材。

【性味归经】甘、咸,温;有毒。祛风,通络,止痉。

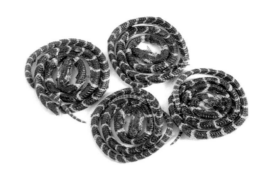

图 11-22　金钱白花蛇药材

【相关链接】

常见伪品：①百花锦蛇的幼蛇干燥体，广东、广西习作金钱白花蛇用。头背呈赭红色，似梨形；体背灰绿色，具30余个排成3行略呈六角形的红褐色斑块，尾部有黑红相间的环纹。②眼镜蛇科动物金环蛇的幼蛇加工品。背部黑色，背鳞扩大成六角形，躯干及尾部有黑黄相间的宽环纹环绕周身，两者的宽度大致相等，为3～5行鳞片，黄色环纹23～33个。③用正品银环蛇的成蛇剖割加工成若干条小蛇身，再装上其他幼蛇的蛇头，盘成圆盘状，冒充金钱白花蛇。蛇身不完整，蛇头颈部与蛇身有拼接痕迹，蛇身白环纹数多为10个左右，无蛇尾。④用褪色药水、油漆等将普通幼蛇的蛇身涂成白色环纹。背部有人工涂色加工的黑白相间环纹，脊鳞不扩大成六角形。

蕲蛇

蕲蛇别名大白花蛇、五步蛇、棋盘蛇，为蝰科动物五步蛇 *Agkistrodon acutus*（Güenther）的干燥体。主产于浙江、广东、广西、江西等地。多于夏、秋二季捕捉，剖开蛇腹，除去内脏，洗净，用竹片撑开腹部，盘成圆盘状，干燥后拆除竹片。

【基础知识】

1. 药材

形状大小：呈圆盘状。盘径17～34 cm，体长可达2 m。

头部：头在中间稍向上，呈三角形而扁平，吻端向上，习称"翘鼻头"。上腭有管状毒牙，中空尖锐。

背部：两侧各有黑褐色与浅棕色组成的"V"形斑纹17～25个，其"V"形的两上端在背中线上相接，习称"方胜纹"，有的左右不相接，呈交错排列。

腹部：撑开或不撑开，灰白色，鳞片较大，有黑色类圆形的斑点，习称"连珠斑"；腹内壁黄白色，脊椎骨的棘突较高，呈刀片状上突，前后椎体下突基本同形，多为弯刀状，向后倾斜，尖端明显超过椎体后隆面。

尾部：尾部骤细，末端有三角形深灰色的角质鳞片1枚，习称"佛指甲"。

气味：气腥，味微咸。（图11-23）

以头尾齐全、条大、花纹明显、内壁洁净者为佳。

2. 饮片

蕲蛇肉：呈条状或块状，长2～5 cm，可见深黄色的肉条及黑褐色的皮。肉条质地较硬，皮块质地较脆。有酒香气，味微咸。

酒蕲蛇：形如蕲蛇段，表面棕褐色或黑色，略有酒气。气腥，味微咸。

【性味功效】甘、咸，温；有毒。祛风，通络，止痉。

乌梢蛇

乌梢蛇别名乌蛇、乌风蛇，为游蛇科动物乌梢蛇 *Zaocys dhumnades*（Cantor）的干燥体。主产于浙江、江苏、安徽、江西等地。多于夏、秋二季捕捉，剖开腹部或先剥皮留头尾，除去内脏，盘成圆盘状，干燥。

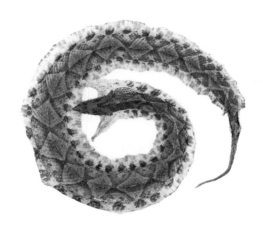

图 11-23 蕲蛇药材

【基础知识】

1.药材

形状大小:呈圆盘状,盘径约 16 cm。

表面特征:表面黑褐色或绿黑色,密被菱形鳞片;背鳞行数成双,背中央 2～4 行鳞片强烈起棱,形成两条纵贯全体的黑线。

头部:头盘在中间,扁圆形,眼大而向下凹陷,有光泽。上唇鳞 8 枚,第 4、5 枚入眶,颊鳞 1 枚,眼前下鳞 1 枚,较小,眼后鳞 2 枚。

脊部:脊部高耸成屋脊状,习称"剑脊"。

腹部:剖开边缘向内卷曲,脊肌肉厚,黄白色或淡棕色,可见排列整齐的肋骨。

尾部:渐细而长,尾下鳞双行。剥皮者仅留头尾之皮鳞,中段较光滑。

气味:气腥,味淡。(图 11-24)

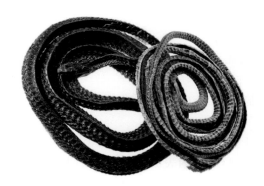

图 11-24 乌梢蛇药材

以头尾齐全、皮黑肉黄、质坚实者为佳。

2.饮片

乌梢蛇:呈半圆筒状或圆槽状的段,长 2～4 cm,其余同药材。

乌梢蛇肉:为不规则的片或段,淡黄色至黄褐色。质脆。气腥,略有酒气。

酒乌梢蛇:形如乌梢蛇段。表面棕褐色至黑色,蛇肉浅棕黄色至黄褐色,质坚硬。略有酒气。

【性味功效】甘,平。祛风,通络,止痉。

【相关链接】

常见伪品:同科动物锦蛇、红点锦蛇、黑眉锦蛇、双斑锦蛇等。它们与乌梢蛇的主要区别为背鳞行列都是奇数,而乌梢蛇背鳞为偶数列。

鸡内金

鸡内金别名内金,为雉科动物家鸡 *Gallus gallus domesticus* Brisson 的干燥沙囊内壁。全国各地均产。杀鸡后,取出鸡胗,立即剥下内壁,洗净,干燥。

【基础知识】

1. 药材

形状大小:为不规则卷片,厚约 2 mm。

表面特征:表面黄色、黄绿色或黄褐色,薄而半透明,具明显的条状皱纹。

质地、断面:质脆,易碎,断面角质样,有光泽。

气味:气微腥,味微苦。(图 11-25)

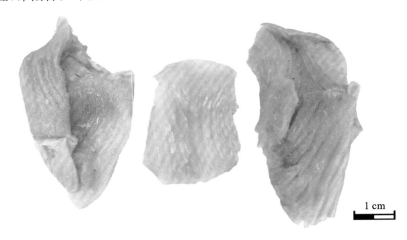

1 cm

图 11-25　鸡内金药材

以色黄、完整、破碎少者为佳。

2. 饮片

鸡内金:洗净,干燥。其余同药材。

炒鸡内金:表面暗黄褐色或焦黄色,用放大镜观察,显颗粒状或微细泡状。轻折即断,断面有光泽。

【性味功效】甘,平。健胃消食,涩精止遗,通淋化石。

【相关链接】

常见伪品为鸭科动物鸭的干燥沙囊内壁,习称“鸭内金”。本品呈碗形片状或碎块状,较厚;外表面暗绿色、紫黑色或黄棕色,棱状皱纹少,内表面黄白色。断面角质样,无光泽。

阿胶

阿胶别名东阿胶、驴皮胶,为马科动物驴 *Equus asinus* L. 的干燥皮或鲜皮经煎煮、浓缩制成的固体胶。主产于山东东阿及浙江等地。将驴皮浸泡去毛,切块洗净,分次水煎,过滤,合并滤液,浓缩(可分别加入适量的黄酒、冰糖及豆油)至稠膏状,冷凝,切块,晾干,即得。

【基础知识】

1. 药材

长方形块、方形块或丁状。棕色至黑褐色,有光泽。质硬而脆,断面光亮,碎片对光照视呈棕色半透明状。气微,味微甘。(图 11-26(a))

以色均匀、质脆、半透明、断面光亮、无腥气者为佳。

2. 饮片

阿胶:捣成碎块。不规则块状,大小不一。其余同药材。

阿胶珠:呈类球形。表面棕黄色或灰白色,附有白色粉末。体轻,质酥,易碎。断面中空或多孔

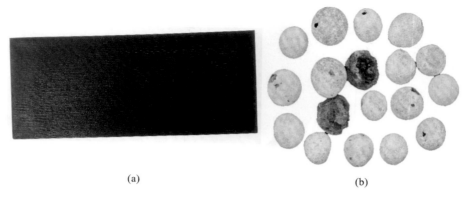

图 11-26 阿胶

(a)药材;(b)阿胶珠

状,淡黄色至棕色。气微,味微甜。(图 11-26(b))

【拓展知识】

(1)取本品少许,加 3 倍量沸水,搅拌 10～60 min,溶液呈透明的红茶色,清而不浊,冷却后,液面可见少数油滴,放置不凝集,微带腥气。

(2)置于坩埚内灼烧,初则迸裂,随即熔化膨胀,冒白烟,有浓烈的胶香气,灰化后残渣呈灰白色,质疏松,不与坩埚黏结。

【性味功效】甘,平。补血滋阴,润燥,止血。

【相关链接】

常见伪品:①用马、猪、牛等多种动物的皮熬成的固体胶。表面黑褐色,光泽差;质硬,不易破碎,易发软黏合;加水加热溶化,溶液呈暗红棕色,混浊不透明。②用猪皮熬制所得的"新阿胶",呈方块状,表面棕褐色,对光照视不透明,断面不光亮。于水中加热溶化,液面有一层脂肪油,具肉皮汤味。③近来发现有用其他杂皮掺入少量驴皮熬胶,充阿胶药用。本品表面黑褐色,对光照视半透明,但质硬不脆,易发软黏合。水溶液有腥气和豆油味。

麝香

本品为鹿科动物林麝 *Moschus berezovskii* Flerov、马麝 *Moschus sifanicus* Przewalski 或原麝 *Moschus moschiferus* Linnaeus 成熟雄体香囊中的干燥分泌物。主产于四川、西藏、云南等地。野麝多在冬季至次春猎取,猎获后,割取香囊,阴干,习称"毛壳麝香";剖开香囊,除去囊壳,习称"麝香仁"。家麝直接从其香囊中取出麝香仁,阴干或用干燥器密闭干燥。

【基础知识】

1.药材

(1)毛壳麝香:为扁圆形或类椭圆形的囊状体,直径 3～7 cm,厚 2～4 cm。开口面的皮革质,棕褐色,略平,密生白色或灰棕色短毛,从两侧围绕中心排列,中间有 1 个小囊孔。另一面为棕褐色略带紫色的皮膜,微皱缩,偶显肌肉纤维,略有弹性,剖开后可见中层皮膜呈棕褐色或灰褐色,半透明,内层皮膜呈棕色,内含颗粒状、粉末状的麝香仁和少量细毛及脱落的内层皮膜(习称"银皮")。(图 11-27(a))

(2)麝香仁:野生者质软,油润,疏松;其中不规则圆球形或颗粒状者习称"当门子",表面多呈紫黑色,油润光亮,微有麻纹,断面深棕色或黄棕色;粉末状者多呈棕褐色或黄棕色,并有少量脱落的内层皮膜和细毛。养殖者呈颗粒状、短条形或不规则的团块;表面不平,紫黑色或深棕色,显油性,微有光泽,并有少量毛和脱落的内层皮膜。气香浓烈而特异,味微辣、微苦带咸。(图 11-27(b))

以当门子多、杂质少、质柔润、香气浓郁者为佳。

2.饮片

麝香仁:取毛壳麝香,除去囊壳,取出麝香仁,除去杂质,用时研碎。

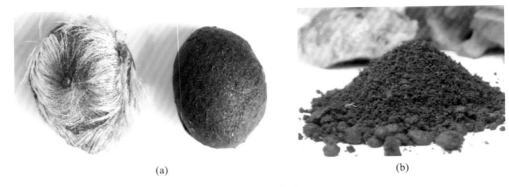

(a)　　　　　　　　　　　　(b)

图 11-27　麝香

(a)毛壳麝香;(b)麝香仁

【拓展知识】

(1)取毛壳麝香,用特制槽针从囊孔插入,转动槽针,提取麝香仁,立即检视,槽内的麝香仁应有逐渐膨胀高出槽面的现象,习称"冒槽"。麝香仁油润,颗粒疏松,无锐角,香气浓烈。不应有纤维等异物或异常气味。

(2)取麝香仁粉末少量,置手掌中,加水润湿,用手搓之能成团,再用手指轻揉即散,不应黏手、染手、顶指或结块。

(3)取麝香仁少量,撒于炽热的坩埚中灼烧,初则迸裂,随即融化膨胀起泡似珠,香气浓烈四溢,应无毛、肉焦臭,无火焰或火星出现。灰化后,残渣呈白色或灰白色。

【性味功效】辛,温。开窍醒神,活血通经,消肿止痛。

【相关链接】

麝香掺伪品及代用品如下。

(1)掺伪品:在商品毛壳麝香和麝香仁中均发现有掺伪品,掺伪物涵盖植物、动物、矿物三类。植物有儿茶、锁阳、桂皮、大豆、丁香、地黄、海金沙等粉末及淀粉等。动物有肝脏、肌肉、血块蛋黄粉、奶渣等;矿物有雄黄、赤石脂、铅粉、铁末、砂石等。以上掺伪品用显微和理化鉴别方法均能与正品麝香区分。

(2)代用品:主要有灵猫香和麝鼠香两种。

①灵猫香:灵猫科动物大灵猫及小灵猫香囊中的分泌物。含香猫酮、香猫醇及降麝香酮(环十五烷酮)等。呈白色或黄白色蜂蜜样的稠厚液体,存放日久则色泽渐变,由黄色最终变成褐色,呈软膏状。具麝香样气味。

②麝鼠香:仓鼠科动物麝鼠雄性香囊中的分泌物。具有类似麝香的特殊香气。含有与天然麝香相同的麝香酮、降麝香酮、5-顺式环十五烯酮等大环化合物。麝鼠原产于北美洲,其香也称"美国麝香"。我国东北及新疆、浙江、广西等地均有饲养场,资源丰富,作为麝香代用品的开发价值很大。

鹿茸(附:鹿角、鹿角霜、鹿角胶)

本品为鹿科动物梅花鹿 *Cervus nippon* Temminck 或马鹿 *Cervus elaphus* Linnaeus 的雄鹿未骨化密生茸毛的幼角。前者习称"花鹿茸",后者习称"马鹿茸"。花鹿茸主产于吉林、辽宁、河北等地,品质优。马鹿茸主产于黑龙江、吉林、内蒙古、新疆、青海、云南、四川、甘肃等地,东北产者习称"东马鹿茸",品质较优;西北产者习称"西马鹿茸",品质较次。现均有人工饲养。夏、秋二季锯取鹿茸,经加工后,阴干或烘干。

【基础知识】

1.药材

(1)花鹿茸。

①二杠:花鹿茸呈圆柱状分枝,具一个分枝者习称"二杠"。主枝习称"大挺",长 17~20 cm,锯口直径 4~5 cm,离锯口约 1 cm 处分出侧枝,习称"门庄",长 9~15 cm,直径较大挺略细。外皮红棕色

或棕色,多光润,表面密生红黄色或棕黄色细茸毛,上端较密,下端较疏;分岔间具 1 条灰黑色筋脉,皮茸紧贴。锯口黄白色,外围无骨质,中部密布细孔。(图 11-28(a))

②三岔:具两个分枝者,习称"三岔",大挺长 23～33 cm,直径较二杠细,略呈弓形,微扁,枝端略尖,下部多有纵棱筋及突起疙瘩;皮红黄色,茸毛较稀而粗。体轻。气微腥,味微咸。(图 11-28(b))

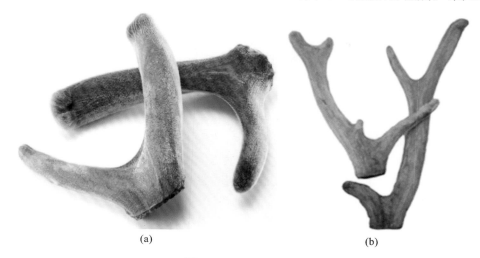

(a) (b)

图 11-28 花鹿茸药材

(a)二杠;(b)三岔

③二茬茸:与头茬茸相似,但挺长而不圆或下粗上细,下部有纵棱筋。皮灰黄色,茸毛较粗糙,锯口外围多已骨化。体较重。无腥气。

(2)马鹿茸:较花鹿茸粗大,分枝较多,侧枝一个者习称"单门",两个者习称"莲花",三个者习称"三岔",四个者习称"四岔"或更多。按产地分为"东马鹿茸"和"西马鹿茸"。(图 11-29)

①东马鹿茸:a.单门:大挺长 25～27 cm,直径约 3 cm。外皮灰黑色,茸毛灰褐色或灰黄色,锯口面外皮较厚,灰黑色,中部密布细孔,质嫩。b.莲花:大挺长可达 33 cm,下部有棱筋,锯口面蜂窝状小孔稍大。c.三岔:皮色深,质较老。d.四岔:茸毛粗而稀,大挺下部具棱筋及疙瘩,分枝顶端多无毛,习称"捻头"。

②西马鹿茸:a.大挺多不圆,顶端圆扁不一,长 30～100 cm。b.表面有棱,多抽缩干瘪,分枝较长且弯曲,茸毛粗长,灰色或黑灰色。c.锯口色较深,常见骨质。d.气腥臭,味咸。

均以茸形粗壮、饱满、皮毛完整、质嫩、油润、无骨棱、未骨化者为佳。

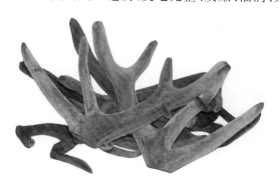

图 11-29 马鹿茸药材

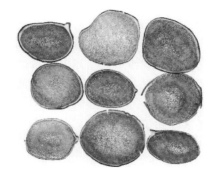

图 11-30 鹿茸片

2. 饮片

鹿茸片:取鹿茸,燎去茸毛,刮净,以布带缠绕茸体,自锯口面小孔灌入热白酒,并不断添酒,至润透或灌酒稍蒸,横切薄片,压平,干燥。(图 11-30)

鹿茸粉:取鹿茸,燎去茸毛,刮净,劈成碎块,研成细粉。

【性味功效】甘、咸,温。壮肾阳,益精血,强筋骨,调冲任,托疮毒。

附

鹿角、鹿角霜、鹿角胶

1. 鹿角

马鹿或梅花鹿已骨化的角或锯茸后翌年春季脱落的角基,分别习称"马鹿角""梅花鹿角""鹿角脱盘"。本品分为解角和砍角。解角多于春季拾取;砍角为人工砍下的鹿角,成对并带有脑骨。除去泥沙,风干。含胶质、磷酸钙、碳酸钙、氨基酸等成分。味咸,性温。温肾阳,强筋骨,行血消肿。(图11-31)

2. 鹿角霜

鹿角去胶质的角块。春、秋二季生产,将骨化角熬去胶质,取出角块,干燥。本品呈长圆柱形或不规则的块状,大小不一。表面灰白色,显粉性,常具纵棱,偶见灰色或灰棕色斑点。体轻,质酥,断面外层较致密,白色或灰白色,内层有蜂窝状小孔,灰褐色或灰黄色。有吸湿性。气微,味淡,嚼之有黏牙感。味咸、涩,性温。温肾助阳,收敛止血。(图11-32)

3. 鹿角胶

鹿角经水煎煮、浓缩制成的固体胶。本品呈扁方形块或丁状。黄棕色或红棕色,半透明,有的上部有黄白色泡沫层。质脆,易碎,断面光亮。气微,味微甜。味甘、咸,性温。温补肝肾,益精养血。

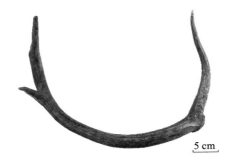

图 11-31　鹿角药材

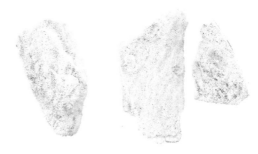

图 11-32　鹿角霜药材

牛黄(附:人工牛黄、体内培育牛黄、体外培育牛黄)

牛黄别名丑宝、丑黄,为牛科动物牛 *Bos taurus domesticus* Gmelin 的干燥胆结石,习称"天然牛黄"。在胆囊中产生的称"胆黄",在胆管或肝管中产生的称"管黄"。北京和天津产的称"京牛黄",西北地区产的称"西牛黄",东北地区产的称"东牛黄",江苏、浙江产的称"苏牛黄",广东、广西产的称"广牛黄"。宰牛时,如发现有牛黄,即滤去胆汁,将牛黄取出,除去外部薄膜,阴干。切忌风吹日晒,以免破裂。

【基础知识】

1. 药材

形状大小:多呈卵形、类球形、三角形或四方形(胆黄),大小不一,直径 0.6～3(4.5)cm。少数呈管状或碎片(管黄)。

表面特征:表面黄红色至棕黄色,有的表面挂有一层黑色光亮的薄膜,习称"乌金衣",有的粗糙,具疣状突起,有的具龟裂纹。

质地:体轻,质酥脆,易分层剥落。

断面:金黄色,可见细密的同心层纹,有的夹有白心。

气味:气清香,味苦而后甘,有清凉感,嚼之易碎,不黏牙。(图11-33)

以完整、色棕黄、质松脆、断面层纹清晰而细腻者为佳。

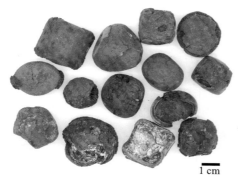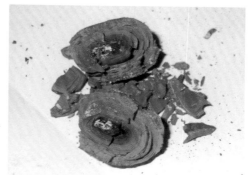

1 cm

图 11-33 牛黄药材

2.饮片

同药材。

【拓展知识】

（1）取本品少量，加清水调和，涂于指甲上，能将指甲染成黄色，习称"挂甲"。

（2）将烧红的针刺入药材中，药材分裂，裂片呈层状，质细密酥脆，内心有白点，气清香。

（3）取粉末少许，加硫酸显污绿色；如加浓硝酸则显红色。（检查胆红素）

（4）取本品少许，用水合氯醛试液装片，不加热，置显微镜下观察：不规则团块由多数黄棕色或棕红色小颗粒集成，稍放置，色素迅速溶解，并显鲜明金黄色，久置后变绿色。

【性味功效】甘，凉。清心，豁痰，开窍，凉肝，息风，解毒。

【相关链接】

（1）牛科动物水牛、牦牛及犏牛（牦牛和黄牛的杂交种）的胆囊结石，其表面为乌黑色，亦有入药。

（2）吃胆牛黄：由于宰杀牛后未检查，牛黄在胆囊内时间过长，胆汁渗入牛黄内而成。多呈暗红棕色或黑色。质较硬，不松脆，断面似胶状，显黑色或墨绿色，同心层纹不明显或隐约可见。无清香气，味苦。含胆酸 10.5%，胆红素 16.7%。一般认为质量较次。

（3）常见伪品：用黄连、黄柏、大黄、姜黄、鸡蛋黄、植物黄色素等粉末与动物胆汁混合制成。其外表色浅黄，体较重，断面棕褐色，粗糙，无层纹；无清香气，味苦，嚼之成糊状，不能"挂甲"；显微镜检查可见植物组织碎片。

 附

人工牛黄、体内培育牛黄、体外培育牛黄

1.人工牛黄

由牛胆粉（由牛胆汁加工制成）、胆酸（由牛、羊胆汁或胆膏经提取、加工制成）、猪去氧胆酸（由猪胆汁经提取、加工制成）、胆固醇（由牛、羊、猪脑经提取、加工制成）、胆红素（由猪或牛胆汁经提取、加工制成）、牛磺酸、微量元素等加工制成。本品为黄色疏松粉末，味苦微甘；可"挂甲"。按紫外-可见分光光度法测定，本品含胆酸不得少于 13.0%，含胆红素不得少于 0.63%。清热解毒，化痰定惊。（图 11-34）

2.体内培育牛黄

系在牛的活体胆囊内培植的胆结石。药材为不规则的块片或粉末。棕黄色或黄褐色。质较疏松，间有少量灰白色疏松状物和乌黑硬块。气微腥，味微苦而后甘，有清凉感。本品断面不具有同心层纹。其主要成分、药理作用和功能主治与牛黄基本相同。

3.体外培育牛黄

系以牛的新鲜胆汁作为母液，加入复合胆红素钙、胆酸、去氧胆酸等，用人工理化方法，在体外培育所得的牛胆红素钙结石。本品具有与天然牛黄类似的功效，可替代天然牛黄使用。本品呈球形或类球形，直径 0.5～3 cm；表面光滑，呈黄红色至棕黄色。体轻，质松脆，断

面有同心层纹。气香,味苦而后甘,有清凉感,嚼之易碎,不黏牙,可"挂甲"。本品含胆红素不得少于35.0%,含胆酸不得少于6.0%。(图11-35)

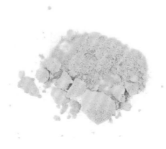

图11-34　人工牛黄

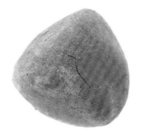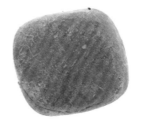

图11-35　体外培育牛黄

羚羊角

本品为牛科动物赛加羚羊 *Saiga tatarica* Linnaeus 的角。野生赛加羚羊为我国一级保护动物,常栖息于荒漠及半荒漠的开阔地区,在我国仅分布于新疆北部边境地区,甘肃、青海、西藏北部、内蒙古的大兴安岭有少量分布。进口品种产于俄罗斯、蒙古及澳大利亚等地,猎取后锯取其角,晒干。

【基础知识】

1. 药材

形状大小:呈长圆锥形,略呈弓形弯曲,长15～33 cm。

表面特征:类白色或黄白色,基部稍呈青灰色。嫩枝对光透视有"血丝"或紫黑色斑纹,光润如玉,无裂纹,老枝则有细纵裂纹。除尖端部分外,有10～16个隆起环脊,间距约2 cm,用手握之,四指正好嵌入凹处(习称"合把")。

角的基部横截面:圆形,直径3～4 cm,内有坚硬质重的角柱,习称"骨塞"。

骨塞:长约占全角的1/2或1/3,表面有突起的纵棱与其外面角鞘内的凹沟紧密嵌合,从横断面观,其结合部呈锯齿状。

全角:呈半透明,对光透视,上半段中央有一条隐约可辨的细孔道直通角尖,习称"通天眼"。除去"骨塞"后,角的下半段成空洞。

质地:质坚硬。

气味:气微,味淡。(图11-36(a))

以质嫩、色白、光润、内含红色斑纹、无裂纹者为佳。

2. 饮片

羚羊角镑片:取羚羊角,置温水中浸泡,捞出,镑片,干燥。(图11-36(b))

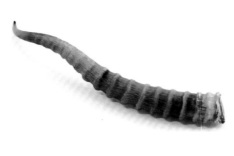

(a)

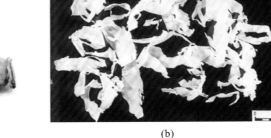

(b)

图11-36　羚羊角

(a)药材;(b)饮片

羚羊角粉:取羚羊角,砸碎,粉碎成细粉。类白色的粉末。气微,味淡。

【性味功效】咸,寒。平肝息风,清肝明目,散血解毒。

【相关链接】

(1)羚羊角主要靠进口,因价格昂贵,药材混用品有鹅喉羚羊、藏羚羊、黄羊等的角,均不呈类白色、半透明,均无"通天眼",应注意鉴别。据报道,以上三种角的成分和功效与羚羊角基本类似。

(2)进口的羚羊角曾发现角内灌有铅粒,以增加重量。可检查骨塞是否活动,或行 X 线检查。亦应注意进口羚羊角的霉变情况(指羚羊角基部骨塞表面长满了霉斑。如仅有少量灰绿色或黄色霉斑,称发霉)。

矿物类中药鉴定技术

任务 1 矿物类中药概述

扫码看 PPT

矿物类中药是指可供药用的天然矿物(如朱砂、炉甘石、自然铜等)、矿物原料的加工品(如轻粉、芒硝等)、动物或动物骨骼的化石(如龙骨、龙齿等)。

一、矿物类中药的基本性质

矿物除少数是自然元素外,绝大多数是自然化合物,它们大多数是固态,少数是液态如水银(Hg),或气态如硫化氢(H_2S)。每一种固体矿物都有一定的物理和化学性质,这些性质取决于它们的化学成分和结晶物质。人们常常利用这些性质的不同对矿物进行鉴定。

1. 结晶性质

有的晶体矿物含有一定的水,称为含水矿物。水在矿物中存在的形式,直接影响到矿物的性质。利用这些性质,可以对矿物进行鉴定。水在矿物中的存在形式可分为以下两种:①吸附水或自由水:水分子不加入矿物的晶格构造。②结晶水:水以分子形式参加矿物的晶格构造,如石膏($CaSO_4 \cdot 12H_2O$)、胆矾($CuSO_4 \cdot 5H_2O$)等。

2. 透明度

矿物透光能力的大小称为透明度。把矿物磨至 0.03 mm 标准厚度时比较其透明度,可将矿物分为三类:①透明矿物:能通过绝大部分光线,隔着它可以清晰地透视另一物体,如无色水晶、云母等。②半透明矿物:能通过一部分光线,隔着它不能看清另一物体,如辰砂、雄黄等。③不透明矿物:光线几乎不能通过,即使是在边缘部分或薄片,也不透光,如滑石、赭石等。

3. 颜色

颜色是矿物对自然光线中不同波长的光波均匀吸收或选择吸收所表现的性质。矿物的颜色一般分为三种。

①本色:由矿物的成分和内部构造所决定的颜色,如辰砂的红色、石膏的白色、自然铜的铜黄色等。

②外色:由外来的带色杂质、气泡等包裹体所引起的颜色,与矿物自身的成分和构造无关。外色的深浅除与带色杂质的量有关外,还与杂质分散的程度有关,如紫石英、大青盐等。

③假色:由晶体内部裂缝面、解理面及表面氧化膜的反射光与入射光波的干涉作用而产生的颜色,如云母的变彩现象。

4. 条痕及条痕色

矿物在白色毛瓷板上划过后所留下的粉末痕迹称为条痕,粉末的颜色称为条痕色。条痕色比矿物表面的颜色更为固定,更能反映矿物的本色,因而更具鉴定意义。有的矿物表面的颜色与粉末颜色相同,如朱砂,也有的是不相同的,如自然铜,表面为亮淡黄色或棕褐色,而粉末为绿黑色或棕褐色。

5. 光泽

矿物的光泽是指矿物表面对投射光线的反射能力。反射能力的强度即是光泽的强度。矿物单体的光滑平面的光泽由强到弱分为金属光泽、半金属光泽、玻璃光泽。当然,在矿物类药材的鉴定过程中,这 3 种情况并不能完全概括所有的矿物类药材,有时根据具体情况用一些更为贴切的描述方法,如硫黄的油脂样光泽、石膏的绢丝样光泽、云母的珍珠光泽、高岭石的土状光泽等。

6. 相对密度

相对密度是指在温度为 4 ℃时矿物与同体积水的重量比。各种矿物的相对密度在一定条件下为一常数。如朱砂的相对密度为 8.09～8.20,石膏的相对密度为 2.3 等。

7. 硬度

矿物抵抗外来机械作用(如刻划、挤压、研磨等)的能力。一般采用摩氏硬度计来确定矿物的相对硬度。摩氏硬度计由十种不同的矿物组成,按其硬度由小到大分为十级,前面的矿物可以被后面的矿物刻划,它们依次为滑石、石膏、方解石、萤石、磷灰石、正长石、石英、黄玉、钢玉、金刚石。实际工作中,常用四级法比较:指甲相当于 2.5 级、铜钥匙约 3 级、小刀约 5.5 级、石英或钢锉 7 级。

8. 解理、断口

矿物在受力后沿一定的结晶方向裂开形成光滑平面的性能称为解理,所形成的平面称为解理面。解理是结晶物质特有的性质,其形成与晶体构造的类型有关。矿物受力后不是沿一定结晶方向断裂,断裂面是不规则和不平整的,这种断裂面称为断口。断口形态有平坦状、贝壳状、参差状、锯齿状等。

9. 力学性质

矿物在受压轧、锤击、弯曲或拉引等力作用时所呈现的力学性质,主要有如下几种:①脆性:指矿物容易被击碎或压碎的性质,如自然铜、方解石等。②延展性:指矿物能被压成薄片或抽成细丝的性质,如金、铜等。③弹性:指矿物在外力的作用下变形,外力取消后,在弹性限度内,能恢复原状的性质,如云母等。④挠性:指矿物在外力作用下趋于弯曲而不发生折断,除去外力后不恢复原状的性质,如滑石等。⑤柔性:指矿物易受外力切割并不发生碎裂的性质,如石膏等。

10. 磁性

磁性是指矿物可被磁铁或电磁吸引或矿物本身能吸引铁质物体的性质,如磁石等。

11. 气味

有的矿物具特殊的气味,尤其是矿物受到锤击、加热或湿润时较为明显。如雄黄灼烧有砷的蒜臭气;胆矾具涩味,芒硝具苦、咸味等。

12. 其他

少数矿物有吸水的能力,可以黏舌,如龙骨、龙齿、软滑石等。有的有滑腻感,如滑石。

二、矿物类中药的分类

矿物类中药的分类是以矿物中所含主要的或含量最多的某种化合物为依据的。《中国药典》(2020 年版)对矿物类中药的分类是采用阴离子分类法,故本教材以阴离子编排矿物类中药。其分类如下。

(1)氧化物类:如磁石、赭石、铅丹、信石等。

(2)硫化物类:如朱砂、雄黄、自然铜等。

(3)氯化物类:如轻粉、紫硇砂、白硇砂、大青盐、白降丹等。

(4)硫酸盐类:如石膏、白矾、芒硝、胆矾等。

(5)硅酸盐类:如阳起石、阴起石、赤石脂、滑石等。

(6)碳酸盐类:如钟乳石、炉甘石、龙骨、龙齿等。

(7)硼酸盐类:如硼砂等。

(8)硝酸盐类:如硝石等。

(9)自然元素类:如硫黄、金箔、银箔等。

(10)碳氢化合物类:如琥珀等。

三、矿物类中药的鉴定

1. 性状鉴定 除对矿物的形状、大小、颜色、质地、气味进行鉴别外,还应注意对其硬度、相对密度、条痕色、透明度、光泽、解理、断口、有无磁性等进行检查。矿物均有固定的条痕色,樱红色或红棕色的如赭石,橘红色的如雄黄,淡黄色的如硫黄,黑色的如磁石,白色的如芒硝、紫石英、硝石,无色的如胆矾。

2.显微鉴定　根据矿物的光学性质,可将矿物分为透明矿物、半透明矿物和不透明矿物,用偏光显微镜研究透明矿物、用反射偏光显微镜研究不透明矿物的形态、光学性质和必要的物理常数。使用这两种显微镜时,均须先将矿物磨成厚 0.03 mm 的薄片,才能进行观察。

3.理化鉴定　X 射线衍射法是测定晶体具体结构最重要的基本手段,如生自然铜显黄铁矿的特征值;煅自然铜显磁黄铁矿的特征值。

任务 2　常用矿物类中药材(饮片)的鉴定

朱砂

本品为硫化物类矿物辰砂族辰砂,主含硫化汞(HgS)。主产于湖南、贵州、四川等地。以湖南辰州(今沅陵)质量最好,故称"辰砂"。采挖后,选取纯净者,用磁铁吸净含铁的杂质,再用水淘去杂石和泥沙。

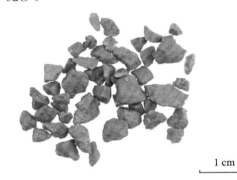

1 cm

图 12-1　朱砂药材

【基础知识】

1.药材

形状:为粒状或块状集合体,呈颗粒状或块片状。

颜色、条痕:鲜红色或暗红色,条痕红色至褐红色,具光泽。

质地:体重,质脆,片状者易破碎,粉末状者有闪烁的光泽。

气味:气微,味淡。(图 12-1)

以色红、鲜艳、微透明、有光泽、无细粉、不染手、无杂石者为佳。

2.饮片

朱砂粉:为朱红色极细粉末,体轻,以手指撮之无粒状物,以磁铁吸之,无铁末。气微,味淡。

【拓展知识】

(1)取本品粉末,用盐酸润湿后,在光洁的铜片上摩擦,铜片表面显银白色光泽,加热烘烤后,银白色即消失。

(2)取本品粉末 2 g,加盐酸-硝酸(3∶1)的混合溶液 2 mL 使溶解,蒸干,加水 2 mL 使溶解,过滤,滤液显汞盐与硫酸盐的鉴别反应。

【性味功效】甘,微寒;有毒。清心镇惊,安神,明目,解毒。

【相关链接】

朱砂的传统规格及名称:①呈细小颗粒或粉末状,色红明亮,触之不染手者,习称"朱宝砂"。②呈不规则板片状、斜方形或长条形,大小、薄厚不一,边缘不整齐,色红而鲜艳,光亮如镜面,微透明,质较脆者,习称"镜面砂"。③呈粒状,方圆形或多角形,暗红色或灰褐色,质重而坚,不易碎者,习称"豆瓣砂"。④产于湖南沅陵(旧时辰州)者,品质最佳,为道地药材,习称"辰砂"。⑤人工朱砂:又称"灵砂",是以水银、硫黄为原料,经加热升炼而成。含硫化汞 99% 以上。完整者呈盆状,商品多为大小不等的碎块,全体暗红色,断面呈纤维柱状,习称"马牙柱",具有宝石样或金属光泽,质松脆,易破碎。无臭,味淡。⑥银朱:与人工朱砂为同原料、同方法,在同一罐内制成,但结晶部位不同。深红色粉末,体重,具光泽,捻之极细而染指。

雄黄

本品为硫化物类矿物雄黄族雄黄,主含二硫化二砷(As_2S_2)。主产于湖南、贵州、湖北等地。全年均可采挖,除去杂质。

【基础知识】

1. 药材

形状:为块状或粒状集合体,呈不规则块状。

颜色、条痕:深红色或橙红色,条痕淡橘红色,晶面有金刚石样光泽。

质地、断面:质脆,易碎,断面具树脂样光泽。

气味:微有特异的臭气,味淡。(图 12-2)

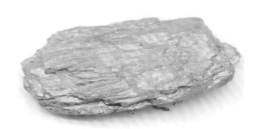

图 12-2 雄黄药材

精矿粉为粉末状或粉末集合体,质松脆,手捏即成粉,橙黄色,无光泽。

以块大、质松脆、有光泽者为佳。

2. 饮片

雄黄粉:为橙黄色或橙红色极细粉末,易黏手,气特异。

【拓展知识】

(1)燃之易熔融成红紫色液体,并产生黄白色烟,有强烈蒜臭气。

(2)雄黄遇热易分解产生剧毒的二氧化二砷,所以忌用火煅。"雄黄不见火,见火则成砒。"

$$2As_2S_2 + 7O_2 \longrightarrow 2As_2O_3 + 4SO_2$$

【性味功效】辛,温;有毒。解毒杀虫,燥湿祛痰,截疟。

【相关链接】

(1)商品常分为雄黄、明雄黄等。明雄黄又名"腰黄""雄黄精",为熟透的雄黄,多为块状,色鲜红,半透明,光亮如透明琥珀,松脆,质最佳,但产量甚少。

(2)雌黄:常与雄黄共生,为硫化物类矿物雌黄的矿石,主含三硫化二砷(As_2S_3)。其性状与雄黄相似,主要区别在于雌黄全体及条痕均呈柠檬黄色,具有显著的酸性,能溶于碳酸铵溶液中(雄黄难溶)。

自然铜

本品为硫化物类矿物黄铁矿族黄铁矿,主含二硫化铁(FeS_2)。主产于四川、广东、江苏、云南等地。全年均可采挖,拣取矿石,去净杂石、沙土及黑锈后,敲成碎块。

【基础知识】

1. 药材

形状:晶形多为立方体,集合体呈致密块状。

颜色:表面亮淡黄色,有金属光泽;有的黄棕色或棕褐色,无金属光泽。

条痕:绿黑色或棕红色。

质地:体重,质坚硬或稍脆,易砸碎。

断面:黄白色,有金属光泽;或棕褐色,可见银白色亮星。(图 12-3(a))

以块整齐、色黄而光亮、断面有金属光泽者为佳。

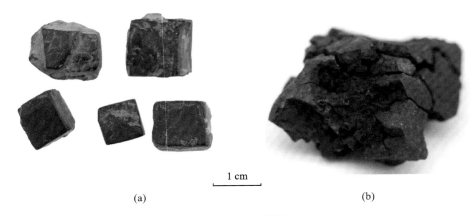

图 12-3　自然铜

（a）药材；（b）煅自然铜

2. 饮片

自然铜：除去杂质，洗净，干燥。用时砸碎。其余同药材。

煅自然铜：为小立方体或不规则的碎粒或粉末状，呈棕褐色至黑褐色或灰黑色，无金属光泽。质酥脆。略有醋酸气。（图 12-3(b)）

【性味功效】辛，平。归肝经。散瘀止痛，续筋接骨。

磁石

本品为氧化物类矿物尖晶石族磁铁矿，主含四氧化三铁（Fe_3O_4）。主产于河北、山东、辽宁等地。采挖后，除去杂石和铁锈。

【基础知识】

1. 药材

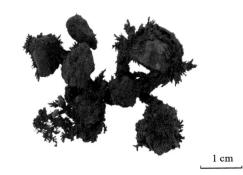

图 12-4　磁石药材

形状：为块状集合体，呈不规则块状，或略带方形，多具棱角。

颜色、条痕：灰黑色或棕褐色，条痕黑色，具金属光泽。

质地：体重，质坚硬，难破碎。

断面：不整齐。

磁性：具磁性，日久磁性渐弱。

气味：有土腥气，味淡。（图 12-4）

以色黑、断面致密有光泽、吸铁能力强者为佳。

2. 饮片

磁石：为不规则的碎块。灰黑色或褐色，条痕黑色，具金属光泽。质坚硬。具磁性。有土腥气，味淡。

煅磁石：为不规则的碎块或颗粒。表面黑色。质硬而酥。无磁性。有醋香气。

【性味功效】咸，寒。镇惊安神，平肝潜阳，聪耳明目，纳气平喘。

赭石

赭石别名代赭石，为氧化物类矿物刚玉族赤铁矿，主含三氧化二铁（Fe_2O_3）。主产于河北、山西、广东等地。全年均可采挖，除去泥土、杂石。表面有钉头状突起者称"钉头代赭石"。

【基础知识】

1. 药材

形状：为鲕状、豆状、肾状集合体，多呈不规则的扁平块状，大小不一。一面多有圆形的突起，习称"钉头"；另一面与突起相对应处有同样大小的凹窝。

颜色、条痕：全体暗棕红色或灰黑色，条痕樱红色或红棕色，有的有金属光泽。

质地、断面:体重,质硬。砸碎后断面显层叠状。

气味:气微,味淡。(图 12-5)

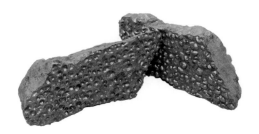

图 12-5　赭石药材

以红棕色、断面层次明显、有"钉头"、无杂质者为佳(有"钉头"者煅后乌黑色,层层脱落,无"钉头"者则为灰黑色)。

2. 饮片

赭石:除去杂质,砸碎。其余同药材。

煅赭石:除去杂质,砸碎。醋淬,碾成粗粉。

【性味功效】苦,寒。平肝潜阳,重镇降逆,凉血止血。

滑石

滑石别名硬滑石,为硅酸盐类矿物滑石族滑石,主含含水硅酸镁 $[Mg_3(Si_4O_{10})(OH)_2]$。主产于山东、江苏、陕西等地。采挖后,除去泥沙和杂石。

【基础知识】

1. 药材

形状:多为块状集合体,呈不规则块状。

颜色、条痕:白色、黄白色或淡蓝灰色,有蜡样光泽。条痕白色。

质地:质软,细腻,手摸有滑润感,无吸湿性,置水中不崩散。

气味:气微,味淡。(图 12-6)

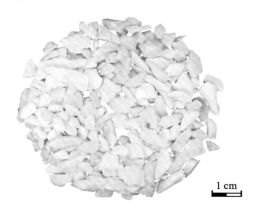

1 cm

图 12-6　滑石药材

以色白、滑润、无杂石者为佳。

2. 饮片

滑石粉:为白色或类白色、微细、无砂性的粉末,手摸有滑腻感。气微,味淡。

【性味功效】甘、淡,寒。利尿通淋,清热解暑;外用祛湿敛疮。

【相关链接】

软滑石:天然的高岭石。本品呈不规则土块状,大小不一。白色或略带浅红色、浅棕色、灰色,无光泽。质地松软,手捻易成白色粉末,摸之有滑腻感,微有泥土样气,无味而有黏舌感。功效与硬滑石相似。

赤石脂

本品为硅酸盐类矿物多水高岭石族多水高岭石,主含四水硅酸铝[$Al_4(Si_4O_{10})(OH)_8 \cdot 4H_2O$]。主产于福建、河南、江苏等地。采挖后,除去杂石。

【基础知识】

1. 药材

形状:为块状集合体,呈不规则块状。

颜色:粉红色、红色至紫红色,或有红白相间的花纹。

质地、断面:质软,易碎。断面有的具蜡样光泽。

气味:具黏土气,味淡,嚼之无沙粒感。(图 12-7)

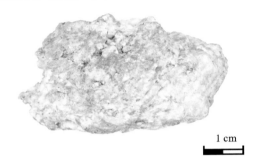

1 cm

图 12-7　赤石脂药材

以色红、光滑细腻、质软易碎、吸水性强、舌舔之黏性强者为佳。

2. 饮片

赤石脂:除去杂质,打碎或研细粉。

煅赤石脂:呈粉红色、红色粉末。具黏土气,味淡,嚼之无沙粒感。

【性味功效】甘、酸、涩,温。涩肠,止血,生肌敛疮。

炉甘石

本品为碳酸盐类矿物方解石族菱锌矿,主含碳酸锌($ZnCO_3$)。主产于广西、四川、湖南等地。全年可采。挖出后,洗净,晒干,除去杂质。

【基础知识】

1. 药材

形状:为块状集合体,呈不规则块状。

表面特征:灰白色或淡红色,表面粉性,无光泽,凹凸不平,多孔,似蜂窝状。

质地:体轻,易碎。

气味:气微,味微涩。(图 12-8)

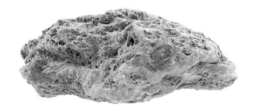

图 12-8　炉甘石药材

以块大、色白、质松、体轻浮者为佳。

2. 饮片

煅炉甘石:呈白色、淡黄色或粉红色的粉末;体轻,质松软而细腻光滑。气微,味微涩。

【性味功效】甘,平。解毒明目退翳,收湿止痒敛疮。

石膏

本品为硫酸盐类矿物石膏族石膏,主含含水硫酸钙($CaSO_4 \cdot 2H_2O$)。主产于湖北应城,山东、山西、河南等地亦产。采挖后,除去杂石及泥沙。

【基础知识】

1. 药材

形状:为纤维状的集合体,呈长块状、板块状或不规则块状,大小不一。

颜色、条痕:白色、灰白色或淡黄色,有的半透明。条痕白色。

质地:体重,质软。

断面:易纵向断裂,纵断面具有纤维状纹理,并显绢丝样光泽。

气味:气微,味淡。(图 12-9)

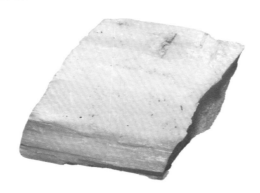

图 12-9 石膏药材

以色白、半透明、纵断面呈纤维状者为佳。

2. 饮片

生石膏:为白色或类白色粉末,半透明,具有光泽。气微,味淡。

煅石膏:为白色的粉末或酥松块状物,表面透出微红色的光泽,不透明。体较轻,质软,易碎,捏之成粉。气微,味淡。

【性味功效】生石膏:甘、辛,大寒。清热泻火,除烦止渴。

煅石膏:甘、辛、涩,寒。收湿,生肌,敛疮,止血。

芒硝

本品为硫酸盐类矿物芒硝族芒硝,经加工精制而成的结晶体。主含含水硫酸钠($Na_2SO_4 \cdot 10H_2O$)。全国大部分地区均生产。多产于海边碱土地区、盐场附近及潮湿的山洞中。取天然产的芒硝(俗称"土硝"),加水溶解,放置,使杂质沉淀,过滤,滤液加热浓缩,放冷后析出结晶,习称"朴硝"或"皮硝",再将朴硝重新结晶即为"芒硝"。

【基础知识】

1. 药材

形状:为棱柱状、长方形或不规则块状及粒状。

颜色、条痕:无色透明或类白色半透明。条痕白色。

质地:质脆,易碎。

断面:呈玻璃样光泽。

气味:气微,味咸。(图 12-10)

以无色、透明、呈结晶状者为佳。

2. 饮片

同药材。

【性味功效】咸、苦,寒。泻下通便,润燥软坚,清火消肿。

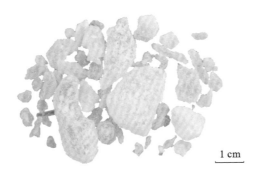

图 12-10　芒硝药材

【相关链接】

玄明粉:芒硝经风化干燥制得,主含硫酸钠(Na_2SO_4)。本品为白色粉末,无光泽,不透明。质疏松。无臭,味咸。有引湿性。本品按干燥品计算,含硫酸钠(Na_2SO_4)不得少于 99.0%。咸、苦,寒。泻下通便,润燥软坚,清火消肿。

白矾

白矾别名明矾,为硫酸盐类矿物明矾石族明矾石经加工提炼制成,主含含水硫酸铝钾[$KAl(SO_4)_2 \cdot 12H_2O$]。主产于浙江、安徽、福建等地。采得明矾石后,打碎,用水溶解,收集溶液,蒸发浓缩,放冷后即析出结晶。

【基础知识】

1. 药材

形状:呈不规则的块状或粒状。表面略平滑或凹凸不平,具细密纵棱。

颜色:无色或淡黄白色,透明或半透明。有玻璃样光泽。

质地:质硬而脆。

气味:气微,味酸、微甘而极涩。(图 12-11)

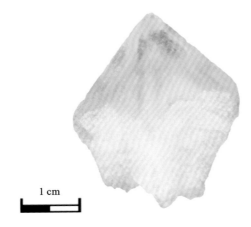

图 12-11　白矾药材

以块大、无色、透明、无杂质者为佳。

2. 饮片

白矾:除去杂质。用时捣碎。其余同药材。

枯矾:呈不规则的块状、颗粒或粉末。白色或淡黄白色,无玻璃样光泽。不规则的块状表面粗糙,凹凸不平或呈蜂窝状。体轻,质疏松而脆,手捻易碎,有颗粒感。气微,味微甘而极涩。

【性味功效】酸、涩,寒。白矾外用解毒杀虫,燥湿止痒;内服止血止泻,祛除风痰。枯矾收湿敛疮,止血化腐。

硫黄

本品为自然元素类矿物硫族自然硫或用含硫矿物经加工制得。主产于山西、河南、山东等地。全年可采。挖取呈泥状之硫黄矿石放入罐内,加热熔化,除去杂质,倒入模型内,冷却后,打成碎块。

【基础知识】

1.药材

形状:呈不规则块状。表面不平坦,呈脂肪光泽,常有多数小孔。

颜色、条痕:黄色或略呈绿黄色。条痕白色或淡黄色。

质地:体轻,质松,易碎。用手握紧置于耳旁,可闻轻微的爆裂声。

断面:常呈针状结晶形,近于平行排列。

气味:有特异的臭气,味淡。(图 12-12)

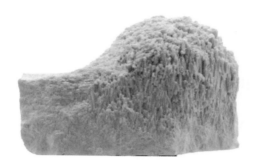

图 12-12　硫黄药材

火试:本品燃烧时易熔融,火焰为蓝色,并有二氧化硫的刺激性臭气。

以块整齐、色黄、有光泽、质松脆、无杂质者为佳。

2.饮片

制硫黄:取净硫黄块,与豆腐同煮,至豆腐显黑绿色时,取出,漂净,阴干。黄色粉末,具特异的臭气,味淡。

【性味功效】酸,温;有毒。外用解毒杀虫疗疮;内服补火助阳通便。

【相关链接】

天生黄:天然的升华硫黄,系含硫温泉处升华凝结于岩石上者,收集后,先用冷水洗去泥土,再用热水烫 7 余次,然后放在香油内,捞取浮于表面者。本品呈不规则砂状结晶或颗粒状,大小不等,黄绿色,微有玻璃样光泽。质较硫黄纯净,其性味、功能、主治与硫黄相似。

其他类中药鉴定技术

任务 1　其他类中药概述

扫码看 PPT

其他类中药主要包括以下 6 类:①蕨类植物的成熟孢子,如海金沙。②植物器官因昆虫的寄生而形成的虫瘿,如五倍子。③以植物作为原料的提取加工品,如樟脑、青黛、天然冰片等。④某些植物的叶汁浓缩品,如芦荟。⑤植物体分泌或渗出的非树脂类混合物,如天竺黄。⑥化学合成品,如机制冰片。

其他类中药一般采用性状鉴定法。少数中药可采用显微鉴定法,如海金沙、五倍子等。理化鉴别法较为常用,尤其对一些加工品,如青黛、芦荟、冰片等,可依据其主要成分或有效成分的性质进行定性鉴别和质量评价。

任务 2　常用其他类中药材(饮片)的鉴定

海金沙

本品为海金沙科植物海金沙 *Lygodium japonicum* (Thunb.)Sw. 的干燥成熟孢子。主产于广东、浙江、江苏、湖北、湖南等地。秋季孢子未脱落时采割藤叶,晒干,搓揉或打下孢子,除去藤叶。

【基础知识】

形状、颜色:呈粉末状,棕黄色或浅棕黄色。

质地:体轻,手捻有光滑感,置手中易由指缝滑落。

气味:气微,味淡。

水试:撒在水中则浮于水面,加热则逐渐下沉。

火试:取本品少量,撒于火上,即发出轻微爆鸣及明亮的火焰。（图 13-1）

以身干、粒细、质轻、有光滑感者为佳。

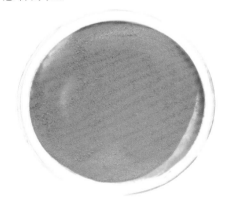

图 13-1　海金沙药材

【性味功效】甘、咸,寒。清利湿热,通淋止痛。

青黛

本品为爵床科植物马蓝 *Baphicacanthus cusia*(Nees)Bremek.、蓼科植物蓼蓝 *Polygonum tinctorium* Ait. 或十字花科植物菘蓝 *Isatis indigotica* Fort. 的叶或茎叶经加工制得的干燥粉末、团块或颗粒。主产于福建、河北、云南、江苏、安徽等地。夏、秋二季采收茎叶,置大缸或木桶内,加水浸泡2~3昼夜,至叶腐烂、茎脱皮时,捞去茎枝叶渣,每5 kg 茎叶加石灰0.5 kg,充分搅拌,待浸液由乌绿色变为深紫红色时,捞取液面产生的蓝色泡沫状物,晒干。

【基础知识】

本品为深蓝色的粉末,体轻,易飞扬;或呈不规则多孔性的团块、颗粒,用手搓捻即成细末。微有草腥气,味淡。(图 13-2)

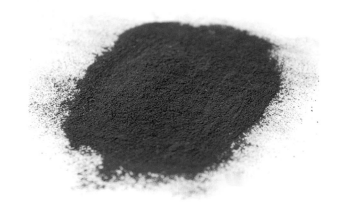

图 13-2　青黛药材

以蓝色均匀、体轻能浮于水面、嚼之无砂石感、火烧时产生紫色烟雾时间较长者为佳。

【拓展知识】

(1)取本品少量,用微火灼烧,有紫红色的烟雾产生。

(2)取本品少量,滴加硝酸,产生气泡并显棕红色或黄棕色。

【性味功效】咸,寒。清热解毒,凉血消斑,泻火定惊。

儿茶

本品为豆科植物儿茶 *Acacia catechu*(L. f.)Willd. 的去皮枝、干的干燥煎膏。商品习称"儿茶膏"或"黑儿茶"。主产于云南西双版纳傣族自治州。冬季采收枝、干,除去外皮,砍成大块,加水煎煮,浓缩,干燥。

【基础知识】

形状:呈方形或不规则块状,大小不一。

表面特征:表面棕褐色或黑褐色,光滑而稍有光泽。

质地、断面:质硬,易碎。断面不整齐,具光泽,有细孔,遇潮有黏性。

气味:气微,味涩、苦,略回甜。(图 13-3)

以块状、表面乌黑色或棕褐色、有光泽、味苦涩、稍黏、无碎末者为佳。

【拓展知识】

(1)本品粉末棕褐色。水装片可见针状结晶及黄棕色块状物。

(2)取火柴杆浸于本品水浸液中,使轻微着色,待干燥后,再浸入盐酸中立即取出,置火焰附近烘烤,杆上即显深红色。

【性味功效】苦、涩,微寒。活血止痛,止血生肌,收湿敛疮,清肺化痰。

【相关链接】

方儿茶又称"棕儿茶""进口儿茶",为茜草科植物儿茶钩藤带叶嫩枝煎汁浓缩而成的干浸膏。主产于缅甸、印度、斯里兰卡、印度尼西亚、马来西亚等地。药材呈方块状,边长约 2 cm,各边均凹缩,棱角多偏斜或破碎。表面棕色或暗棕色(故又称"棕儿茶"),多平坦,无光泽,偶见裂纹。质坚实或较疏脆,断面浅棕色或浅棕红色。气微,味苦、涩。所含成分与儿茶相似,还含有儿茶荧光素、棕儿茶碱及槲皮素等。(图 13-4)

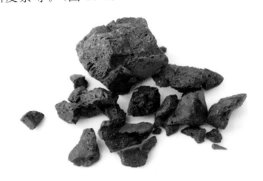

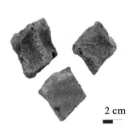

2 cm

图 13-3　儿茶药材

图 13-4　方儿茶药材

芦荟

本品为百合科植物库拉索芦荟 *Aloe barbadensis* Miller、好望角芦荟 *Aloe ferox* Miller 或其他同属近缘植物叶的汁液浓缩干燥物。前者习称"老芦荟",后者习称"新芦荟"。主产于库拉索、阿鲁巴、博内尔等小岛,我国南部部分地区有引种。全年可采。将割取的叶片切口向下直放入容器中,取其流出的汁液,蒸发浓缩至适当浓度,任其逐渐冷却凝固,即得。

【基础知识】

1. 库拉索芦荟

不规则块状,常破裂为多角形,大小不一。表面呈暗红褐色或深褐色,无光泽。体轻,质硬,不易破碎,断面粗糙或显麻纹。富吸湿性。有特殊臭气,味极苦。(图 13-5)

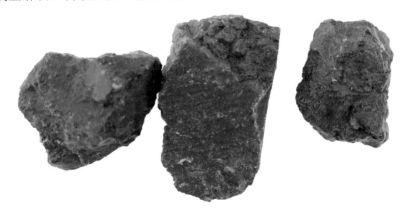

图 13-5　芦荟药材

2. 好望角芦荟

表面呈暗褐色,略显绿色,有光泽。体轻,质松,易碎,断面玻璃样而有层纹。

以质脆、有光泽、色墨绿、气味浓者为佳。

【性味功效】苦,寒。泻下通便,清肝泻火,杀虫疗疳。

冰片(合成龙脑)

本品为樟脑、松节油等化学原料经化学合成而得的结晶状物($C_{10}H_{18}O$),又称"合成龙脑""机制冰片"。主产于广东、广西、云南等地。用由松节油蒸馏得的烯,加接触剂偏硼酸,与无水草酸作用,直接生成龙脑草酸酯,再以氢氧化钠加热水为粗龙脑,然后用汽油重结晶精制。

【基础知识】

(1)本品为无色透明或白色半透明的片状松脆结晶;气清香,味辛、凉;具挥发性,点燃发生浓烟,并有带光的火焰。(图 13-6)

(2)本品在乙醇、三氯甲烷或乙醚中易溶,在水中几乎不溶。

(3)熔点:应为 205～210 ℃。

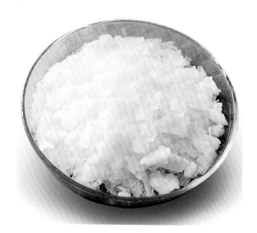

图 13-6　冰片药材

以片大而薄、色洁白、质松、气清香纯正者为佳。

【拓展知识】

(1)取本品 10 mg,加乙醇数滴使溶解,加新制的 1% 香草醛硫酸溶液 1～2 滴,即显紫色。

(2)取本品 3 g,加硝酸 10 mL,即产生红棕色的气体,待气体产生停止后,加水 20 mL,振摇,过滤,滤渣用水洗净后,有樟脑臭。

【性味功效】辛、苦,微寒。开窍醒神,清热止痛。

【相关链接】

(1)天然冰片(右旋龙脑):樟科植物樟 *Cinnamomum camphora*(L.)Presl 的新鲜枝、叶经提取加工制成,习称"右旋龙脑"。本品为白色结晶性粉末或片状结晶。气清香,味辛、凉,具挥发性。点燃时有浓烟,火焰呈黄色。在乙醇、三氯甲烷或乙醚中易溶,在水中几乎不溶。熔点应为 204～209 ℃。功效为开窍醒神,清热止痛。

(2)艾片(左旋龙脑):菊科植物艾纳香 *Blumea balsamifera*(L.)DC. 的新鲜叶经提取加工制成的结晶。本品为白色半透明片状、块状或颗粒状结晶,质稍硬而脆,手捻不易碎。具清香气,味辛、凉,具挥发性。点燃时有黑烟,火焰呈黄色,无残迹遗留。在乙醇、三氯甲烷或乙醚中易溶,在水中几乎不溶。熔点为 201～205 ℃。功效为开窍醒神,清热止痛。

(3)梅片(龙脑冰片):龙脑科植物龙脑树树干经水蒸气蒸馏所得的结晶,习称"龙脑冰片"或"梅片"。主产于印度尼西亚。本品为类白色至淡灰棕色半透明块状或颗粒状结晶,质松脆,手捻易碎并挥散。气清香,味清凉,嚼之慢慢溶化。燃烧时几乎无黑烟。

五倍子

本品为漆树科植物盐肤木 *Rhus chinensis* Mill. 、青麸杨 *Rhus potaninii* Maxim. 或红麸杨 *Rhus punjabensis* Stew. var. *sinica*(Diels)Rehd. et Wils. 叶上的虫瘿,主要由五倍子蚜 *Melaphis chinensis*(Bell)Baker 寄生而形成。主产于四川、贵州、云南等地。秋季采摘,置沸水中略煮或蒸至表面呈灰色,杀死蚜虫,取出,干燥。按外形不同,分为"肚倍"和"角倍"。

【基础知识】

1. 药材

(1)肚倍。

形状大小:呈长圆形或纺锤形囊状,长 2.5～9 cm,直径 1.5～4 cm。

表面特征:表面灰褐色或灰棕色,微有柔毛。

质地:质硬而脆,易破碎。

断面:角质样,有光泽,壁厚 0.2～0.3 cm,内壁平滑,有黑褐色死蚜虫及灰色粉状排泄物。

气味:气特异,味涩。(图 13-7(a))

(2)角倍:呈菱形,具不规则的钝角状分枝,柔毛较明显,壁较薄。(图 13-7(b))

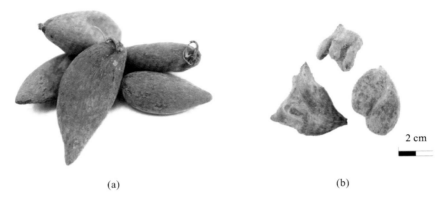

(a)　　　　　　　　　　　　　　(b)

图 13-7　五倍子

(a)肚倍;(b)角倍

均以个大、完整、色灰褐、壁厚者为佳。

2. 饮片

不规则碎片状。表面灰褐色或灰棕色,微有柔毛,内壁光滑。质硬而脆,断面角质样,有光泽。气特异,味涩。

【性味功效】酸、涩,寒。敛肺降火,涩肠止泻,敛汗,止血,收湿敛疮。

中药鉴定实验实训技术

任务 1　中药性状鉴别实训技术

实训 1　白芍与赤芍的性状鉴别

【实训目标】熟练掌握白芍和赤芍的性状特征,能快速准确鉴别出白芍和赤芍,说出其异同点。

【实训材料】白芍和赤芍中药标本。

【实训内容及步骤】

(1)对照白芍和赤芍的性状描述,逐一观察标本。

(2)将所鉴别的白芍和赤芍混合在一起,根据性状鉴别特征(表 14-1)分别挑选出来。

表 14-1　白芍与赤芍的性状鉴别特征异同点

项目	白芍	赤芍
表面特征	已去栓皮,类白色或淡棕红色,光洁或有纵皱纹及细根痕,偶有残存的棕褐色外皮	未去栓皮,棕褐色,粗糙,有纵沟和皱纹、须根痕及横长的皮孔样突起
质地	质坚实,不易折断	质硬而脆,易折断
断面特征	类白色或微带棕红色,角质样,一般不具裂隙	粉白色或粉红色,不呈角质样,有的具裂隙
气味	气微,味微苦、酸	气微香,味微苦、酸涩

【实训报告】记录白芍和赤芍性状鉴别结果。

实训 2　牛膝与川牛膝的性状鉴别

【实训目标】熟练掌握牛膝和川牛膝的性状特征,能快速准确鉴别出牛膝和川牛膝,说出其异同点。

【实训材料】牛膝和川牛膝中药标本。

【实训内容及步骤】

(1)对照牛膝和川牛膝的性状描述,逐一观察标本。

(2)将所鉴别的牛膝和川牛膝混合在一起,根据性状鉴别特征(表 14-2)分别挑选出来。

表 14-2　牛膝与川牛膝的性状鉴别特征异同点

项目	牛膝	川牛膝
形状大小	细长圆柱形,挺直或稍弯曲,长 15～70 cm,直径 0.4～1 cm	近圆柱形,微扭曲,向下略细或有少数分枝,长 30～60 cm,直径 0.5～3 cm
表面特征	灰黄色或淡棕色	黄棕色或灰褐色

续表

项目	牛膝	川牛膝
断面特征	略呈角质样而油润,中心维管束木质部较大,黄白色,其外周散有多数黄白色点状维管束,断续排列成2～4轮	断面浅黄色或棕黄色,维管束点状,排列成4～11轮同心环
气味	气微,味微甜而稍苦涩	气微,味甜

【实训报告】记录牛膝和川牛膝性状鉴别结果。

实训3　甘草与黄芪的性状鉴别

【实训目标】熟练掌握甘草和黄芪的性状特征,能快速准确鉴别出甘草和黄芪,说出其异同点。

【实训材料】甘草和黄芪中药标本。

【实训内容及步骤】

(1)对照甘草和黄芪的性状描述,逐一观察标本。

(2)将所鉴别的甘草和黄芪混合在一起,根据性状鉴别特征(表14-3)分别挑选出来。

表 14-3　甘草与黄芪的性状鉴别特征异同点

项目	甘草	黄芪
表面特征	表面红棕色或灰棕色,外皮松紧不等,有明显的纵皱纹、沟纹、皮孔及稀疏的细根痕,皮孔横长	表面淡棕黄色或淡棕褐色,有不整齐的纵皱纹、纵沟及横向皮孔
质地	质坚实,易折断	质硬而韧,不易折断
断面特征	粉性,黄白色,有的有裂隙;根茎断面中央有髓	纤维性强,皮部黄白色,木质部淡黄色
气味	气微,味甜而特殊	气微,味微甜,嚼之微有豆腥味

【实训报告】记录甘草和黄芪性状鉴别结果。

实训4　山参与园参的性状鉴别

【实训目标】熟练掌握山参和园参的性状特征,能快速准确鉴别出山参和园参,说出其异同点。

【实训材料】山参和园参中药标本。

【实训内容及步骤】

(1)对照山参和园参的性状描述,逐一观察标本。

(2)将所鉴别的山参和园参混合在一起,根据性状鉴别特征(表14-4)分别挑选出来。

表 14-4　山参与园参的性状鉴别特征异同点

项目	山参	园参
根茎(芦)	芦头细长,常弯曲,下部光滑(芦碗消失),习称"圆芦";中部芦碗较密;上部芦碗较稀,不定根(芋)一般粗短,两端细尖,形如枣核	芦头粗短,多不弯曲;芦碗稀疏排列于整个芦头上;下部无圆芦;不定根(芋)细长,不呈枣核状
主根(体)	粗短,人字形或圆柱形,表面环纹细而深,螺旋状;皮老,黄褐色	主根长且直,呈圆柱形,环纹粗而浅,断续稀疏;皮嫩,白色
支根(腿)	2～3条,较长,互相叉开,角度大	2～3条或更多,较短的互分叉,角度小
须根(须)	稀疏而细长有韧性,上有明显的疣状突起(珍珠疙瘩)	较密,呈扫帚状,短而脆,其上疣状突起多不明显

【实训报告】记录山参和园参性状鉴别结果。

实训 5 木香与川木香的性状鉴别

【实训目标】熟练掌握木香和川木香的性状特征,能快速准确鉴别出木香和川木香,说出其异同点。

【实训材料】木香和川木香中药标本。

【实训内容及步骤】

(1)对照木香和川木香的性状描述,逐一观察标本。

(2)将所鉴别的木香和川木香混合在一起,根据性状鉴别特征(表 14-5)分别挑选出来。

表 14-5 木香与川木香的性状鉴别特征异同点

项 目	木香	川木香
形状大小	圆柱形、半圆柱形,长 5～10 cm,直径 0.5～5 cm	圆柱形或有纵槽的半圆柱形,稍弯曲,长 10～30 cm,直径 1～3 cm
表面特征	黄棕色或灰褐色,有明显的皱纹、纵沟及侧根痕,有时可见不规则菱形网纹	黄褐色或棕褐色,具纵皱纹,外皮脱落处可见丝瓜络状细筋脉
根头部	无黑色发黏的胶状物	偶有黑色发黏的胶状物,习称"油头"
质地	体重,质坚,不易折断	体较轻,质硬脆,易折断
断面特征	灰褐色至暗褐色,周边灰黄色至浅棕黄色,形成层环棕色,有放射状纹理及散在的褐色点状油室,老根中心常呈朽木状	黄白色或黄色,有深黄色稀疏油点及裂隙,木质部宽广,有放射状纹理;有的中心呈枯朽状
气味	气香特异,味微苦	气微香,味苦,嚼之黏牙

【实训报告】记录木香和川木香性状鉴别结果。

实训 6 茅苍术与北苍术的性状鉴别

【实训目标】熟练掌握茅苍术和北苍术的性状特征,能快速准确鉴别出茅苍术和北苍术,说出其异同点。

【实训材料】茅苍术和北苍术中药标本。

【实训内容及步骤】

(1)对照茅苍术和北苍术的性状描述,逐一观察标本。

(2)将所鉴别的茅苍术和北苍术混合在一起,根据性状鉴别特征(表 14-6)分别挑选出来。

表 14-6 茅苍术与北苍术的性状鉴别特征异同点

项 目	茅苍术	北苍术
形状	不规则连珠状或结节状圆柱形,略弯曲,偶有分枝	疙瘩状或结节状圆柱形
表面特征	表面灰棕色,有皱纹、横曲纹及残留须根,顶端具茎痕或残留茎基	表面黑棕色
质地	质坚实	质较疏松
断面特征	黄白色或灰白色,散有多数橙黄色或棕红色油室,习称"朱砂点";暴露稍久,可析出白色细针状结晶,习称"起霜"或"吐脂"	散有黄棕色油室;无"起霜"或"吐脂"现象
气味	气香特异,味微甘、辛、苦	香气较淡,味辛、苦

【实训报告】记录茅苍术和北苍术性状鉴别结果。

实训 7　半夏与水半夏的性状鉴别

【实训目标】熟练掌握半夏和水半夏的性状特征,能快速准确鉴别出半夏和水半夏,说出其异同点。

【实训材料】半夏和水半夏中药标本。

【实训内容及步骤】

(1)对照半夏和水半夏的性状描述,逐一观察标本。

(2)将所鉴别的半夏和水半夏混合在一起,根据性状鉴别特征(表14-7)分别挑选出来。

表 14-7　半夏与水半夏的性状鉴别特征异同点

项目	半夏	水半夏
形状	类球形,有的稍偏斜;顶端有凹陷的茎痕,下面钝圆,较光滑	圆锥形、半圆形或椭圆形;上端类圆形,有凸起的叶痕或芽痕,下端略尖
大小	直径 0.7～1.6 cm	高 0.8～3 cm,直径 0.5～1.5 cm
表面特征	白色或浅黄色,周围密布麻点状根痕	类白色或浅黄色,常残留有棕黄色外皮,全体有多数隐约可见的点状根痕
质地、断面	质坚实,断面洁白,富粉性	质坚实,断面白色,粉性
气味	气微,味辛辣、麻舌而刺喉	无臭,味辛辣、麻舌而刺喉

【实训报告】记录半夏和水半夏性状鉴别结果。

实训 8　石菖蒲与藏菖蒲的性状鉴别

【实训目标】熟练掌握石菖蒲和藏菖蒲的性状特征,能快速准确鉴别出石菖蒲和藏菖蒲,说出其异同点。

【实训材料】石菖蒲和藏菖蒲中药标本。

【实训内容及步骤】

(1)对照石菖蒲和藏菖蒲的性状描述,逐一观察标本。

(2)将所鉴别的石菖蒲和藏菖蒲混合在一起,根据性状鉴别特征(表 14-8)分别挑选出来。

表 14-8　石菖蒲与藏菖蒲的性状鉴别特征异同点

项目	石菖蒲	藏菖蒲
形状	扁圆柱形,多弯曲,常有分枝	扁圆柱形,略弯曲
大小	长 3～20 cm,直径 0.3～1 cm	长 4～20 cm,直径 0.8～2 cm
表面特征	表面棕褐色或灰棕色,节间长 2～8 mm,一面残留须根或圆点状根痕,叶痕呈三角形,左右交互排列,有的其上有毛鳞状的叶基残余	表面灰棕色至棕褐色,节间长 5～15 mm,一面具密集圆点状根痕;叶痕呈斜三角形,左右交互排列
断面特征	断面纤维性,类白色或微红色,内皮层环明显,可见多数维管束小点及棕色油细胞	断面海绵样,淡棕色,内皮层环明显,可见众多棕色油细胞小点
气味	气芳香,味苦、微辛	气浓烈而特异,味辛

【实训报告】记录石菖蒲和藏菖蒲性状鉴别结果。

实训 9　苏木与降香的性状鉴别

【实训目标】熟练掌握苏木和降香的性状特征,能快速准确鉴别出苏木和降香,说出其异同点。

【实训材料】苏木和降香中药标本。

【实训内容及步骤】

（1）对照苏木和降香的性状描述，逐一观察标本。

（2）将所鉴别的苏木和降香混合在一起，根据性状鉴别特征（表 14-9）分别挑选出来。

表 14-9 苏木与降香的性状鉴别特征异同点

项目	苏木	降香
表面特征	黄红色至棕红色，有刀削痕	紫红色或红褐色
断面特征	略具光泽，年轮明显，有的可见暗棕色、质松、带亮星的髓部	有致密的纹理，年轮不明显，髓部无亮星
气味	气微，味微涩	气微香，味微苦
水试	水浸液桃红色，加酸变黄色，再加碱变成红色	无苏木的反应
火烧	无油冒出，无香气	有黑烟及油冒出，香气浓郁，残留白灰

【实训报告】记录苏木和降香性状鉴别结果。

实训 10 木通与川木通的性状鉴别

【实训目标】熟练掌握木通和川木通的性状特征，能快速准确鉴别出木通和川木通，说出其异同点。

【实训材料】木通和川木通中药标本。

【实训内容及步骤】

（1）对照木通和川木通的性状描述，逐一观察标本。

（2）将所鉴别的木通和川木通混合在一起，根据性状鉴别特征（表 14-10）分别挑选出来。

表 14-10 木通与川木通的性状鉴别特征异同点

项目	木通	川木通
表面特征	灰棕色至灰褐色，外皮粗糙而有许多不规则的裂纹或纵沟纹，具突起的皮孔	黄棕色或黄褐色，有纵向凹沟及棱线；节处多膨大，有叶痕及侧枝痕。残存皮部易撕裂
断面特征	不整齐，皮部较厚，黄棕色，可见淡黄色颗粒状小点，木质部黄白色，射线呈放射状排列	木质部浅黄棕色或浅黄色，有黄白色放射状纹理及裂隙，其间布满导管孔，髓部较小
质地	体轻，质坚实，不易折断	质坚硬，不易折断
气味	气微，味微苦而涩	气微，味淡

【实训报告】记录木通和川木通性状鉴别结果。

实训 11 鸡血藤与大血藤的性状鉴别

【实训目标】熟练掌握鸡血藤和大血藤的性状特征，能快速准确鉴别出鸡血藤和大血藤，说出其异同点。

【实训材料】鸡血藤和大血藤中药标本。

【实训内容及步骤】

（1）对照鸡血藤和大血藤的性状描述，逐一观察标本。

（2）将所鉴别的鸡血藤和大血藤混合在一起，根据性状鉴别特征（表 14-11）分别挑选出来。

表 14-11 鸡血藤与大血藤的性状鉴别特征异同点

项目	鸡血藤	大血藤
形状	椭圆形、长矩圆形或不规则的斜切片	圆柱形，略弯曲

项目	鸡血藤	大血藤
表面特征	灰棕色,栓皮脱落处呈红棕色,有纵沟	灰棕色,外皮常呈鳞片状剥落,剥落处显暗红棕色,有的可见膨大的节和略凹陷的枝痕或叶痕
质地	质坚硬,折断面裂片状	质硬,折断面裂片状
断面特征	皮部有树脂状分泌物呈红棕色至黑棕色,与木质部相间排列。呈数个同心性椭圆形环或偏心性半圆形环;髓部偏向一侧	皮部红棕色,有数处向内嵌入木质部,木质部黄白色,有多数细孔状导管,射线呈放射状排列
气味	气微,味涩	气微,味微涩

【实训报告】记录鸡血藤和大血藤性状鉴别结果。

实训 12　海风藤与青风藤的性状鉴别

【实训目标】熟练掌握海风藤和青风藤的性状特征,能快速准确鉴别出海风藤和青风藤,说出其异同点。

【实训材料】海风藤和青风藤中药标本。

【实训内容及步骤】

(1)对照海风藤和青风藤的性状描述,逐一观察标本。

(2)将所鉴别的海风藤和青风藤混合在一起,根据性状鉴别特征(表 14-12)分别挑选出来。

表 14-12　海风藤与青风藤的性状鉴别特征异同点

项目	海风藤	青风藤
形状	扁圆柱形,微弯曲	长圆柱形,常微弯曲
表面特征	灰褐色或褐色,粗糙,有纵向棱状纹理及明显的节,节部膨大,上生不定根	绿褐色至棕褐色,有细纵纹及皮孔;节部稍膨大,有分枝
质地	体轻,质脆,易折断	体轻,质硬而脆,易折断
断面特征	不整齐,皮部窄,木质部灰黄色,导管孔多数,射线灰白色,放射状排列,髓部灰褐色	不平坦,灰黄色或淡灰棕色,皮部窄,木质部射线呈放射状排列,髓部淡黄白色或黄棕色
气味	气香,味微苦、辛	气微,味苦

【实训报告】记录海风藤和青风藤性状鉴别结果。

实训 13　香加皮与地骨皮的性状鉴别

【实训目标】熟练掌握香加皮和地骨皮的性状特征,能快速准确鉴别出香加皮和地骨皮,说出其异同点。

【实训材料】香加皮和地骨皮中药标本。

【实训内容及步骤】

(1)对照香加皮和地骨皮的性状描述,逐一观察标本。

(2)将所鉴别的香加皮和地骨皮混合在一起,根据性状鉴别特征(表 14-13)分别挑选出来。

表 14-13　香加皮与地骨皮的性状鉴别特征异同点

项目	香加皮	地骨皮
外表面	灰棕色或黄棕色,栓皮松软,常呈鳞片状,易剥落	灰黄色至棕黄色,粗糙,有不规则纵裂纹,易成鳞片状剥落

项目	香加皮	地骨皮
内表面	淡黄色或淡黄棕色,较平滑,有细纵纹	黄白色至灰黄色,较平坦,有细纵纹
断面	断面不整齐,黄白色	断面不平坦,外层黄棕色,内层灰白色
气味	有特异香气,味苦	气微,味微甘而后苦

【实训报告】记录香加皮和地骨皮性状鉴别结果。

实训 14　苦杏仁与桃仁的性状鉴别

【实训目标】熟练掌握苦杏仁和桃仁的性状特征,能快速准确鉴别出苦杏仁和桃仁,说出其异同点。

【实训材料】苦杏仁和桃仁中药标本。

【实训内容及步骤】

(1)对照苦杏仁和桃仁的性状描述,逐一观察标本。

(2)将所鉴别的苦杏仁和桃仁混合在一起,根据性状鉴别特征(表 14-14)分别挑选出来。

表 14-14　苦杏仁与桃仁的性状鉴别特征异同点

项目	苦杏仁	桃仁
形状大小	扁心形	扁长卵形
表面特征	黄棕色至深棕色,一端尖,另一端钝圆,肥厚,左右不对称,尖端一侧有短线形种脐,圆端合点处向上具多数深棕色的脉纹	黄棕色至红棕色,密布颗粒状突起。一端尖,中部膨大,另一端钝圆稍偏斜,边缘较薄
子叶	子叶 2,乳白色,富油性	子叶 2,类白色,富油性
气味	气微,味苦	气微,味微苦

【实训报告】记录苦杏仁和桃仁性状鉴别结果。

实训 15　五味子与南五味子的性状鉴别

【实训目标】熟练掌握五味子和南五味子的性状特征,能快速准确鉴别出五味子和南五味子,说出其异同点。

【实训材料】五味子和南五味子中药标本。

【实训内容及步骤】

(1)对照五味子和南五味子的性状描述,逐一观察标本。

(2)将所鉴别的五味子和南五味子混合在一起,根据性状鉴别特征(表 14-15)分别挑选出来。

表 14-15　五味子与南五味子的性状鉴别特征异同点

项目	五味子	南五味子
形状大小	不规则的球形或扁球形,直径 5～8 mm	球形或扁球形,直径 4～6 mm
表面特征	红色、紫红色或暗红色,皱缩,显油润;有的表面呈黑红色或出现"白霜"	棕红色至暗棕色,干瘪,皱缩,果肉常紧贴于种子上
质地	果肉柔软	质硬
种子	种子 1～2,肾形,表面棕黄色,有光泽	种子 1～2,肾形,表面棕黄色,有光泽
气味	果肉气微,味酸;种子破碎后,有香气,味辛、微苦	果肉气微,味微酸

【实训报告】记录五味子和南五味子性状鉴别结果。

实训 16　覆盆子与软覆盆子的性状鉴别

【实训目标】熟练掌握覆盆子和软覆盆子的性状特征,能快速准确鉴别出覆盆子和软覆盆子,说出其异同点。

【实训材料】覆盆子和软覆盆子中药标本。

【实训内容及步骤】

(1)对照覆盆子和软覆盆子的性状描述,逐一观察标本。

(2)将所鉴别的覆盆子和软覆盆子混合在一起,根据性状鉴别特征(表 14-16)分别挑选出来。

表 14-16　覆盆子与软覆盆子的性状鉴别特征异同点

项目	覆盆子	软覆盆子
形状	圆锥形或扁圆锥形,顶端钝圆,基部中心凹入。宿萼棕褐色,下有果梗痕,小果易剥落	多呈半球形或桃形,顶端尖,基部中心深凹成窝,无宿存花萼等,小果易剥落
表面特征	毛被薄,茸毛短,无褐色茸毛	毛被厚,茸毛棉花样,其外具褐色茸毛
质地	体轻,质硬	松软,触之如棉球

【实训报告】记录覆盆子和软覆盆子性状鉴别结果。

实训 17　茯苓与猪苓的性状鉴别

【实训目标】熟练掌握茯苓和猪苓的性状特征,能快速准确鉴别出茯苓和猪苓,说出其异同点。

【实训材料】茯苓和猪苓中药标本。

【实训内容及步骤】

(1)对照茯苓和猪苓的性状描述,逐一观察标本。

(2)将所鉴别的茯苓和猪苓混合在一起,根据性状鉴别特征(表 14-17)分别挑选出来。

表 14-17　茯苓与猪苓的性状鉴别特征异同点

项目	茯苓	猪苓
形状大小	类球形、椭圆形、扁圆形或不规则块状,大小不一	条形、类圆形或扁块状,直径 2~6 cm
表面特征	外皮薄而粗糙,棕褐色至黑褐色,皱纹明显而隆起	黑色、灰黑色或棕褐色,皱缩或有瘤状突起
质地	体重,质坚实,入水下沉	体轻,质硬,能浮于水面
断面特征	呈颗粒状,外层淡棕色或淡红色,内部白色;有的中间抱有松根	略呈颗粒状,类白色或黄白色
气味	气微,味淡,嚼之黏牙	气微,味淡

【实训报告】记录茯苓和猪苓性状鉴别结果。

实训 18　乳香与没药的性状鉴别

【实训目标】熟练掌握乳香和没药的性状特征,能快速准确鉴别出乳香和没药,说出其异同点。

【实训材料】乳香和没药中药标本。

【实训内容及步骤】

(1)对照乳香和没药的性状描述,逐一观察标本。

(2)将所鉴别的乳香和没药混合在一起,根据性状鉴别特征(表 14-18)分别挑选出来。

表 14-18 乳香与没药的性状鉴别特征异同点

项目	乳香	没药
形状大小	长卵形滴乳状、类圆形颗粒或粘合成大小不等的不规则块状物	不规则颗粒性团块、不规则块状和颗粒或黏结成团块
表面特征	表面黄白色,半透明,被有黄白色粉末,久存则颜色加深	红棕色、黄棕色或棕黄色至棕褐色,凹凸不平,被粉尘
质地、断面	质脆,遇热软化。破碎面有玻璃样或蜡样光泽	质坚脆或坚实或疏松,破碎面颗粒状,带棕色油样光泽,并常伴有白色斑点或纹理,薄片半透明
气味	具特异香气,味微苦	气香而特异,味苦、微辛,口嚼黏牙
与水共研	白色或黄白色乳状液	形成黄棕色乳状液

【实训报告】记录乳香和没药性状鉴别结果。

实训 19　海金沙、蒲黄与松花粉的性状鉴别

【实训目标】熟练掌握海金沙、蒲黄与松花粉的性状特征,能快速准确鉴别出海金沙、蒲黄与松花粉,说出其异同点。

【实训材料】海金沙、蒲黄和松花粉中药标本。

【实训内容及步骤】

(1)对照海金沙、蒲黄与松花粉的性状描述,逐一观察标本。

(2)将所鉴别的海金沙、蒲黄与松花粉放在一起,根据性状鉴别特征(表 14-19)分别挑选出来。

表 14-19　海金沙、蒲黄与松花粉的性状鉴别特征异同点

项目	海金沙	蒲黄	松花粉
来源	海金沙科植物海金沙的干燥成熟孢子	香蒲科植物水烛香蒲、东方香蒲或同属植物的干燥花粉	松科植物马尾松、油松或同属数种植物的干燥花粉
颜色	棕黄色或浅棕黄色粉末	黄色粉末	淡黄色细粉
火试	有轻微爆鸣声及明亮的火焰	无爆鸣声及明亮的火焰	无爆鸣声及明亮的火焰

【实训报告】记录海金沙、蒲黄与松花粉性状鉴别结果。

实训 20　金钱白花蛇、蕲蛇与乌梢蛇的性状鉴别

【实训目标】熟练掌握金钱白花蛇、蕲蛇与乌梢蛇的性状特征,能快速准确鉴别出金钱白花蛇、蕲蛇与乌梢蛇,说出其异同点。

【实训材料】金钱白花蛇、蕲蛇和乌梢蛇中药标本。

【实训内容及步骤】

(1)对照金钱白花蛇、蕲蛇与乌梢蛇的性状描述,逐一观察标本。

(2)将所鉴别的金钱白花蛇、蕲蛇与乌梢蛇混合在一起,根据性状鉴别特征(表 14-20)分别挑选出来。

表 14-20　金钱白花蛇、蕲蛇与乌梢蛇鳞片的性状鉴别特征异同点

项目	金钱白花蛇	蕲蛇	乌梢蛇
背鳞外表面	鳞片呈黄白色,具纵直条纹,条纹间距 1.1～1.7 μm,沿鳞片基部至先端方向径向排列	鳞片呈深棕色或黄棕色,密布乳头状突起,乳突类三角形、类卵形或不规则,内含颗粒状色素;鳞片近游离端鳞脊两侧具有 2 个端窝,略呈椭圆形	鳞片呈黄棕色,具纵直条纹,条纹间距 13.7～27.4 μm,沿鳞片基部至先端方向径向排列,内含色素斑

续表

项目	金钱白花蛇	蕲蛇	乌梢蛇
背鳞横切面	内、外表皮均较平直,真皮不向外方突出,真皮中色素较少	部分表皮和真皮向外乳头状突出,使外表面呈波浪形,突起部分的真皮含色素较多;内表面较平直,无乳头状突起	内、外表皮均较平直,真皮不向外方突出,真皮中色素较少

【实训报告】记录金钱白花蛇、蕲蛇与乌梢蛇性状鉴别结果。

任务2　中药显微鉴定实验技术

实验1　大黄粉末的显微鉴定

【实验目标】熟练掌握大黄的显微鉴定特征。

【实验材料】大黄粉末、大黄粉末永久制片。

【仪器与试剂】

生物显微镜、酒精灯、载玻片、盖玻片、吸水纸;水合氯醛、稀甘油、蒸馏水、45%乙醇。

【实验内容】

按照《中国药典》(2020年版)规定的方法,对大黄粉末进行显微鉴定,按正确方法完成粉末制片、显微观察,绘出粉末特征图,描述其特征,得出鉴定结论,并写出鉴定理由。

1.显微观察图

大黄粉末显微观察图如图14-1所示。

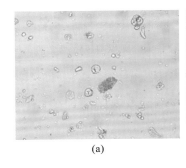 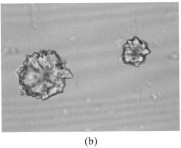 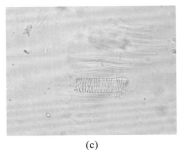

(a)　　　　　　　　　　(b)　　　　　　　　　　(c)

图14-1　大黄粉末显微观察图
(a)淀粉粒;(b)草酸钙簇晶;(c)网纹导管

2.粉末特征图

大黄粉末特征图如图14-2所示。

3.显微特征描述

粉末黄棕色。①草酸钙簇晶直径20~160 μm,有的至190 μm。②具缘纹孔、网纹、螺纹及环纹导管非木化。③淀粉粒甚多,单粒类球形或多角形,直径3~45 μm,脐点星状;复粒由2~8分粒组成。

4.结论及依据

大黄。①草酸钙簇晶;②具缘纹孔导管;③淀粉粒。

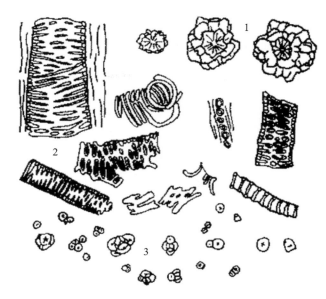

图 14-2 大黄粉末特征图
1.簇晶;2.导管;3.淀粉粒

实验 2 黄连(味连)粉末的显微鉴定

【实验目标】熟练掌握黄连(味连)的显微鉴定特征。

【实验材料】黄连(味连)粉末、黄连(味连)粉末永久制片。

【仪器与试剂】

生物显微镜、酒精灯、载玻片、盖玻片、吸水纸;水合氯醛、稀甘油、蒸馏水、45%乙醇。

【实验内容】

按照《中国药典》(2020 年版)规定的方法,对黄连(味连)粉末进行显微鉴定,按正确方法完成粉末制片、显微观察,绘出粉末特征图,描述其特征,得出鉴定结论,并写出鉴定理由。

1.显微观察图

黄连(味连)粉末显微观察图如图 14-3 所示。

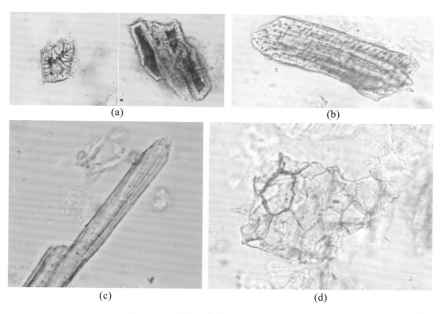

(a)

(b)

(c)

(d)

图 14-3 黄连(味连)粉末显微观察图
(a)石细胞;(b)中柱鞘纤维;(c)木纤维;(d)鳞叶表皮细胞

2. 粉末特征图

黄连(味连)粉末特征图如图 14-4 所示。

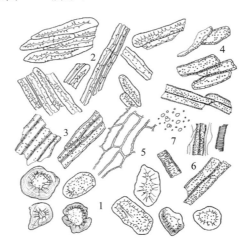

图 14-4　黄连(味连)粉末特征图

1.石细胞;2.中柱鞘纤维;3.木纤维;4.木薄壁细胞;5.鳞叶表皮细胞;6.导管;7.淀粉粒

3. 显微特征描述

粉末黄棕色或黄色。①石细胞鲜黄色,类方形、类圆形、类长方形或近多角形,壁厚,有的层纹明显,壁孔明显。②中柱鞘纤维黄色,纺锤形或梭形,壁厚。③木纤维较细长,壁较薄,有稀疏点状纹孔。④木薄壁细胞类长方形或不规则,壁稍厚,有纹孔。⑤鳞叶表皮细胞绿黄色或黄棕色,细长方形或长多角形,壁微波状弯曲或连珠状增厚。⑥导管为网纹或孔纹,短节状。⑦淀粉粒多单粒,类圆形。

4. 结论及依据

黄连。①石细胞;②中柱鞘纤维;③木纤维;④木薄壁细胞;⑤鳞叶表皮细胞。

实验 3　甘草粉末的显微鉴定

【实验目标】熟练掌握甘草的显微鉴定特征。

【实验材料】甘草粉末、甘草粉末永久制片。

【仪器与试剂】

生物显微镜、酒精灯、载玻片、盖玻片、吸水纸;水合氯醛、稀甘油、蒸馏水、45％乙醇。

【实验内容】

按照《中国药典》(2020 年版)规定的方法,对甘草粉末进行显微鉴定,按正确方法完成粉末制片、显微观察,绘出粉末特征图,描述其特征,得出鉴定结论,并写出鉴定理由。

1. 显微观察图

甘草粉末显微观察图如图 14-5 所示。

2. 粉末特征图

甘草粉末特征图如图 14-6 所示。

3. 显微特征描述

粉末淡棕黄色。①纤维成束,直径 8～14 μm,壁厚,微木化;周围薄壁细胞含草酸钙方晶,形成晶鞘纤维。②具缘纹孔导管较大,稀有网纹导管。③草酸钙方晶多见。④木栓细胞红棕色,多角形,微木化。⑤淀粉粒多为单粒,卵圆形或椭圆形,脐点点状。

4. 结论及依据

甘草。①纤维及晶鞘纤维;②具缘纹孔导管;③草酸钙方晶;④木栓细胞。

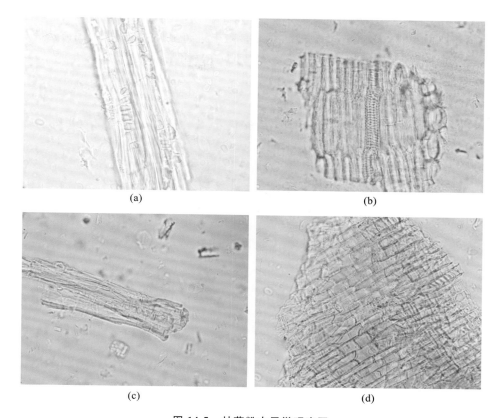

图 14-5 甘草粉末显微观察图

（a）晶鞘纤维；（b）具缘纹孔导管；（c）草酸钙方晶；（d）木栓细胞

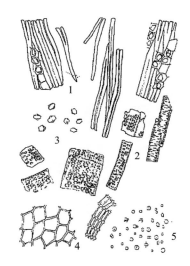

图 14-6 甘草粉末特征图

1.纤维及晶鞘纤维；2.导管；3.草酸钙方晶；4.木栓细胞；5.淀粉粒

实验 4 人参粉末的显微鉴定

【实验目标】熟练掌握人参的显微鉴定特征。

【实验材料】人参粉末、人参粉末永久制片。

【仪器与试剂】

生物显微镜、酒精灯、载玻片、盖玻片、吸水纸；水合氯醛、稀甘油、蒸馏水、45％乙醇。

【实验内容】

按照《中国药典》（2020年版）规定的方法，对人参粉末进行显微鉴定，按正确方法完成粉末制片、显微观察，绘出粉末特征图，描述其特征，得出鉴定结论，并写出鉴定理由。

1. 显微观察图

人参粉末显微观察图如图14-7所示。

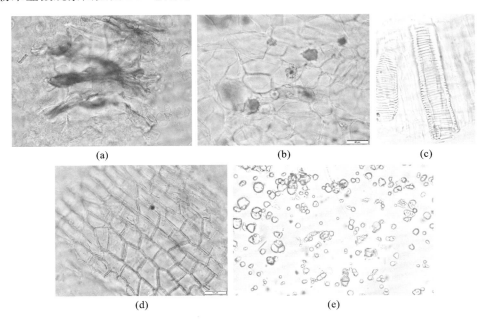

(a)   (b)   (c)

(d)   (e)

图14-7　人参粉末显微观察图

(a)树脂道；(b)草酸钙簇晶；(c)网纹导管；(d)木栓细胞；(e)淀粉粒

2. 粉末特征图

人参粉末特征图如图14-8所示。

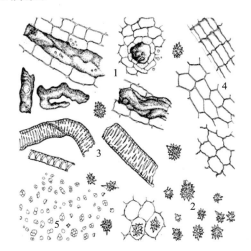

图14-8　人参粉末特征图

1.树脂道；2.草酸钙簇晶；3.导管；4.木栓细胞；5.淀粉粒

3. 显微特征描述

粉末淡黄白色。①树脂道碎片易见，内含黄色块状分泌物。②草酸钙簇晶直径 $20 \sim 68 \mu m$，棱角锐尖。③导管多网纹导管和梯纹导管，直径 $10 \sim 56 \mu m$。④木栓细胞表面观类方形或多角形，壁细波状弯曲。⑤淀粉粒甚多，单粒类球形、半圆形或不规则多角形，脐点点状或裂缝状；复粒由 $2 \sim 6$ 分粒组成。

4. 结论及依据

人参。①树脂道碎片;②草酸钙簇晶;③导管;④木栓细胞。

实验 5 当归粉末的显微鉴定

【实验目标】熟练掌握当归的显微鉴定特征。

【实验材料】当归粉末、当归粉末永久制片。

【仪器与试剂】

生物显微镜、酒精灯、载玻片、盖玻片、吸水纸;水合氯醛、稀甘油、蒸馏水、45％乙醇。

【实验内容】

按照《中国药典》(2020 年版)规定的方法,对当归粉末进行显微鉴定,按正确方法完成粉末制片、显微观察,绘出粉末特征图,描述其特征,得出鉴定结论,并写出鉴定理由。

1. 显微观察图

当归粉末显微观察图如图 14-9 所示。

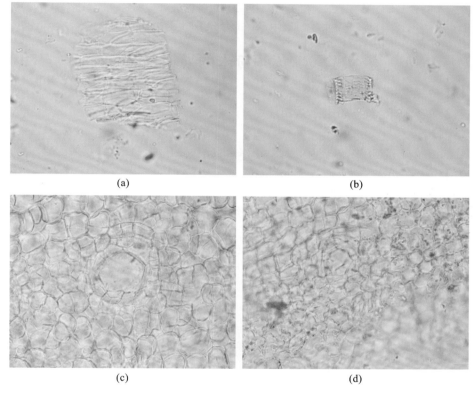

(a)   (b)

(c)   (d)

图 14-9　当归粉末显微观察图

(a)韧皮薄壁细胞;(b)梯纹导管;(c)油室;(d)油室碎片

2. 粉末特征图

当归粉末特征图如图 14-10 所示。

3. 显微特征描述

粉末淡黄棕色。①韧皮薄壁细胞纺锤形,壁略厚,表面有极微细的斜向交错纹理,有时可见菲薄的横隔。②油室及其碎片时可察见,内含挥发油油滴。③梯纹导管和网纹导管多见,直径约至 80 μm。此外,有木栓细胞、淀粉粒,偶见木纤维。

4. 结论及依据

当归。①韧皮薄壁细胞;②油室及其碎片;③梯纹导管和网纹导管。

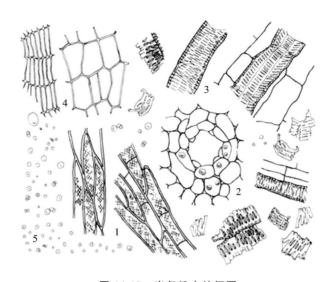

图 14-10　当归粉末特征图

1.纺锤形韧皮薄壁细胞;2.油室;3.导管;4.木栓细胞;5.淀粉粒

实验 6　黄芩粉末的显微鉴定

【实验目标】熟练掌握黄芩的显微鉴定特征。

【实验材料】黄芩粉末、黄芩粉末永久制片。

【仪器与试剂】

生物显微镜、酒精灯、载玻片、盖玻片、吸水纸;水合氯醛、稀甘油、蒸馏水、45％乙醇。

【实验内容】

按照《中国药典》(2020 年版)规定的方法,对黄芩粉末进行显微鉴定,按正确方法完成粉末制片、显微观察,绘出粉末特征图,描述其特征,得出鉴定结论,并写出鉴定理由。

1. 显微观察图

黄芩粉末显微观察图如图 14-11 所示。

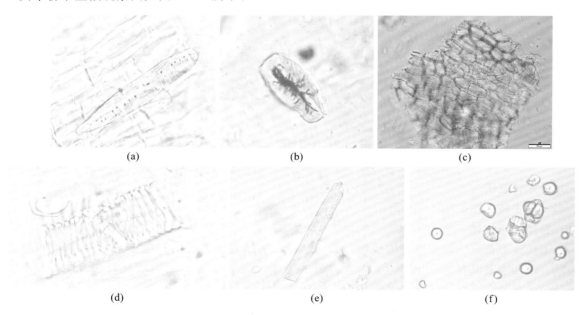

(a)	(b)	(c)
(d)	(e)	(f)

图 14-11　黄芩粉末显微观察图

(a)韧皮纤维;(b)石细胞;(c)木栓细胞;(d)网纹导管;(e)木纤维;(f)淀粉粒

2. 粉末特征图

黄芩粉末特征图如图 14-12 所示。

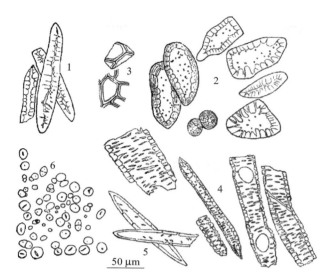

图 14-12 黄芩粉末特征图
1. 韧皮纤维；2. 石细胞；3. 木栓细胞；4. 导管；5. 木纤维；6. 淀粉粒

3. 显微特征描述

粉末黄色。①韧皮纤维单个散在或数个成束，梭形，长 60～250 μm，直径 9～33 μm，壁厚，孔沟细。②石细胞类圆形、类方形或长方形，壁较厚或甚厚。③木栓细胞棕黄色，多角形。④网纹导管多见，直径 24～72 μm。⑤木纤维多碎断，直径约 12 μm，有稀疏斜纹孔。⑥淀粉粒甚多，单粒类球形，直径 2～10 μm，脐点明显，复粒由 2～3 分粒组成。

4. 结论及依据

黄芩。①韧皮纤维；②石细胞；③木栓细胞；④具缘纹孔导管；⑤木纤维。

实验 7 白术粉末的显微鉴定

【实验目标】熟练掌握白术的显微鉴定特征。

【实验材料】白术粉末、白术粉末永久制片。

【仪器与试剂】

生物显微镜、酒精灯、载玻片、盖玻片、吸水纸；水合氯醛、稀甘油、蒸馏水、45％乙醇。

【实验内容】

按照《中国药典》(2020 年版)规定的方法，对白术粉末进行显微鉴定，按正确方法完成粉末制片、显微观察，绘出粉末特征图，描述其特征，得出鉴定结论，并写出其鉴定理由。

1. 显微观察图

白术粉末显微观察图如图 14-13 所示。

2. 粉末特征图

白术粉末特征图如图 14-14 所示。

3. 显微特征描述

粉末淡黄棕色。①草酸钙针晶细小，长 10～32 μm，存在于薄壁细胞中，少数针晶直径至 4 μm。②纤维黄色，大多成束，长梭形，直径约至 40 μm，壁甚厚，木化，孔沟明显。③石细胞淡黄色，类圆形、多角形、长方形或少数纺锤形，直径 37～64 μm。④导管分子短小，为网纹导管及具缘纹孔导管，直径至 48 μm。⑤薄壁细胞含菊糖，表面显放射状纹理。

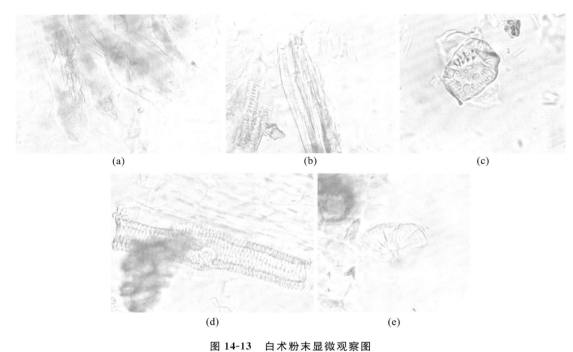

图 14-13　白术粉末显微观察图
（a）草酸钙针晶；（b）纤维；（c）石细胞；（d）导管分子；（e）菊糖

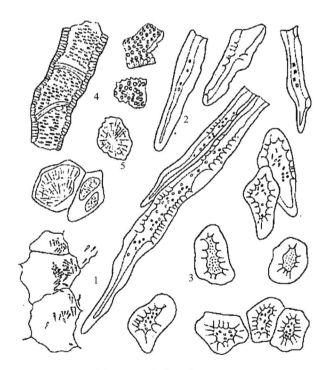

图 14-14　白术粉末特征图
1.草酸钙针晶；2.纤维；3.石细胞；4.导管；5.菊糖

4. 结论及依据

白术。①草酸钙针晶；②纤维；③石细胞；④导管分子；⑤菊糖。

实验 8　半夏粉末的显微鉴定

【实验目标】熟练掌握半夏的显微鉴定特征。

【实验材料】半夏粉末、半夏粉末永久制片。

【仪器与试剂】

生物显微镜、酒精灯、载玻片、盖玻片、吸水纸；水合氯醛、稀甘油、蒸馏水、45%乙醇。

【实验内容】

按照《中国药典》(2020 年版)规定的方法,对半夏粉末进行显微鉴定,按正确方法完成粉末制片、显微观察,绘出粉末特征图,描述其特征,得出鉴定结论,并写出鉴定理由。

1. 显微观察图

半夏粉末显微观察图如图 14-15 所示。

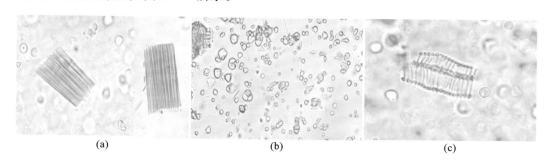

(a)　　　　　　　　　　(b)　　　　　　　　　　(c)

图 14-15　半夏粉末显微观察图

(a)草酸钙针晶;(b)淀粉粒;(c)导管

2. 粉末特征图

半夏粉末特征图如图 14-16 所示。

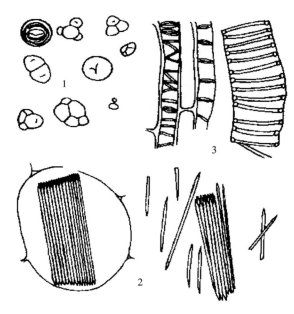

图 14-16　半夏粉末特征图

1.淀粉粒;2.草酸钙针晶;3.导管

3. 显微特征描述

粉末类白色。①淀粉粒甚多,单粒类圆形、半圆形或圆多角形,直径 2～20 μm,脐点裂缝状、人字状或星状;复粒由 2～6 分粒组成。②草酸钙针晶束存在于椭圆形黏液细胞中,或随处散在,针晶长20～144 μm。③螺纹导管直径 10～24 μm。

4. 结论及依据

半夏。①淀粉粒;②草酸钙针晶;③螺纹导管。

实验 9　浙贝母粉末的显微鉴定

【实验目标】熟练掌握浙贝母的显微鉴定特征。

【实验材料】浙贝母粉末、浙贝母粉末永久制片。

【仪器与试剂】

生物显微镜、酒精灯、载玻片、盖玻片、吸水纸；水合氯醛、稀甘油、蒸馏水、45％乙醇。

【实验内容】

按照《中国药典》(2020 年版)规定的方法,对浙贝母粉末进行显微鉴定,按正确方法完成粉末制片、显微观察,绘出粉末特征图,描述其特征,得出鉴定结论,并写出鉴定理由。

1. 显微观察图

浙贝母粉末显微观察图如图 14-17 所示。

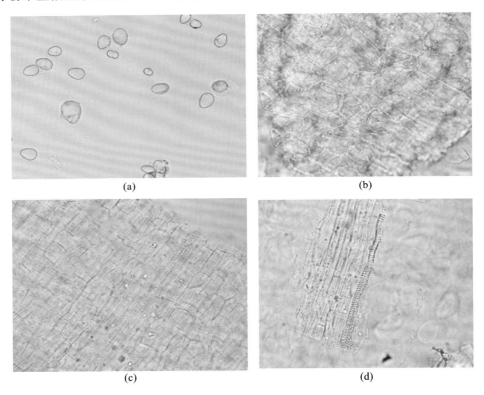

(a)

(b)

(c)

(d)

图 14-17　浙贝母粉末显微观察图

(a)淀粉粒；(b)表皮细胞及气孔；(c)草酸钙结晶；(d)螺纹导管

2. 粉末特征图

浙贝母粉末特征图如图 14-18 所示。

3. 显微特征描述

粉末淡黄白色。①淀粉粒甚多,单粒卵形、广卵形或椭圆形,直径 6～56 μm,层纹不明显。②表皮细胞类多角形或长方形,垂周壁连珠状增厚;气孔少见,副卫细胞 4～5 个。③草酸钙结晶少见,细小,多呈颗粒状,有的呈梭形、方形或细杆状。④导管多为螺纹,直径至 18 μm。

4. 结论及依据

浙贝母。①淀粉粒；②表皮细胞及气孔；③草酸钙结晶；④螺纹导管。

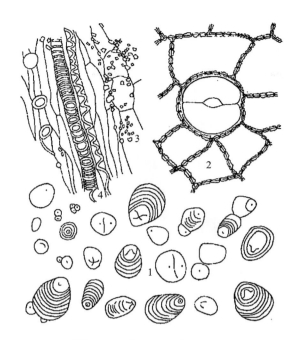

图 14-18　浙贝母粉末特征图
1.淀粉粒;2.表皮细胞及气孔;3.草酸钙结晶;4.导管

实验 10　天花粉粉末的显微鉴定

【实验目标】熟练掌握天花粉的显微鉴定特征。

【实验材料】天花粉粉末、天花粉粉末永久制片。

【仪器与试剂】

生物显微镜、酒精灯、载玻片、盖玻片、吸水纸;水合氯醛、稀甘油、蒸馏水、45%乙醇。

【实验内容】

按照《中国药典》(2020 年版)规定的方法,对天花粉粉末进行显微鉴定,按正确方法完成粉末制片、显微观察,绘出粉末特征图,描述其特征,得出鉴定结论,并写出鉴定理由。

1.显微观察图

天花粉粉末显微观察图如图 14-19 所示。

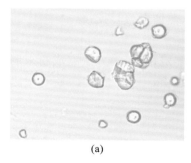
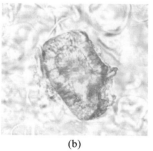
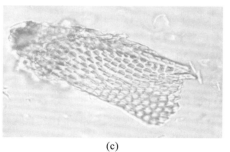

(a)　　　　　　　　　　(b)　　　　　　　　　　(c)

图 14-19　天花粉粉末显微观察图
(a)淀粉粒;(b)石细胞;(c)具缘纹孔导管

2.粉末特征图

天花粉粉末特征图如图 14-20 所示。

3.显微特征描述

粉末类白色。①石细胞黄绿色,长方形、椭圆形、类方形、多角形或纺锤形,直径 27~72 μm,壁较

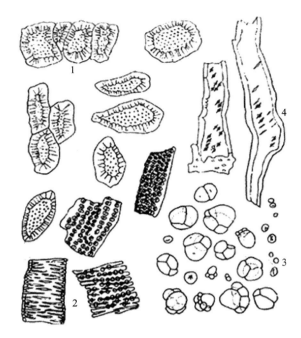

图 14-20 天花粉粉末特征图
1.石细胞；2.导管；3.淀粉粒；4.木纤维

厚,纹孔细密。②具缘纹孔导管大,多破碎,有的具缘纹孔呈六角形或方形,排列紧密。③淀粉粒甚多,单粒类球形、半圆形或盔帽形,直径 $6～48\ \mu m$,脐点点状、短缝状或人字状,层纹隐约可见;复粒由 $2～14$ 分粒组成,常由一个大的分粒与几个小分粒复合。④木纤维多为纤维管胞,较粗,具缘纹孔较稀疏,纹孔口斜裂缝状。

4.结论及依据

天花粉。①石细胞；②具缘纹孔导管；③淀粉粒。

实验 11   黄芪粉末的显微鉴定

【实验目标】熟练掌握黄芪的显微鉴定特征。

【实验材料】黄芪粉末、黄芪粉末永久制片。

【仪器与试剂】

生物显微镜、酒精灯、载玻片、盖玻片、吸水纸；水合氯醛、稀甘油、蒸馏水、45%乙醇。

【实验内容】

按照《中国药典》(2020 年版)规定的方法,对黄芪粉末进行显微鉴定,按正确方法完成粉末制片、显微观察,绘出粉末特征图,描述其特征,得出鉴定结论,并写出鉴定理由。

1.显微观察图

黄芪粉末显微观察图如图 14-21 所示。

2.粉末特征图

黄芪粉末特征图如图 14-22 所示。

3.显微特征描述

粉末黄白色。①纤维成束或散离,直径 $8～30\ \mu m$,壁厚,表面有纵裂纹,初生壁常与次生壁分离,两端常断裂成须状,或较平截。②具缘纹孔导管无色或橙黄色,具缘纹孔排列紧密。③石细胞少见,圆形、长圆形或形状不规则,壁较厚。

4.结论及依据

黄芪。①纤维；②具缘纹孔导管；③石细胞。

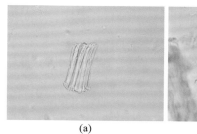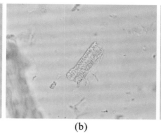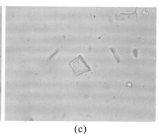

(a)　　　　　　　　(b)　　　　　　　　(c)

图 14-21　黄芪粉末显微观察图

(a)纤维;(b)具缘纹孔导管;(c)石细胞

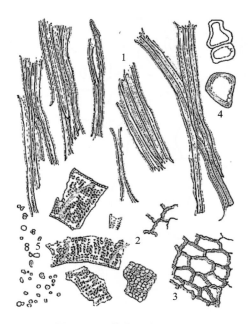

图 14-22　黄芪粉末特征图

1.纤维;2.导管;3.木栓细胞;4.石细胞;5.淀粉粒

实验 12　川贝母粉末的显微鉴定

【实验目标】熟练掌握川贝母的显微鉴定特征。

【实验材料】川贝母粉末、川贝粉末母永久制片。

【仪器与试剂】

生物显微镜、酒精灯、载玻片、盖玻片、吸水纸;水合氯醛、稀甘油、蒸馏水、45%乙醇。

【实验内容】

按照《中国药典》(2020 年版)规定的方法,对川贝母粉末进行显微鉴定,按正确方法完成粉末制片、显微观察,绘出粉末特征图,描述其特征,得出鉴定结论,并写出其鉴定理由。

1.显微观察图

川贝母粉末显微观察图如图 14-23 所示。

2.粉末特征图

川贝母粉末特征图如图 14-24 所示。

3.显微特征描述

粉末类白色或浅黄色。①淀粉粒甚多,广卵形、长圆形或不规则圆形,有的边缘不平整或略作分枝状,直径 5~64 μm,脐点短缝状、点状、人字状或马蹄状,层纹隐约可见。②表皮细胞类长方形,垂周壁微波状弯曲,偶见不定式气孔,圆形或扁圆形。③螺纹导管直径 5~26 μm。

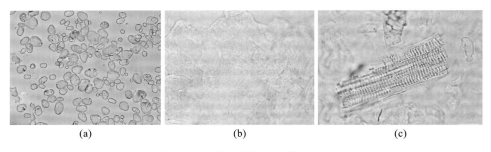

图 14-23　川贝母粉末显微观察图
（a）淀粉粒；（b）表皮细胞及气孔；（c）螺纹导管

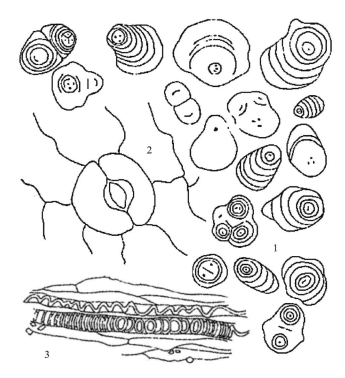

图 14-24　川贝母粉末特征图
1.淀粉粒；2.表皮细胞及气孔；3.螺纹导管

4.结论及依据

川贝母。①淀粉粒；②表皮细胞及气孔；③螺纹导管。

实验 13　牡丹皮粉末的显微鉴定

【实验目标】熟练掌握牡丹皮的显微鉴定特征。

【实验材料】牡丹皮粉末、牡丹皮粉末永久制片。

【仪器与试剂】

生物显微镜、酒精灯、载玻片、盖玻片、吸水纸；水合氯醛、稀甘油、蒸馏水、45％乙醇。

【实验内容】

按照《中国药典》（2020 年版）规定的方法，对牡丹皮粉末进行显微鉴定，按正确方法完成粉末制片、显微观察，绘出粉末特征图，描述其特征，得出鉴定结论，并写出鉴定理由。

1.显微观察图

牡丹皮粉末显微观察图如图 14-25 所示。

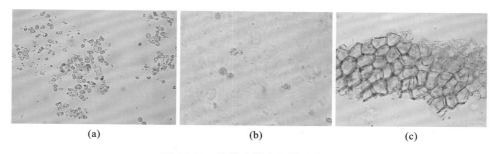

图 14-25 牡丹皮粉末显微观察图
(a)淀粉粒;(b)草酸钙簇晶;(c)木栓细胞

2. 粉末特征图

牡丹皮粉末特征图如图 14-26 所示。

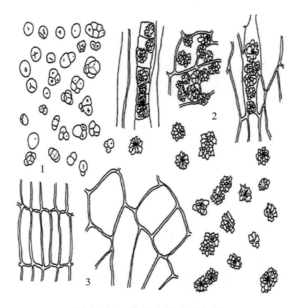

图 14-26 牡丹皮粉末特征图
1. 淀粉粒;2. 草酸钙簇晶;3. 木栓细胞

3. 显微特征描述

粉末淡红棕色。①淀粉粒甚多,单粒类圆形或多角形,直径 3～16 μm,脐点点状、裂缝状或飞鸟状;复粒由 2～6 分粒组成。②草酸钙簇晶直径 9～45 μm,有时含晶细胞连接,簇晶排列成行,或一个细胞含数个簇晶。③连丹皮可见木栓细胞长方形,壁稍厚,浅红色。

4. 结论及依据

牡丹皮。①淀粉粒;②草酸钙簇晶;③木栓细胞。

实验 14 厚朴粉末的显微鉴定

【实验目标】熟练掌握厚朴的显微鉴定特征。

【实验材料】厚朴粉末、厚朴粉末永久制片。

【仪器与试剂】

生物显微镜、酒精灯、载玻片、盖玻片、吸水纸;水合氯醛、稀甘油、蒸馏水、45％乙醇。

【实验内容】

按照《中国药典》(2020 年版)规定的方法,对厚朴粉末进行显微鉴定,按正确方法完成粉末制片、显微观察,绘出粉末特征图,描述其特征,得出鉴定结论,并写出鉴定理由。

1.显微观察图

厚朴粉末显微观察图如图 14-27 所示。

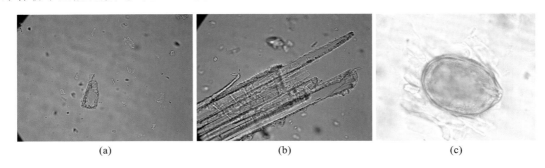

(a) (b) (c)

图 14-27 厚朴粉末显微观察图

(a)石细胞;(b)纤维;(c)油细胞

2.粉末特征图

厚朴粉末特征图如图 14-28 所示。

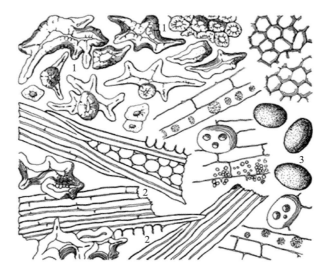

图 14-28 厚朴粉末特征图

1.石细胞;2.纤维;3.油细胞

3.显微特征描述

粉末棕色。①石细胞类方形、椭圆形、卵圆形或不规则分枝状,直径 11～65 μm,有时可见层纹。②纤维甚多,直径 15～32 μm,壁甚厚,有的呈波浪形或一边呈锯齿状,木化,孔沟不明显。③油细胞椭圆形或类圆形,直径 50～85 μm,含黄棕色油状物。

4.结论及依据

厚朴。①石细胞;②纤维;③油细胞。

实验 15 肉桂粉末的显微鉴定

【实验目标】熟练掌握肉桂的显微鉴定特征。

【实验材料】肉桂粉末、肉桂粉末永久制片。

【仪器与试剂】

生物显微镜、酒精灯、载玻片、盖玻片、吸水纸;水合氯醛、稀甘油、蒸馏水、45%乙醇。

【实验内容】

按照《中国药典》(2020 年版)规定的方法,对肉桂粉末进行显微鉴定,按正确方法完成粉末制片、显微观察,绘出粉末特征图,描述其特征,得出鉴定结论,并写出鉴定理由。

1.显微观察图

肉桂粉末显微观察图如图 14-29 所示。

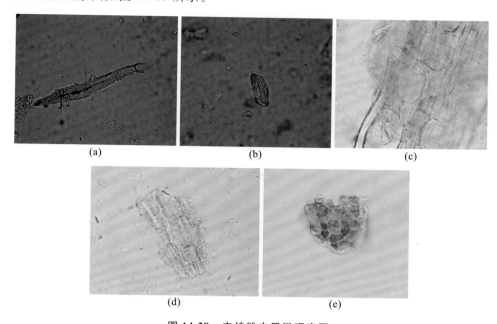

图 14-29 肉桂粉末显微观察图

(a)纤维;(b)石细胞;(c)油细胞;(d)草酸钙针晶;(e)木栓细胞

2.粉末特征图

肉桂粉末特征图如图 14-30 所示。

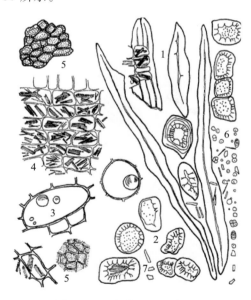

图 14-30 肉桂粉末特征图

1.纤维;2.石细胞;3.油细胞;4.草酸钙针晶;5.木栓细胞

3.显微特征描述

粉末红棕色。①纤维大多单个散在,长梭形,长 195~920 μm,直径约至 50 μm,壁厚,木化,纹孔不明显。②石细胞类方形或类圆形,直径 32~88 μm,壁厚,有的一面菲薄。③油细胞类圆形或长圆形,直径 45~108 μm。④草酸钙针晶细小,散在于射线细胞中。⑤木栓细胞多角形,含红棕色物。

4.结论及依据

肉桂。①纤维;②石细胞;③油细胞;④草酸钙针晶;⑤木栓细胞。

实验 16　黄柏粉末的显微鉴定

【实验目标】熟练掌握黄柏的显微鉴定特征。

【实验材料】黄柏粉末、黄柏粉末永久制片。

【仪器与试剂】

生物显微镜、酒精灯、载玻片、盖玻片、吸水纸；水合氯醛、稀甘油、蒸馏水、45%乙醇。

【实验内容】

按照《中国药典》（2020 年版）规定的方法，对黄柏粉末进行显微鉴定，按正确方法完成粉末制片、显微观察，绘出粉末特征图，描述其特征，得出鉴定结论，并写出鉴定理由。

1.显微观察图

黄柏粉末显微观察图如图 14-31 所示。

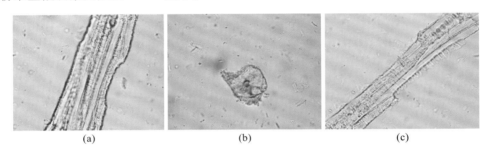

图 14-31　黄柏粉末显微观察图
（a）晶纤维；（b）石细胞；（c）草酸钙方晶

2.粉末特征图

黄柏粉末特征图如图 14-32 所示。

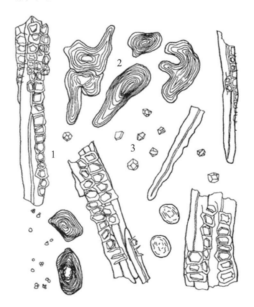

图 14-32　黄柏粉末特征图
1.晶纤维；2.石细胞；3.草酸钙方晶

3.显微特征描述

粉末鲜黄色。①纤维鲜黄色，直径 $16\sim38\ \mu m$，常成束，周围细胞含草酸钙方晶，形成晶纤维；含晶细胞壁木化增厚。②石细胞鲜黄色，类圆形或纺锤形，直径 $35\sim128\ \mu m$，有的呈分枝状，枝端锐尖，壁厚，层纹明显；有的可见大型纤维状的石细胞，长可达 $900\ \mu m$。③草酸钙方晶众多。

4. 结论及依据

黄柏。①晶纤维;②石细胞;③草酸钙方晶。

实验 17 大青叶粉末的显微鉴定

【实验目标】熟练掌握大青叶的显微鉴定特征。

【实验材料】大青叶粉末、大青叶粉末永久制片。

【仪器与试剂】

生物显微镜、酒精灯、载玻片、盖玻片、吸水纸;水合氯醛、稀甘油、蒸馏水、45%乙醇。

【实验内容】

按照《中国药典》(2020 年版)规定的方法,对大青叶粉末进行显微鉴定,按正确方法完成粉末制片、显微观察,绘出粉末特征图,描述其特征,得出鉴定结论,并写出鉴定理由。

1. 显微观察图

大青叶粉末显微观察图如图 14-33 所示。

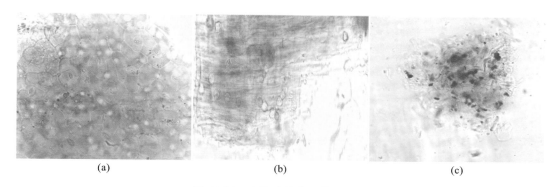

(a) (b) (c)

图 14-33 大青叶粉末显微观察图

(a)下表皮细胞及气孔;(b)橙皮苷结晶;(c)靛蓝结晶

2. 粉末特征图

大青叶粉末特征图如图 14-34 所示。

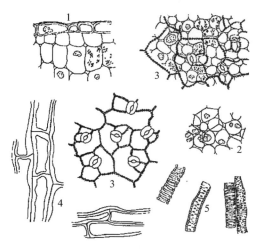

图 14-34 大青叶粉末特征图

1.靛蓝结晶;2.橙皮苷结晶;3.上、下表皮细胞及气孔;4.厚角组织;5.导管

3. 显微特征描述

粉末绿褐色。①下表皮细胞垂周壁稍弯曲,略成连珠状增厚;气孔不等式,副卫细胞 3～4 个。②叶肉组织分化不明显;叶肉细胞中含蓝色细小颗粒状物,亦含橙皮苷样结晶。

4. 结论及依据

大青叶。①靛蓝结晶;②橙皮苷结晶;③下表皮细胞及气孔。

实验 18 番泻叶粉末的显微鉴定

【实验目标】熟练掌握番泻叶的显微鉴定特征。

【实验材料】番泻叶粉末、番泻叶粉末永久制片。

【仪器与试剂】

生物显微镜、酒精灯、载玻片、盖玻片、吸水纸;水合氯醛、稀甘油、蒸馏水、45%乙醇。

【实验内容】

按照《中国药典》(2020 年版)规定的方法,对番泻叶粉末进行显微鉴定,按正确方法完成粉末制片、显微观察,绘出粉末特征图,描述其特征,得出鉴定结论,并写出鉴定理由。

1. 显微观察图

番泻叶粉末显微观察图如图 14-35 所示。

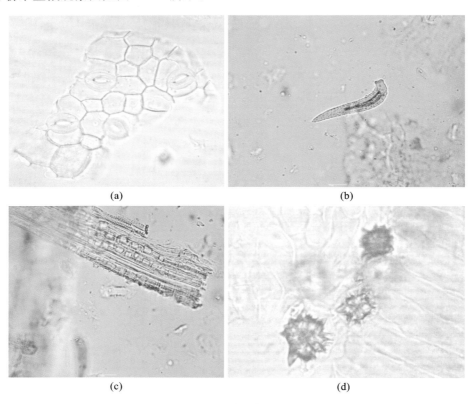

(a)   (b)

(c)   (d)

图 14-35　番泻叶粉末显微观察图
(a)上、下表皮细胞及气孔;(b)非腺毛;(c)晶纤维;(d)草酸钙簇晶

2. 粉末特征图

番泻叶粉末特征图如图 14-36 所示。

3. 显微特征描述

粉末淡绿色或黄绿色。①上、下表皮细胞表面观呈多角形,垂周壁平直;上、下表皮均有气孔,主为平轴式,副卫细胞大多为 2 个,也有 3 个。②非腺毛单细胞,长 100~350 μm,直径 12~25 μm,壁厚,有疣状突起。③晶纤维多,草酸钙方晶直径 12~15 μm。④草酸钙簇晶存在于叶肉薄壁细胞中,直径 9~20 μm。

4. 结论及依据

番泻叶。①上、下表皮细胞及气孔;②非腺毛;③晶纤维;④草酸钙簇晶。

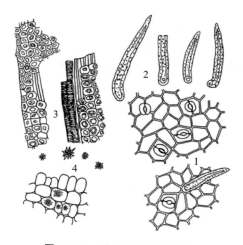

图 14-36 番泻叶粉末特征图
1.上、下表皮细胞及气孔;2.非腺毛;3.晶纤维;4.草酸钙簇晶

实验 19 丁香粉末的显微鉴定

【实验目标】熟练掌握丁香的显微鉴定特征。

【实验材料】丁香粉末、丁香粉末永久制片。

【仪器与试剂】

生物显微镜、酒精灯、载玻片、盖玻片、吸水纸;水合氯醛、稀甘油、蒸馏水、45%乙醇。

【实验内容】

按照《中国药典》(2020 年版)规定的方法,对丁香粉末进行显微鉴定,按正确方法完成粉末制片、显微观察,绘出粉末特征图,描述其特征,得出鉴定结论,并写出鉴定理由。

1.显微观察图

丁香粉末显微观察图如图 14-37 所示。

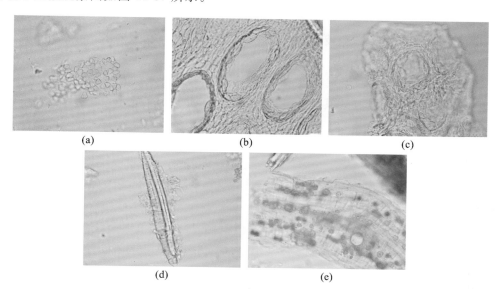

图 14-37 丁香粉末显微观察图
(a)花粉粒;(b)油室;(c)油室碎片;(d)纤维;(e)草酸钙簇晶

2.粉末特征图

丁香粉末特征图如图 14-38 所示。

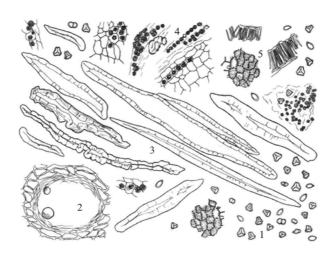

图 14-38 丁香粉末特征图
1.花粉粒；2.油室；3.纤维；4.草酸钙簇晶；5.花粉囊内壁细胞

3.显微特征描述

粉末暗红棕色。①花粉粒众多，极面观呈三角形，赤道表面观呈双凸镜形，具3副合沟。②油室多破碎，分泌细胞界限不清，含黄色油状物。③纤维梭形，顶端钝圆，壁较厚。④草酸钙簇晶众多，直径 $4\sim26~\mu m$ ，存在于较小的薄壁细胞中。

4.结论及依据

丁香。①花粉粒；②油室；③纤维；④草酸钙簇晶。

实验 20 洋金花粉末的显微鉴定

【实验目标】熟练掌握洋金花的显微鉴定特征。

【实验材料】洋金花粉末、洋金花粉末永久制片。

【仪器与试剂】

生物显微镜、酒精灯、载玻片、盖玻片、吸水纸；水合氯醛、稀甘油、蒸馏水、45％乙醇。

【实验内容】

按照《中国药典》（2020 年版）规定的方法，对洋金花粉末进行显微鉴定，按正确方法完成粉末制片、显微观察，绘出粉末特征图，描述其特征，得出鉴定结论，并写出鉴定理由。

1.显微观察图

洋金花粉末显微观察图如图 14-39 所示。

2.粉末特征图

洋金花粉末特征图如图 14-40 所示。

3.显微特征描述

粉末淡黄色。①花粉粒类球形或长圆形，直径 $42\sim65~\mu m$ ，表面有条纹状雕纹。②腺毛头部 1～5 个细胞，柄 1～5 个细胞。③花萼非腺毛 1～3 个细胞，壁具疣突；花冠裂片边缘非腺毛 1～10 个细胞，壁微具疣突；花丝基部非腺毛粗大，1～5 个细胞，基部直径约至 128 μm ，顶端钝圆。④花萼、花冠薄壁细胞中有草酸钙砂晶、方晶及簇晶。

4.结论及依据

洋金花。①花粉粒；②腺毛；③非腺毛；④草酸钙结晶。

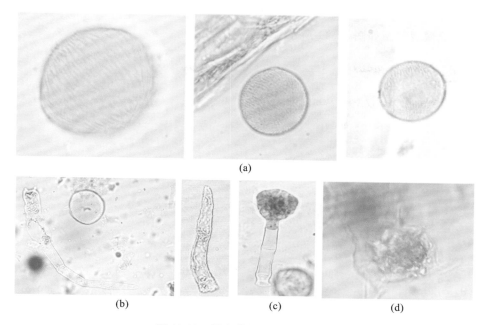

(a)

(b)　　　　　(c)　　　　　(d)

图 14-39　洋金花粉末显微观察图

（a）花粉粒；（b）非腺毛；（c）腺毛；（d）草酸钙结晶

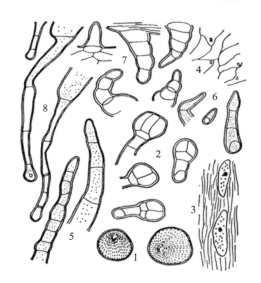

图 14-40　洋金花粉末特征图

1.花粉粒；2,8.腺毛；3,4.草酸钙结晶；5,6,7.非腺毛

实验 21　金银花粉末的显微鉴定

【实验目标】熟练掌握金银花的显微鉴定特征。

【实验材料】金银花粉末、金银花粉末永久制片。

【仪器与试剂】

生物显微镜、酒精灯、载玻片、盖玻片、吸水纸；水合氯醛、稀甘油、蒸馏水、45％乙醇。

【实验内容】

按照《中国药典》（2020 年版）规定的方法，对金银花粉末进行显微鉴定，按正确方法完成粉末制片、显微观察，绘出粉末特征图，描述其特征，得出鉴定结论，并写出鉴定理由。

1. 显微观察图

金银花粉末显微观察图如图 14-41 所示。

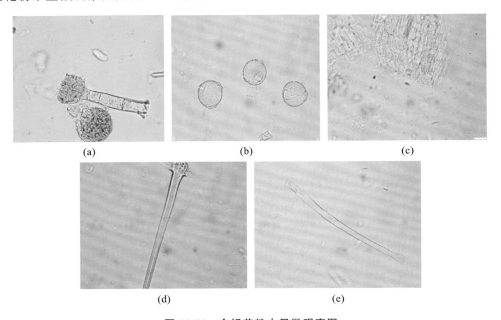

图 14-41　金银花粉末显微观察图

(a)腺毛;(b)花粉粒;(c)草酸钙簇晶;(d)厚壁非腺毛;(e)薄壁非腺毛

2. 粉末特征图

金银花粉末特征图如图 14-42 所示。

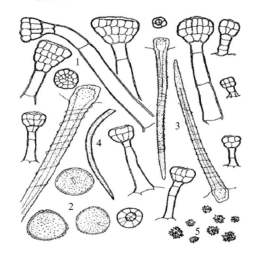

图 14-42　金银花粉末特征图

1.腺毛;2.花粉粒;3.厚壁非腺毛;4.薄壁非腺毛;5.草酸钙簇晶

3. 显微特征描述

粉末浅黄棕色或黄绿色。①腺毛较多,头部倒圆锥形、类圆形或略扁圆形,4～33 个细胞,排成 2～4 层,直径 30～64(～108) μm,柄部 1～5 个细胞,长可达 700 μm。②花粉粒类圆形或三角形,表面具细密短刺及细颗粒状雕纹,具 3 孔沟。③非腺毛有两种:一种为厚壁非腺毛,单细胞,长可达 900 μm,表面有微细疣状或泡状突起,有的具螺纹;另一种为薄壁非腺毛,单细胞,甚长,弯曲或皱缩,表面有微细疣状突起。④草酸钙簇晶直径 6～45 μm。

4. 结论及依据

金银花。①腺毛;②花粉粒;③非腺毛;④草酸钙簇晶。

实验 22 红花粉末的显微鉴定

【实验目标】熟练掌握红花的显微鉴定特征。

【实验材料】红花粉末、红花粉末永久制片。

【仪器与试剂】

生物显微镜、酒精灯、载玻片、盖玻片、吸水纸；水合氯醛、稀甘油、蒸馏水、45％乙醇。

【实验内容】

按照《中国药典》(2020 年版)规定的方法,对红花粉末进行显微鉴定,按正确方法完成粉末制片、显微观察,绘出粉末特征图,描述其特征,得出鉴定结论,并写出鉴定理由。

1. 显微观察图

红花粉末显微观察图如图 14-43 所示。

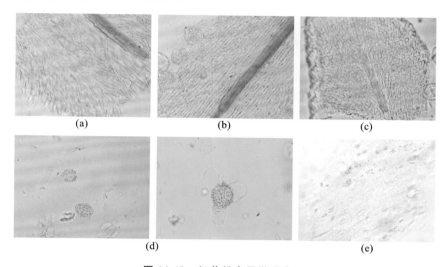

(a)   (b)   (c)

(d)   (e)

图 14-43 红花粉末显微观察图

(a)柱头及花柱表皮细胞;(b)长管状分泌细胞;(c)花冠裂片顶端表皮细胞;(d)花粉粒;(e)草酸钙方晶

2. 粉末特征图

红花粉末特征图如图 14-44 所示。

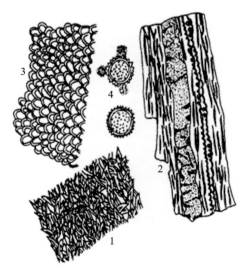

图 14-44 红花粉末特征图

1.花柱碎片;2.分泌细胞;3.花冠顶端碎片;4.花粉粒

3. 显微特征描述

粉末橙黄色。①柱头和花柱上部表皮细胞分化成圆锥形单细胞毛,先端尖或稍钝。②花冠、花丝、柱头碎片多见,有长管状分泌细胞常位于导管旁,直径约至 66 μm,含黄棕色至红棕色分泌物。③花冠裂片顶端表皮细胞外壁突起呈短绒毛状。④花粉粒类圆形、椭圆形或橄榄形,直径约至 60 μm,具 3 个萌发孔,外壁有齿状突起。⑤草酸钙方晶存在于薄壁细胞中,直径 2～6 μm。

4. 结论及依据

红花。①柱头和花柱上部表皮细胞;②分泌细胞;③花冠裂片顶端表皮细胞;④花粉粒。

实验 23 山茱萸粉末的显微鉴定

【实验目标】熟练掌握山茱萸的显微鉴定特征。

【实验材料】山茱萸粉末、山茱萸粉末永久制片。

【仪器与试剂】

生物显微镜、酒精灯、载玻片、盖玻片、吸水纸;水合氯醛、稀甘油、蒸馏水、45%乙醇。

【实验内容】

按照《中国药典》(2020 年版)规定的方法,对山茱萸粉末进行显微鉴定,按正确方法完成粉末制片、显微观察,绘出粉末特征图,描述其特征,得出鉴定结论,并写出鉴定理由。

1. 显微观察图

山茱萸粉末显微观察图如图 14-45 所示。

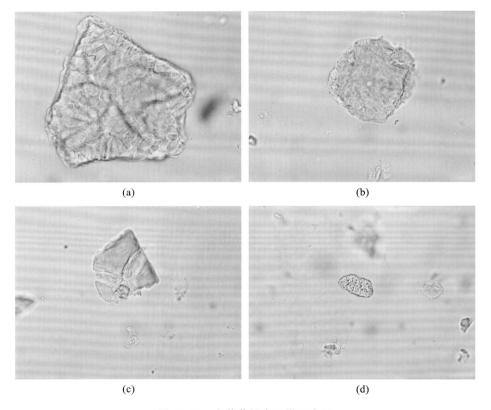

(a)　　　　　　　　　　　(b)

(c)　　　　　　　　　　　(d)

图 14-45　山茱萸粉末显微观察图

(a)果皮表皮细胞;(b)中果皮细胞;(c)草酸钙簇晶;(d)石细胞

2. 粉末特征图

山茱萸粉末特征图如图 14-46 所示。

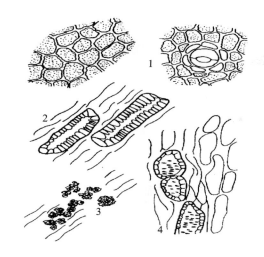

图 14-46 山茱萸粉末特征图
1.果皮表皮细胞；2.中果皮细胞；3.草酸钙簇晶；4.石细胞

3.显微特征描述

粉末红褐色。①果皮表皮细胞橙黄色，表面观呈多角形或类长方形，直径 $16\sim30~\mu m$，垂周壁连珠状增厚，外平周壁颗粒状角质增厚，胞腔含淡橙黄色物。②中果皮细胞橙棕色，多皱缩。③草酸钙簇晶少数，直径 $12\sim32~\mu m$。④石细胞类方形、卵圆形或长方形，纹孔明显，胞腔大。

4.结论及依据

山茱萸。①果皮表皮细胞；②中果皮细胞；③草酸钙簇晶；④石细胞。

实验 24　砂仁粉末的显微鉴定

【实验目标】熟练掌握砂仁的显微鉴定特征。

【实验材料】砂仁粉末、砂仁粉末永久制片。

【仪器与试剂】

生物显微镜、酒精灯、载玻片、盖玻片、吸水纸；水合氯醛、稀甘油、蒸馏水、45%乙醇。

【实验内容】

按照《中国药典》(2020 年版)规定的方法，对砂仁粉末进行显微鉴定，按正确方法完成粉末制片、显微观察，绘出粉末特征图，描述其特征，得出鉴定结论，并写出鉴定理由。

1.显微观察图

砂仁粉末显微观察图如图 14-47 所示。

2.粉末特征图

砂仁粉末特征图如图 14-48 所示。

3.显微特征描述

粉末灰棕色。①种皮表皮细胞淡黄色，表面观呈长条形，常与下皮细胞上下层垂直排列；下皮细胞含棕色或红棕色物。②色素层细胞皱缩，界限不清楚，含红棕色或深棕色物。③外胚乳细胞类长方形或不规则，充满细小淀粉粒集结成的淀粉团，有的包埋有细小草酸钙方晶。④内胚乳细胞含细小糊粉粒和脂肪油滴。⑤油细胞无色，壁薄，偶见油滴散在。

4.结论及依据

砂仁。①种皮表皮细胞；②色素层细胞；③外胚乳细胞；④油细胞。

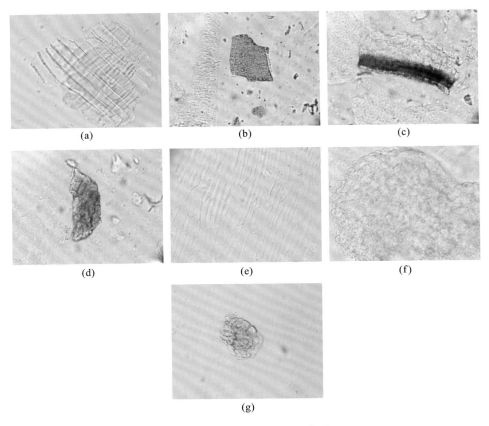

图 14-47　砂仁粉末显微观察图

（a）种皮表皮细胞；（b）种皮细胞表面观；（c）种皮细胞断面观；
（d）色素层细胞；（e）外胚乳细胞；（f）内胚乳细胞；（g）油细胞

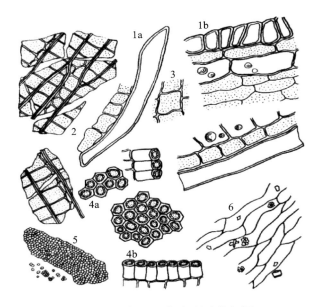

图 14-48　砂仁（阳春砂）粉末特征图

1.种皮表皮细胞（1a.表面观；1b.断面观）；2.下皮细胞；3.油细胞及色素层细胞；

4.内种皮细胞（4a.表面观；4b.断面观）；5.外胚乳细胞及淀粉团；6.假种皮及草酸钙结晶

实验 25　五味子粉末的显微鉴定

【实验目标】熟练掌握五味子的显微鉴定特征。

【实验材料】五味子粉末、五味子粉末永久制片。

【仪器与试剂】

生物显微镜、酒精灯、载玻片、盖玻片、吸水纸；水合氯醛、稀甘油、蒸馏水、45％乙醇。

【实验内容】

按照《中国药典》(2020 年版)规定的方法,对五味子粉末进行显微鉴定,按正确方法完成粉末制片、显微观察,绘出粉末特征图,描述其特征,得出鉴定结论,并写出鉴定理由。

1. 显微观察图

五味子粉末显微观察图如图 14-49 所示。

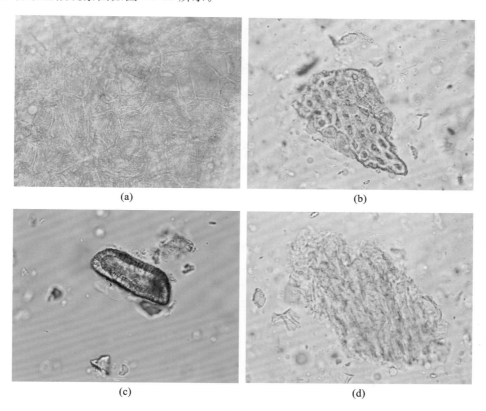

(a)　　　　　　　　　　　　　　(b)

(c)　　　　　　　　　　　　　　(d)

图 14-49　五味子粉末显微观察图

(a)果皮表皮细胞;(b)种皮表皮石细胞;(c)种皮内层石细胞;(d)中果皮细胞

2. 粉末特征图

五味子粉末特征图如图 14-50 所示。

3. 显微特征描述

粉末暗紫色。①果皮表皮细胞表面观呈类多角形,垂周壁略呈连珠状增厚,表面有角质线纹;表皮中散有油细胞。②种皮表皮石细胞表面观呈多角形或长多角形,直径 18～50 μm,壁厚,孔沟极细密,胞腔内含深棕色物。③种皮内层石细胞呈多角形、类圆形或不规则,直径约至 83 μm,壁稍厚,纹孔较大。④胚乳细胞呈多角形,壁薄,内含脂肪油滴及糊粉粒。⑤中果皮细胞皱缩,含暗棕色物,并含淀粉粒。

4. 结论及依据

五味子。①果皮表皮细胞;②种皮表皮石细胞;③种皮内层石细胞。

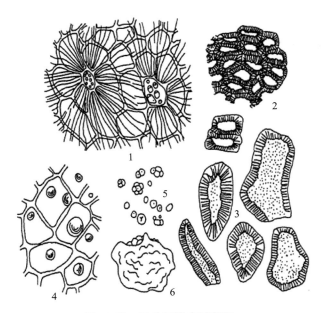

图 14-50　五味子粉末特征图

1.果皮表皮细胞(示分泌细胞,角质层纹理);2.种皮表皮石细胞;3.种皮内层石细胞;4.胚乳细胞;5.淀粉粒;6.中果皮碎片

实验 26　补骨脂粉末的显微鉴定

【实验目标】熟练掌握补骨脂的显微鉴定特征。

【实验材料】补骨脂粉末、补骨脂粉末永久制片。

【仪器与试剂】

生物显微镜、酒精灯、载玻片、盖玻片、吸水纸;水合氯醛、稀甘油、蒸馏水、45%乙醇。

【实验内容】

按照《中国药典》(2020 年版)规定的方法,对补骨脂粉末进行显微鉴定,按正确方法完成粉末制片、显微观察,绘出粉末特征图,描述其特征,得出鉴定结论,并写出鉴定理由。

1.显微观察图

补骨脂粉末显微观察图如图 14-51 所示。

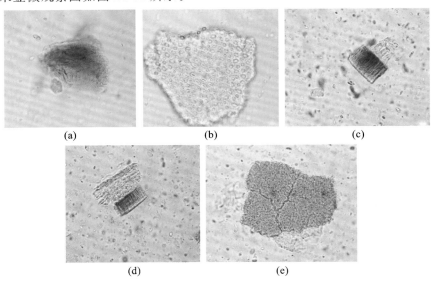

(a)　　　　　　(b)　　　　　　(c)

(d)　　　　　　(e)

图 14-51　补骨脂粉末显微观察图

(a)壁内腺;(b)支持细胞表面观;(c)支持细胞侧面观;(d)种皮栅状细胞侧面观;(e)种皮栅状细胞底面观

2. 粉末特征图

补骨脂粉末特征图如图 14-52 所示。

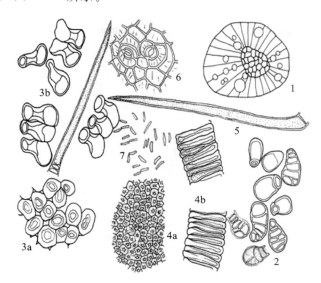

图 14-52 补骨脂粉末特征图

1. 壁内腺；2. 腺毛；3. 支持细胞（3a. 顶面观；3b. 侧面观）；
4. 种皮栅状细胞（4a. 顶面观；4b. 侧面观）；5. 非腺毛；6. 表皮及气孔；7. 草酸钙小柱晶

3. 显微特征描述

粉末灰黄色。①壁内腺（内生腺体）多破碎，完整者类圆形，由十几个至几十个纵向延长呈放射状排列的细胞构成。②支持细胞侧面观呈哑铃形，表面观呈类圆形。③种皮栅状细胞侧面观有纵沟纹，光辉带 1 条，位于上侧近边缘处；顶面观呈多角形，胞腔极小，孔沟细；底面观呈圆多角形，胞腔含红棕色物。④草酸钙柱晶细小，成片存在于中果皮细胞中。

4. 结论及依据

补骨脂。①壁内腺；②支持细胞；③种皮栅状细胞；④草酸钙柱晶。

实验 27　小茴香粉末的显微鉴定

【实验目标】熟练掌握小茴香的显微鉴定特征。

【实验材料】小茴香粉末、小茴香粉末永久制片。

【仪器与试剂】

生物显微镜、酒精灯、载玻片、盖玻片、吸水纸；水合氯醛、稀甘油、蒸馏水、45％乙醇。

【实验内容】

按照《中国药典》（2020 年版）规定的方法，对小茴香粉末进行显微鉴定，按正确方法完成粉末制片、显微观察，绘出粉末特征图，描述其特征，得出鉴定结论，并写出鉴定理由。

1. 显微观察图

小茴香粉末显微观察图如图 14-53 所示。

2. 粉末特征图

小茴香粉末特征图如图 14-54 所示。

3. 显微特征描述

粉末绿黄色或黄棕色。①网纹细胞木化，壁厚，具卵圆形网状壁孔。②油管黄棕色至深红棕色，多破碎，分泌细胞多角形。③镶嵌状细胞为内果皮细胞，5～8 个狭长细胞为 1 组，以其长轴相互做不规则方向嵌列。④内胚乳细胞多角形，无色，壁颇厚，糊粉粒多数，每个糊粉粒中含有细小草酸钙簇晶 1 个。

4. 结论及依据

小茴香。①网纹细胞；②油管碎片；③镶嵌状细胞；④内胚乳细胞。

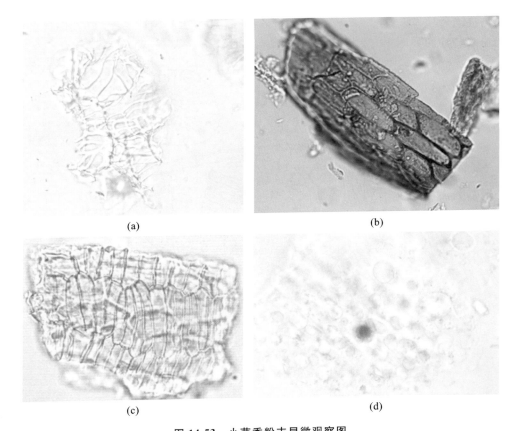

图 14-53　小茴香粉末显微观察图
（a）网纹细胞；（b）油管碎片；（c）镶嵌状细胞；（d）内胚乳细胞

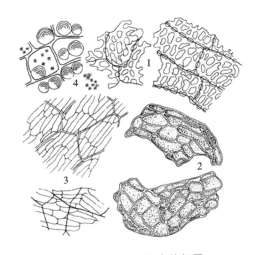

图 14-54　小茴香粉末特征图
1.网纹细胞；2.油管碎片；3.镶嵌状细胞；4.内胚乳细胞及草酸钙小簇晶

实验 28　槟榔粉末的显微鉴定

【实验目标】熟练掌握槟榔的显微鉴定特征。

【实验材料】槟榔粉末、槟榔粉末永久制片。

【仪器与试剂】

生物显微镜、酒精灯、载玻片、盖玻片、吸水纸；水合氯醛、稀甘油、蒸馏水、45％乙醇。

【实验内容】

按照《中国药典》（2020 年版）规定的方法，对槟榔粉末进行显微鉴定，按正确方法完成粉末制片、显微观察,绘出粉末特征图,描述其特征,得出鉴定结论,并写出鉴定理由。

1.显微观察图

槟榔粉末显微观察图如图 14-55 所示。

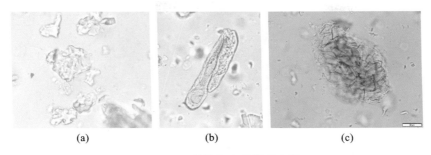

(a)　　　　　　　(b)　　　　　　　(c)

图 14-55　槟榔粉末显微观察图
(a)内胚乳细胞;(b)种皮石细胞;(c)外胚乳细胞

2.粉末特征图

槟榔粉末特征图如图 14-56 所示。

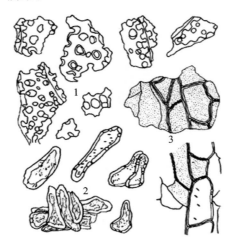

图 14-56　槟榔粉末特征图
1.内胚乳细胞;2.种皮石细胞;3.外胚乳细胞

3.显微特征描述

粉末红棕色至棕色。①内胚乳细胞极多,多破碎,完整者呈不规则多角形或类方形,直径 56～112 μm,纹孔较多,甚大,类圆形或矩圆形。②种皮石细胞呈纺锤形、多角形或长条形,淡黄棕色,纹孔少数,裂缝状。③外胚乳细胞呈类方形、类多角形或长条状,胞腔内大多数充满红棕色至深棕色物。

4.结论及依据

槟榔。①内胚乳细胞;②种皮石细胞;③外胚乳细胞。

实验 29　麻黄粉末的显微鉴定

【实验目标】熟练掌握麻黄的显微鉴定特征。

【实验材料】麻黄粉末、麻黄粉末永久制片。

【仪器与试剂】

生物显微镜、酒精灯、载玻片、盖玻片、吸水纸;水合氯醛、稀甘油、蒸馏水、45%乙醇。

【实验内容】

按照《中国药典》(2020 年版)规定的方法,对麻黄粉末进行显微鉴定,按正确方法完成粉末制片、显微观察,绘出粉末特征图,描述其特征,得出鉴定结论,并写出鉴定理由。

1. 显微观察图

麻黄粉末显微观察图如图 14-57 所示。

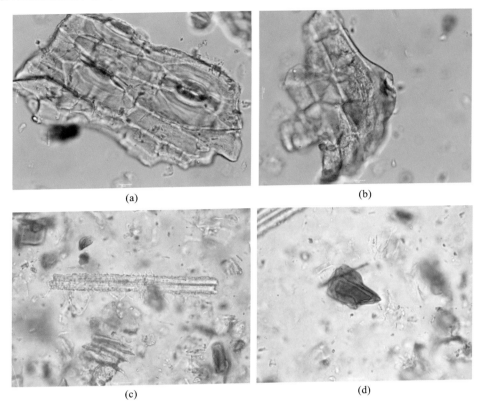

(a)　　　　　　　　　　　　　　　(b)

(c)　　　　　　　　　　　　　　　(d)

图 14-57　麻黄粉末显微观察图

(a)表皮细胞及气孔;(b)角质层突起;(c)嵌晶纤维;(d)棕色块

2. 粉末特征图

麻黄粉末特征图如图 14-58 所示。

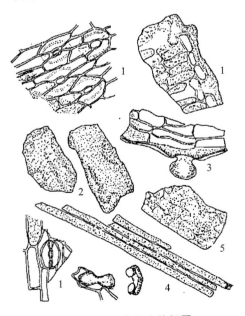

图 14-58　麻黄粉末特征图

1.表皮细胞及气孔;2.棕色块;3.角质层突起;4.纤维;5.薄壁细胞

3. 显微特征描述

粉末呈棕色或绿色。①表皮细胞呈长方形,外壁布满颗粒状晶体;气孔特异,内陷,保卫细胞侧面观呈哑铃形或顶面观呈电话听筒形。②角质层极厚,呈脊状突起,常破碎呈不规则条块状。③纤维多,壁厚,木化或非木化,狭长,胞腔狭小,常不明显,初生壁附有众多细小的草酸钙砂晶或方晶。④髓部薄壁细胞壁增厚,内含棕色块物质,棕色或红棕色,形状不规则。

4. 结论及依据

麻黄。①表皮细胞及气孔;②角质层碎片;③纤维;④棕色块。

实验 30 薄荷粉末的显微鉴定

【实验目标】熟练掌握薄荷的显微鉴定特征。

【实验材料】薄荷粉末、薄荷粉末永久制片。

【仪器与试剂】

生物显微镜、酒精灯、载玻片、盖玻片、吸水纸;水合氯醛、稀甘油、蒸馏水、45%乙醇。

【实验内容】

按照《中国药典》(2020 年版)规定的方法,对薄荷粉末进行显微鉴定,按正确方法完成粉末制片、显微观察,绘出粉末特征图,描述其特征,得出鉴定结论,并写出鉴定理由。

1. 显微观察图

薄荷粉末显微观察图如图 14-59 所示。

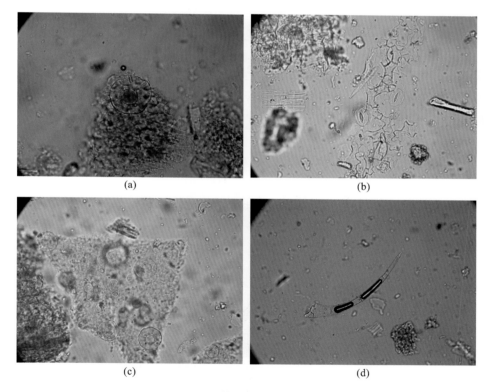

(a)　　　　　　　　　　　(b)

(c)　　　　　　　　　　　(d)

图 14-59 薄荷粉末显微观察图

(a)腺鳞;(b)气孔;(c)小腺毛;(d)非腺毛

2. 粉末特征图

薄荷粉末特征图如图 14-60 所示。

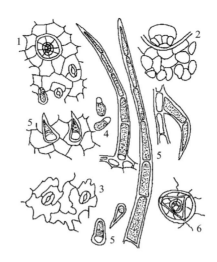

图 14-60　薄荷粉末特征图
1.腺磷顶面观;2.腺磷侧面观;3.气孔;4.小腺毛;5.非腺毛;6.腺磷

3.显微特征描述

粉末灰绿色。①腺鳞头部 8 个细胞,直径约至 90 μm,腺柄单细胞,极短。②表皮细胞壁薄,呈微波状,下表皮气孔多见,直轴式。③小腺毛头部及柄部均为单细胞。④非腺毛由 1～8 个细胞组成,常弯曲,壁厚,微具疣突。

4.结论及依据

薄荷。①腺鳞;②下表皮细胞及气孔;③小腺毛;④非腺毛。

实验 31　穿心莲粉末的显微鉴定

【实验目标】熟练掌握穿心莲的显微鉴定特征。

【实验材料】穿心莲粉末、穿心莲粉末永久制片。

【仪器与试剂】

生物显微镜、酒精灯、载玻片、盖玻片、吸水纸;水合氯醛、稀甘油、蒸馏水、45％乙醇。

【实验内容】

按照《中国药典》(2020 年版)规定的方法,对穿心莲粉末进行显微鉴定,按正确方法完成粉末制片、显微观察,绘出粉末特征图,描述其特征,得出鉴定结论,并写出鉴定理由。

1.显微观察图

穿心莲粉末显微观察图如图 14-61 所示。

2.粉末特征图

穿心莲粉末特征图如图 14-62 所示。

3.显微特征描述

粉末鲜绿色。①上、下表皮均有增大的晶细胞,内含大型螺状钟乳体,直径约 36 μm,长约 180 μm,较大端有脐样点痕,层纹波状。②下表皮气孔密布,直轴式,副卫细胞大小悬殊,也有不定式。③腺鳞头部扁球形,4、6(8)个细胞,直径至 40 μm,柄极短。④非腺毛 1～4 个细胞,长约 160 μm,基部直径约 40 μm,表面有角质纹理。

4.结论及依据

穿心莲。①含钟乳体晶细胞;②下表皮气孔;③腺鳞;④非腺毛。

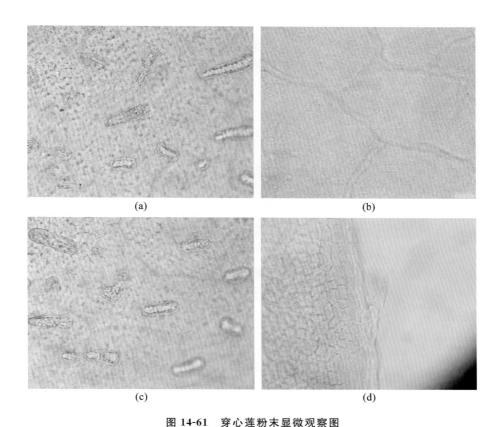

图 14-61 穿心莲粉末显微观察图

（a）含钟乳体晶细胞；（b）下表皮细胞及气孔；（c）腺鳞；（d）非腺毛

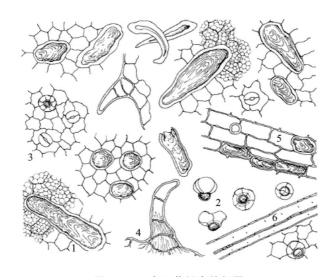

图 14-62 穿心莲粉末特征图

1.含钟乳体晶细胞；2.腺鳞；3.气孔；4.非腺毛；5.茎表皮细胞；6.茎木纤维

实验 32 猪苓粉末的显微鉴定

【实验目标】熟练掌握猪苓的显微鉴定特征。

【实验材料】猪苓粉末、猪苓粉末永久制片。

【仪器与试剂】

生物显微镜、酒精灯、载玻片、盖玻片、吸水纸；水合氯醛、稀甘油、蒸馏水、45％乙醇。

【实验内容】

按照《中国药典》(2020年版)规定的方法,对猪苓粉末进行显微鉴定,按正确方法完成粉末制片、显微观察,绘出粉末特征图,描述其特征,得出鉴定结论,并写出鉴定理由。

1. 显微观察图

猪苓粉末显微观察图如图14-63所示。

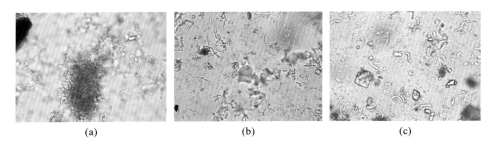

图 14-63 猪苓粉末显微观察图
(a)菌丝团;(b)菌丝;(c)草酸钙晶体

2. 粉末特征图

猪苓粉末特征图如图14-64所示。

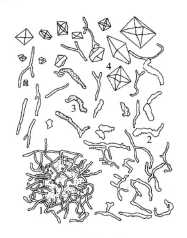

图 14-64 猪苓粉末特征图
1.菌丝黏结成团;2.无色菌丝;3.棕色菌丝;4.草酸钙晶体

3. 显微特征描述

粉末灰黄白色。①菌丝团大多无色(内部菌丝),少数棕色(外部菌丝)。散在的菌丝细长、弯曲,有的可见横隔,有分枝及结节状膨大部分。②草酸钙结晶呈正八面体、规则的双锥八面体或不规则多面体,有时数个结晶集合。

4. 结论及依据

猪苓。①菌丝团;②草酸钙结晶;③菌丝。

实验 33　茯苓粉末的显微鉴定

【实验目标】熟练掌握茯苓的显微鉴定特征。

【实验材料】茯苓粉末、茯苓粉末永久制片。

【仪器与试剂】

生物显微镜、酒精灯、载玻片、盖玻片、吸水纸;水合氯醛、稀甘油、蒸馏水、45%乙醇。

【实验内容】

按照《中国药典》(2020年版)规定的方法,对茯苓粉末进行显微鉴定,按正确方法完成粉末制片、显微观察,绘出粉末特征图,描述其特征,得出鉴定结论,并写出鉴定理由。

1. 显微观察图

茯苓粉末显微观察图如图 14-65 所示。

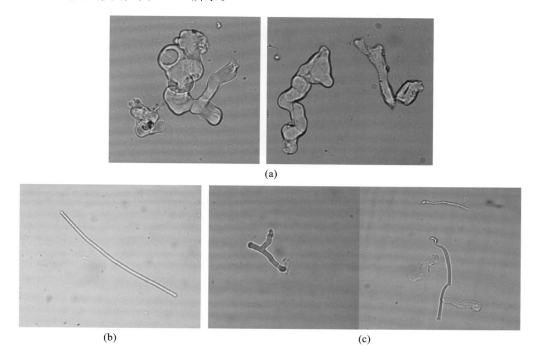

(a)

(b)　　　　　　　　　　　　(c)

图 14-65　茯苓粉末显微观察图

(a)不规则颗粒状团块和分枝状团块;(b)无色菌丝;(c)有色菌丝

2. 粉末特征图

茯苓粉末特征图如图 14-66 所示。

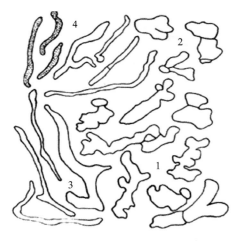

图 14-66　茯苓粉末特征图

1.分枝状团块;2.颗粒状团块;3.无色菌丝;4.有色菌丝

3. 显微特征描述

粉末灰白色。①用水或稀甘油装片,可见不规则颗粒状团块和分枝状团块,无色。②用水合氯醛装片,则团块溶化,露出菌丝。菌丝无色或淡棕色,细长,稍弯曲,有分枝,直径 3～8 μm,少数至 16 μm。

4. 结论及依据

茯苓。①不规则颗粒状团块和分枝状团块;②菌丝。

主要参考文献

[1] 国家药典委员会.中华人民共和国药典 2020 年版一部[S].北京:中国医药科技出版社,2020.

[2] 国家药品监督管理局.国家执业药师职业资格考试考试大纲[M].8 版.北京:中国医药科技出版社,2020.

[3] 张钦德.中药鉴定技术[M].4 版.北京:人民卫生出版社,2018.

[4] 沈力,李明.中药鉴定技术[M].2 版.北京:中国中医药出版社,2018.

[5] 康廷国.中药鉴定学[M].10 版.北京:中国中医药出版社,2016.

[6] 中国药品生物制品检定所,中国药品检验总所.中国药品检验标准操作规范:2010 年版[M].北京:中国医药科技出版社,2010.

[7] 国家医药管理局,中华人民共和国卫生部.七十六种药材商品规格标准[S].北京:[出版者不详],1984.